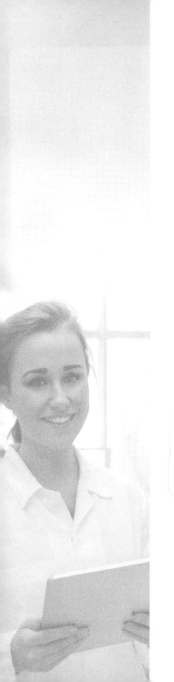

Guia Prático do
Farmacêutico Hospitalar

ERRATA
Guia Prático do Farmacêutico Hospitalar

EDITORES: Wladmir Mendes Borges Filho, Silvana Maria de Almeida, Aruana Romualdo, Claudia Morais de Assis

"A Natureza Humana é sujeita a erros. Este trabalho sofreu seus reflexos. Pedimos desculpas ao leitor."

Nas páginas 188 a 192, onde se lê "Concentrado de Fator VIII", para os três medicamentos, deve-se ler conforme tabela abaixo:

Fibrinogênio	Fator VII de coagulação	Fator VIII de coagulação
Haemocomplettan®	Novoseven®	Beriate P®

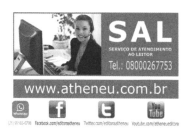

Guia Prático do
Farmacêutico Hospitalar

EDITORES

WLADMIR MENDES BORGES FILHO

SILVANA MARIA DE ALMEIDA

ARUANA ROMUALDO

CLAUDIA MORAIS DE ASSIS

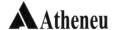

EDITORA ATHENEU

São Paulo —	*Rua Jesuíno Pascoal, 30*
	Tel.: (11) 2858-8750
	Fax: (11) 2858-8766
	E-mail: atheneu@atheneu.com.br
Rio de Janeiro —	*Rua Bambina, 74*
	Tel.: (21)3094-1295
	Fax: (21)3094-1284
	E-mail: atheneu@atheneu.com.br

CAPA: Equipe Atheneu

PRODUÇÃO EDITORIAL: Fernando Palermo - FP

CIP-BRASIL. CATALOGAÇÃO NA PUBLICAÇÃO
SINDICATO NACIONAL DOS EDITORES DE LIVROS, RJ

G971

Guia prático do farmacêutico hospitalar / Wladmir Mendes Borges Filho ... [et al.]. - 1. ed. - Rio de Janeiro : Atheneu, 2019.

Inclui bibliografia
ISBN 978-85-388-0990-6

1. Farmácia hospitalar. 2. Farmacologia clínica. I. Borges Filho, Wladmir Mendes.

19-56184	CDD: 615.1
	CDU: 615.1

Vanessa Mafra Xavier Salgado - Bibliotecária - CRB-7/6644

27/03/2019   27/03/2019

BORGES FILHO, W. M.; ALMEIDA, S. M.; ROMUALDO, A.; ASSIS, C. M.
Guia Prático do Farmacêutico Hospitalar

© *EDITORA ATHENEU – São Paulo, Rio de Janeiro, 2019.*

Editores

Wladmir Mendes Borges Filho

- *Farmacêutico formado pela Universidade de São Paulo (USP). Especialização em Empreendedorismo e Inovação, pela Fundação Instituto de Administração. Especialização em Economia da Saúde, pelo Centro de Economia da Saúde da Universidade Federal de São Paulo (Unifesp). Especialização em Administração Hospitalar pela Faculdade de Saúde Pública da USP.*

Silvana Maria de Almeida

- *Farmacêutica formada pela Universidade de São Paulo (USP). Especialista em Farmácia Clínica pelo Centro de Educação em Saúde Abram Szajman – Albert Einstein Instituto Israelita de Ensino e Pesquisa. Mestre em Ciências da Saúde pela Universidade Federal de São Paulo (Unifesp). Doutoranda em Ciências da Saúde pelo Centro de Educação em Saúde Abram Szajman – Albert Einstein Instituto Israelita de Ensino e Pesquisa.*

Aruana Romualdo

- *Farmacêutica formada pela Faculdade Metropolitanas Unidas (FMU). Pós-graduada em Farmácia Clínica pelo Centro de Educação em Saúde Abram Szajman – Albert Einstein Instituto Israelita de Ensino e Pesquisa. Especialista em Farmacovigilância pelo Instituto Racine.*

Claudia Morais de Assis

- *Farmacêutica formada pela Universidade Nove de Julho (Uninove). Pós-graduanda do Curso de Especialização em Clínica pelo Centro de Educação em Saúde Abram Szajman – Albert Einstein Instituto Israelita de Ensino e Pesquisa.*

Colaboradores

Andréa Mendes Rodrigues Pereira
- *Pós-Graduação em Farmácia Clínica pelo Hospital Israelita Albert Einstein (HIAE). Pós-Graduação em Farmácia Clínica pelo Instituto da Criança do Hospital das Clínicas da Faculdade de Medicina da Universidade de São Paulo (ICR/ HCFMUSP).*

Carolina Roberta Tachira
- *Farmacêutica Industrial pela Universidade de Mogi das Cruzes (UMC). Pós-Graduação em Vigilância em Saúde pela UMC. Pós-Graduação em Nutrição Clínica com Título de Especialista em Nutrição Clínica pelo GANEP.*

Cássio Massashi Mancio
- *Especialista em Farmácia Clínica pelo Instituto de Pesquisa e Educação em Saúde de São Paulo (IPEESP). Especialista em Medicina Farmacêutica pela Universidade Federal de São Paulo (Unifesp).*

Claudio Schvartsman

- *Professor Livre-Docente pela Faculdade de Medicina da Universidade de São Paulo (FMUSP). Reitor da Faculdade Israelita de Ciências da Saúde Albert Einstein (FICSAE). Chefe do Pronto Socorro do Instituto da Criança do Hospital das Clínicas da FMUSP.*

Débora dos Reis Garcia

- *Graduação em Farmácia Bioquímica pela Faculdade de Medicina do ABC (FMABC). Pós-Graduação em Farmácia Clínica – Hospital Israelita Albert Einstein (HIAE).*

Elania Bezerra de Oliveira Ricardo

- *Farmacêutica Clínica da UTI Neonatal do Hospital Israelita Albert Einstein. Formação: Universidade de Santo Amaro (UNISA).*

Ernane Jesus Pereira da Silva

- *Pós-Graduação em Farmácia Clínica pelo Instituto Israelita de Ensino e Pesquisa (IIEP) Albert Einstein. Pós-Graduação em Gestão da Qualidade em Saúde pelo IIEP Albert Einstein. Atualmente exercendo atividades relacionadas ao desenvolvimento, implantação e suporte a sistemas que envolvem o âmbito farmacêutico e suas correlações com as demais áreas da Instituição.*

Giovanna Rohm de Marco

- *Graduação em Farmácia pela Universidade Anhembi Morumbi e Especialização em Farmácia Clínica pelo Instituto Israelita de Ensino e Pesquisa Albert Einstein. Experiência com Assistência Farmacêutica na Saúde Pública e com Serviço de Informações e Segurança de Medicamentos em Unidade Hospitalar. Farmacêutica Júnior na Rede D'Or São Luiz.*

Jacó Tavares de Aguiar

- *Graduação em Farmácia e Bioquímica pela Universidade Bandeirante de São Paulo (UNIBAN). Pós-Graduação em Farmácia Clínica pelo Instituto Israelita de Ensino e Pesquisa (IIEP) Albert Einstein. Farmacêutico Clínico no Hospital Israelita Albert Einstein (HIAE).*

José Gilberto de Mello

- *Graduação na Universidade Paulista (UNIP). Pós-Graduação em Farmácia Clínica pelo Hospital Israelita Albert Einstein (HIAE). Pós-Graduação em Farmacologia Clínica (Senac).*

Luciana Kaori Leite Agari Torraga

- *Graduação: Farmácia Bioquímica pela Faculdades Oswaldo Cruz. Pós-Graduação em Farmácia Clínica pelo Centro de Educação em Saúde Abram Szajman (CESAS) do Hospital Israelita Albert Einstein (HIAE). Especialização: Educador em Diabetes pela Associação de Diabetes Juvenil (ADJ).*

Mariza Tobias da Silva

- *Farmacêutica formada pela Faculdade de Ciências Farmacêuticas da Universidade de São Paulo (FCF-USP). Pós-Graduação em Qualidade e Produtividade pela Fundação Carlos Alberto Vanzolini. Especialização em Farmacologia Clínica pelo Instituto de Pesquisas Hospitalares (IPH). Especialização em Farmácia Hospitalar pelo Hospital do Servidor Público Estadual. Especialista de Farmácia pelo Hospital Israelita Albert Einstein (HIAE).*

Neila Maria Marques Negrini

- *Farmacêutica pela Faculdade Anhembi-Morumbi. Especialista em Farmácia Clínica pelo Centro de Educação em Saúde Abram Szajman do IIEP Albert Einstein. Especialista em Melhoria em Saúde pelo Institute for Healthcare Improvement (IHI)"*

Renata Waksman

- *Doutora em Pediatria pela Faculdade de Medicina da Universidade de São Paulo (FMUSP). Médica do Departamento Materno-Infantil do Hospital Israelita Albert Einstein (HIAE).*

Sandra Petriccione

- *Farmacêutica Clínica do Hospital Israelita Albert Einstein (HIAE). Especialista em Farmácia Clínica pelo Centro de Educação em Saúde Abram Szajman (CESAS) do HIAE. Especialista em Farmacologia Clínica pelo Instituto de Pesquisas Hospitalares. Especialista em Farmácia Hospitalar e Introdução à Farmácia Clínica pelo Hospital das Clínicas da Faculdade de Medicina da Universidade de São Paulo (HCFMUSP).*

Talita Muniz Maloni

- *Farmacêutica, Mestre em Infectologia com ênfase em Farmacocinética, especialista em Farmácia Clínica.*

Tatiana Aporta Marins

- *Graduação em Farmácia pela Faculdades Adamantinenses Integradas (FAI). Pós-Graduação lato sensu em Farmácia Hospitalar pela Universidade do Oeste Paulista (Unoeste). Pós-Graduação lato sensu em Farmácia Clínica pelo Instituto de Ensino e Pesquisa Albert Einstein. Mestranda do Programa de Pós-Graduação strictu sensu em Ciências da Saúde pelo Instituto de Ensino e Pesquisa Albert Einstein.*

Thayssa Carneiro Campista Tavares Martins

- *Graduada em Farmácia na Universidade Federal do Rio de Janeiro (UFRJ). Pós-Graduada em Farmácia Clínica no Hospital Israelita Albert Einstein (HIAE). Pós-Graduada em Farmácia Clínica e Atenção Farmacêutica no Hospital Universitário da Universidade de São Paulo (HUUSP).*

Vanessa Galuppo Bruno

- *Farmacêutica Bioquímica formada pela Universidade Paulista (UNIP). Especialista em Farmácia Clínica pelo Centro de Educação em Saúde Abram Szajman (CESAS) do Hospital Israelita Albert Einstein (HIAE). Especialista em Acesso em Saúde e Farmacoeconomia pela Faculdades Integradas Oswaldo Cruz. Farmacêutica Responsável da Unidade Vila Mariana do HIAE.*

Victor Nudelman

- *Imunologista da Clínica de Especialidades Pediátricas do Hospital Israelita Albert Einstein Einstein (HIAE). Vice-Presidente da Sociedade Beneficente Israelita Brasileira Albert Einstein. Board Member Jeffrey Modell Foundation – Brasil.*

Agradecimento

Agradecemos a toda a equipe de
farmacêuticos e coordenadores de Farmácia,
que colaboraram para a reunião dessas
informações, e à colega Sirlene Jaques
Barbosa, pelo apoio e colaboração.

Apresentação

A despeito dos inúmeros avanços na área da Saúde, os Eventos Adversos estão presentes em quase todas as fases do tratamento e diagnóstico e podem trazer danos irreversíveis aos pacientes. Representam grande importância nos serviços de saúde, pois, além de comprometer a segurança do paciente, estão associados ao aumento do tempo de internação e de custos.

A maioria dos eventos é considerada evitável, e, dentre os tipos mais frequentes de eventos adversos, identifica-se o erro de medicação como o mais comum. Pode estar identificado em todas as fases do processo de medicação: prescrição e administração, monitoramento do paciente, bem como na etapa de aquisição e recebimento, incluindo o armazenamento, manipulação e dispensação.

Dentro desse contexto, uma importante ação para reduzir os eventos adversos de medicamento é a informação adequada e disponível de imediato a todos os envolvidos nesse no processo.

O Serviço de Informações sobre Medicamentos – SISM – dá suporte aos públicos interno e externo ao Hospital. Muitos questionamentos têm como origem serviços de outras cidades e estados. Serviços que não possuem acesso direto a fontes de informação, ou o acesso é restrito e moroso, mesmo hoje vivendo num ambiente digital e de informações em tempo real.

Pensamos, então, em elaborar este Guia para atendimento a esse público e àqueles profissionais da saúde que se interessam pelo assunto.

Reunimos aqui, em formato de quadros e tabelas, informações para uma consulta rápida sobre os mais diversos questionamentos do dia a dia da Farmácia Hospitalar, como, por exemplo, diluição de medicamentos injetáveis, risco de teratogenicidade, medicamentos que possuem lactose na composição, presença de corantes, validade de formulações extemporâneas, receituários para medicamentos entre outros.

O Guia neste formato tem a intenção de servir de apoio técnico ao farmacêutico e outros profissionais que atuam no cuidado ao paciente. Temos a pretensão de que o Guia seja acessível a todos os públicos!

Os Editores

SUMÁRIO

1 Medicamentos e classificação de risco em relação a teratogenicidade, **1**

2 Medicamentos que alteram cor da urina, **29**

3 Receituário para medicamentos pertencentes à Portaria n.º 344, de 12 de maio de 1998, **35**

4 Relação dos principais gatilhos ou pistas para detecção de eventos adversos, **49**

5 Algoritmos para estabelecimento de causalidade em suspeitas de RAM – reação adversa a medicamentos, **53**

6 Características das principais insulinas disponíveis no mercado, **59**

7 Tabela com as principais características das soluções de captação de órgãos utilizadas em transplantes, **67**

8 Principais características das imunoglobulinas disponíveis no mercado, **73**

9 Fármacos fotossensíveis, **77**

10 Relação de medicamentos e seus riscos relacionados à queda, **83**

11 Antídotos e condutas na intoxicação, **105**

12 Comparativo de potência dos analgésicos opioides, **119**

13 Compatibilidade dos principais medicamentos utilizados em Unidade de Terapia Intensiva, **123**

14 Tabela de medicamentos que contém corantes em sua composição: suspensão, solução e comprimidos, **127**

15 Validade de líquidos orais extemporâneos (suspensões que necessitam de reconstituição), **173**

16 Validade dos colírios e pomadas oftálmicas após a abertura do frasco ou bisnaga, **177**

17 Validade dos contrastes após abertura do frasco, **183**

18 Características dos fatores de coagulação disponíveis no mercado, **187**

19 Ajuste de drogas em relação à função renal, **195**

20 Lista de medicamentos para uso via hipodermóclise, **205**

21 Tabela de medicamentos que contêm lactose, **209**

22 Quadro com informações de correspondência iônica, **237**

23 Medicamentos orais para administração via sonda, **241**

24 Orientação sobre a conduta em relação a bolha presente nos medicamentos na apresentação seringa preenchida, **281**

25 Tabela geral de diluição de medicamentos injetáveis, **285**

26 Tabela de diluição de medicamentos injetáveis para pediatria, **339**

27 Tabela de diluição de medicamentos injetáveis para neonatos, **381**

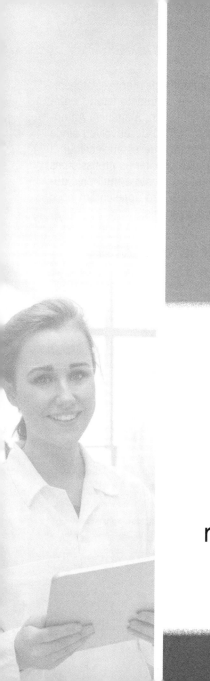

1

Medicamentos e classificação de risco em relação à teratogenicidade

Alguns medicamentos podem ser potencialmente teratogênicos em momentos específicos do desenvolvimento fetal. Dentre as classificações estabelecidas para este risco, a agência Americana – *Food and Drug Administration* (FDA) desenvolveu cinco categorias (A, B, C, D ou X), na tentativa de estabelecer uma classificação com dados relevantes para orientar os profissionais de saúde na tomada de decisão no atendimento a mulheres durante a gravidez, variando de drogas que não apresentam risco para o feto para aquelas que são teratogênicas.

De acordo com a agência americana FDA, são classificados em:

A	Estudos controlados em humanos não demonstraram risco para o feto durante o primeiro trimestre, e a possibilidade de malformações congênitas parece remota
B	a) Estudos em animais não demonstraram risco para o feto, no entanto não foram realizados estudos controlados em humanos b) Estudos em animais demonstraram riscos para o feto, o que não foi confirmado por estudos controlados em humanos
C	a) Estudos em animais detectaram efeito teratogênico, mas não há disponibilidade de estudos controlados em humanos b) Não foram realizados estudos em animais nem em humanos
D	Existe evidência de risco fetal em humanos, no entanto o benefício do medicamento em determinadas circunstâncias pode superar o risco
X	Estudos em animais e humanos mostram clara evidência de efeitos teratogênicos e o risco do uso do medicamento supera o benefício
**	A informação não foi localizada
X**	Neste caso, se em combinação com ribavirina. Estudos em animais e humanos mostram clara evidência de efeitos teratogênicos e o risco do uso do medicamento supera o benefício

Classificação de Teratogenicidade[1]

Princípio Ativo	Classificação
A	
Abcximabe	C
Acetilcisteína	B
Acetazolamida	C
Aciclovir	B
Ácido acético	C
Ácido acetilsalicílico	D
Ácido acetilsalicílico tamponado	D
Ácido aminocaproico	C
Ácido ascórbico	C
Ácido clavulânico + amoxicilina	B
Ácido fólico	A
Ácido fusídico	**
Ácido mucopolissacarídeo-polissulfúrico	**
Ácido poliacrílico	**
Ácido polivinílico + povidona	**
Ácido tranexâmico	B
Ácido ursodesoxicólico	B
Ácido valproico	X
Ácido zoledrônico	D
Adenosina	C
Adifenina + prometazina + dipirona	C
Ácido bórico	**
Albendazol	C
Albumina humana	C
Alcaçuz + tamarindo + *coriandrum* + *sativum* + folhas de sena + cássia fístula	**

Princípio Ativo	Classificação
Álcool etílico	**
Alemtuzumabe	C
Alendronato dissódico	C
Alfentanila	C
Alopurinol	C
Alprazolam	D
Alprostadil	C
Alteplase	C
Amantadina	C
Amicacina	D
Amilorida + hidroclorotiazida	B
Aminoácidos	**
Aminofilina	C
Amiodarona	D
Amitriptilina	C
Amoxicilina	B
Amoxicilina + clavulanato	B
Ampicilina	B
Anfotericina B	B
Anfotericina B lipossomal	B
Anidulafungina	B
Anlodipino	C
Asparaginase	C
Atenolol	D
Atorvastatina	X
Atosibana	**
Atropina	B/C

Princípio Ativo	Classificação
Azacitidina	D
Azatioprina	D
Azitromicina	B
Azul de metileno	X
Azul de trypan	C
B	
Bacitracina + neomicina	C/D
Baclofeno	C
Bamifilina	**
Benzerazida + levodopa	C
Benzidamina	**
Benzilpenicilina	B
Benzocaína + cetilpiridínio	C
Betaistina	**
Betametasona	C
Betametasona + gentamicina	
Betametasona + neomicina + cetoconazol	**
Bevacizumabe	C
Bicarbonato de sódio	C
Bicarbonato de sódio + cloreto de potássio + glicose	**
Biperideno	C
Bisacodil	A
Bleomicina	D
Bortezomide	D
Bromazepam	**
Brometo de ipratrópio	B
Bromocriptina	B

Princípio Ativo	Classificação
Bromoprida	**
Budesonida	C
Budesonida	B
Buflomedil	**
Bupivacaína	C
Bupropiona	C
Buserelina	**
Buspirona	B
Bussulfano	D
C	
Cafeína citrato	C
Carbonato de cálcio	C
Cálcio cloreto	C
Calcitonina	C
Calcitrol	C
Candesartana	D
Capecitabina	D
Captopril	D
Carbacol	C
Carbamazepina	D
Carbidopa + levodopa	C
Carbonato de lítio	D
Carboplatina	D
Carbopol 914 + timerosal	**
Carboximetilcelulose	**
Carboximetilcelulose + nipagin + água + óleo essencial + sequestrante + glicerol + trietanolamina	**
Carmustina	D

Princípio Ativo	Classificação
Carvão ativado	**
Carvedilol	C
Caspofungina	C
Cefadroxila	B
Cefalexina	B
Cefalotina	B
Cefazolina	B
Cefepina	B
Cefotaxima	B
Cefoxitina	B
Ceftazidima	B
Ceftriaxona	B
Cefuroxima	B
Cetamina	A
Cetoconazol	**
Cetoconazol + betametasona	C
Cetoprofeno	C
Cetorolaco de trometamina	C
Cetuximabe	C
Cianocobalamina	C
Ciclobenzaprina	B
Ciclofosfamida	D
Ciclopentolato	C
Ciclosporina	C
Cidofovir	C
Cilostazol	C
Cinarizina	**

Princípio Ativo	Classificação
Cinchocaína + clemizol + fluocortolona	**
Cinchocaína + policresuleno	**
Ciprofloxacino	C
Ciprofloxacino + dexametasona	C
Cisatracúrio	B
Cisplatina	D
Citalopram	C
Citarabina	D
Citrato de potássio + citrato de sódio + cloreto de sódio + glicose	C
Cladribina	D
Claritromicina	C
Clindamicina	B
Clobazam	C
Clobetasol	C
Clomipramina	C
Clonazepam	D
Clonidina	C
Cloperastina	**
Clopidogrel	B
Cloranfenicol	A
Cloranfenicol + colagenase	**
Cloranfenicol + desoxirribonuclease + fibrinolisina	**
Cloreto de cálcio	C
Cloreto de cálcio + cloreto de potássio + cloreto de sódio	C
Cloreto de cálcio + cloreto de potássio + cloreto de sódio + lactato de sódio	C
Cloreto de cetilpiridínio	**

GUIA PRÁTICO DO FARMACÊUTICO HOSPITALAR

Princípio Ativo	Classificação
Cloreto de potássio	C
Cloreto de potássio + cloreto de sódio	C
Cloreto de sódio	A
Clorexidina	B/C
Cloridrato de aminolevulinato de metila	C
Clorpromazina	C
Clorpropamida	C
Clortalidona	B
Clostebol + neomicina	D
Codeína	C
Codeína + paracetamol	C
Colchicina	C
Colecalciferol	**
Colestiramina	C
D	
Dacarbazina	C
Dantrolene	C
Daptomicina	B
Darifenacina bromidrato	C
Daunorrubicina	D
Deferasirox	C
Deflazacorte	**
Deltametrina	**
Deslanosídeo	**
Desloratadina	C
Desmopressina	B
Desvenlafaxina	C

Princípio Ativo	Classificação
Dexametasona	C
Dexmedetomidina	C
Dexpantenol	C
Dexpantenol + alfa-bisapolol	**
Dextrano 70 + hipromelose	C
Diazepam	D
Diclofenaco potássico	C/D
Diclofenaco sódico	C/D
Difenidramina	B
Digoxina	C
Diltiazem	C
Dimenidrinato + piridoxina + glicose + frutose	B
Dimercaprol	C
Dinoprostona	C
Diosmina + hesperidina	**
Dipiridamol	B
Dipirona	**
Dobutamina	B
Docetaxel	D
Docusato sódico + bisacodil	A
Domperidona	B
Donepezil	C
Dopamina	C
Dorzolamida + timolol	C
Doxazosina	B/C
Doxiciclina	D
Doxorrubicina	D

Princípio Ativo	Classificação
Droperidol	C
Duloxetina	C
Dutasterida	X
E	
Edetato dissódico de cálcio	B
Efedrina	C
Enalapril	D
Enoxaparina sódica	B
Entacapone	C
Entecavir	C
Epinefrina	C
Epirrubicina	D
Ergometrina	x*
Ergometrina + paracetamol + atropina + cafeína + hiosciamina	x*
Eritromicina lactobionato	B
Eritropoetina humana	C
Erlotinibe	D
Ertapenem sódico	B
Escitalopram	C
Escopolamina	C
Esmolol	C
Espironolactona	C
Esomeprazol	C
Estreptoquinase	C
Etomidato	C
Etoposido	D
Everolimo	D

Princípio Ativo	Classificação
Ezetimiba	C
Ezetimiba + sinvastatina	X
F	
Fator II + fator VIII + fator IX + fator X	C
Fator VII	C
Fator VIII	C
Fenazopiridina	B
Fenilefrina	C
Fenitoína	D
Fenobarbital	D
Fenoterol	A
Fentanila	C
Fentolamina	C
Ferro carboximaltose	C
Fexofenadina	C
Fexofenadina + pseudoefedrina	C
Fibrinogênio humano	C
Filgastrim	C
Finasterida	X
Fisiogel	**
Fitomenadiona	C
Fluconazol	C
Fludarabina	D
Fludrocortisona	C
Fludroxicortida	**
Flumazenil	C
Flunarizina	**

GUIA PRÁTICO DO FARMACÊUTICO HOSPITALAR

Princípio Ativo	Classificação
Flunitrazepam	D
Fluoresceína	C
Fluorouracil	D/X
Fluoxetina	C
Flurazepam	C
Flurbiprofeno	C
Fluticasona	C
Folinato cálcico	C
Fondaparinux	B
Formoterol	C
Formoterol + budesonida	C
Fosfato de sódio monobásico + dibásico + fosfato ácido potássio	C
Fosfolípide de pulmão suíno	**
Fulvestranto	D
Furosemida	C
G	
Gabapentina	C
Galantamina	B
Galato de bismuto monobásico	**
Ganciclovir	C
Gatifloxacino	C
Gatifloxacino + prednisolona	C
Gel lubrificante	**
Gelatina	**
Genfibrozila	C
Gemcitabina	C
Gentamicina	**

GUIA PRÁTICO DO FARMACÊUTICO HOSPITALAR

Princípio Ativo	Classificação
Gentuzumabe ozogamicina	D
Glibenclamida	C
Gliclazida	C
Glicerofosfato de sódio	C
Glicerol	C
Glicerol – associação	C
Gliconato de cálcio	C
Glicose	C
Glimepirida	C
Glipizida	C
Glucagon	B
Glucosamina + condroitina	**
Goserelina	X/D
Granisetrona	B
H	
Haloperidol	C
Heparina	C
Hidroxietilamido + cloreto de sódio	C
Hialuronato de sódio	**
Hialuronato de sódio + sulfato de condroitina	**
Hialuronidase	C
Hialuronidase + lidocaína + neomicina	C*
Hidralazina	C
Hidrato de cloral	**
Hidroclorotiazida	B
Hidrocortisona	C

GUIA PRÁTICO DO FARMACÊUTICO HOSPITALAR

Princípio Ativo	Classificação
Hidróxido de alumínio + hidróxido de magnésio + simeticona	D
Hidróxido de magnésio	D
Hidroxiureia	D
Hidroxizina	C
Hidroxicobalamina	C
I	
Ibuprofeno	C/D
Icatibanto	C
Idarrubicina	D
Ifosfamida	D
Imatinibe	D
Imipenem + cilastatina	C
Imipramina	C
Imunoglobulina anti-RHO	C
Imunoglobulina antitimócito	C
Imunoglobulina antitetânica	C
Imunoglobulina humana	C
Imunoglobulina humana anti-hepatite B	C
Indometacina	C/D
Infliximab	B
Insulina	B
Insulina humana análoga glargina	C
Insulina humana monocomponente NPH	B
Insulina humana monocomponente regular	B
Insulina lispro	B
Interferona	C
Iodeto de potássio	D

GUIA PRÁTICO DO FARMACÊUTICO HOSPITALAR

Princípio Ativo	Classificação
Irinotecano	D
Isoconazol	**
Isoflurano	C
Isoniazida	C
Isoprenalina	C
Isossorbida – dinidrato	C
Isossorbida – mononitrato	B/C
Isoxsuprina	C
Itraconazol	C
Ivermectina	C
L	
Lactobacillus	**
Lactulose	B
Lamivudina	C
Lamivudina + zidovudina	C
Lamotrigina	C
Lapatine	D
Latanoprost	C
Leuprorrelina	X
Levofloxacino	C
Levomepromazina	**
Levosimendan	**
Levotiroxina sódica	A
Lidocaína	B
Lidocaína + prilocaína	B
Linezolida	C
Lisinopril	D

Princípio Ativo	Classificação
Lisozima + lactoferrina + peroxidase salivar	**
Loperamida	C
Loratadina	**
Lorazepam	D
Losartan	D
Luteína associações	**
M	
Macrogol + eletrólitos	**
Maleato de dexclorfeniramina	B
Manitol	C
Manitol + sorbitol	C
Manteiga de cacau	**
Mebeverina	**
Megestrol	D
Melfalana	D
Memantina	B
Mentol	**
Meperidina/petidina	C
Mercaptopurina	D
Meropenem	B
Mesalazina	B/C
Mesilato de deferoxamida	C
Mesna	B
Metadona	C
Metaraminol	C/D
Metformina	B
Metilcelulose	**

GUIA PRÁTICO DO FARMACÊUTICO HOSPITALAR

Princípio Ativo	Classificação
Metildopa	B
Metilergometrina	C
Metilfenidato	C
Metilprednisolona (acetato)	C
Metilprednisolona (succinato sódico)	C
Metimazol	D
Metoclopramida	B
Metoprolol	C
Metotrexato	X
Metronidazol	B
Micafungina	C
Micofenolato de mofetila	D
Micofenolato sódico	D
Miconazol	C
Midazolan	D
Milrinone	C
Mitarzapina	C
Misoprostol	X
Mitocina	X
Mitoxantrona	D
Mivacúrio	C
Montelucaste	B
Morfina	C
Moxifloxacino	C
Muciloide + hidrófilo *Psillium*	**
Mupirocina	B

GUIA PRÁTICO DO FARMACÊUTICO HOSPITALAR

Princípio Ativo	Classificação
N	
Nafazolina + feniramina	**
Naftidrofurila	**
Nalbufina	B/C
Naloxona	B/C
Nandrolona	X
Naproxeno	C
Neomicina	D
Neostigmina	C
Niacina	C
Nicotina	D
Nifedipino	C
Nimodipino	C
Nistatina	C
Nitrato de prata	**
Nitrito de sódio	**
Nitrofurantoína	B
Nitrofurazona	**
Nitroglicerina	B/C
Nitroprussiato de sódio	C
Norepinefrina	C
Norfloxacino	C
Nortriptilina	C
O	
Ocitocina	C
Octreotida	B
Olanzapina	C

Princípio Ativo	Classificação
Óleo de amêndoas	**
Óleo de silicone	**
Óleo mineral	**
Oligoelementos	**
Olmesartana	D
Olopatadina	C
Omalizumabe	B
Omeprazol	C
Ondansetrona	B
Ortina	**
Oseltamivir	C
Oxacilina	B
Oxaliplatina	D
Oxcarbazepina	C
Oxibutina	B
Oxicodona	C
Óxido de zinco – associação	**
Oximetazolina	**
Oxitetraciclina + hidrocortisona	C
P	
Paclitaxel	D
Palonosetrona	B
Pamidronato dissódico	D
Pamoato de pirvínio	C
Pancrelipase	C
Pancurônio	C
Pantoprazol	B

GUIA PRÁTICO DO FARMACÊUTICO HOSPITALAR

Princípio Ativo	Classificação
Papaína	**
Papaverina	C
Paracetamol	C
Paroxetina	D/X
Pegfilgrastim	C
Pemetrexede	D
Penicilina G	B
Pentoxifilina	C
Perfluoroctano	**
Periciazina	**
Permanganato de potássio	**
Picossulfato sódico	**
Pidolato de magnésio	**
Pilocarpina	C
Pinaveiro	**
Pindolol	B
Pioglitazona	C
Piperacilina sódica + tazobactan	B
Piperidolato + hesperidina + ácido ascórbico	**
Piridostigmina	C
Piridoxina	A
Pirimetamina	C
Poliestireno sulfonato de cálcio	**
Polimixina B	**
Polimixina B + fluocinolona + lidocaína + neomicina	D
Polividona	C
Polivitamínico com minerais	**

GUIA PRÁTICO DO FARMACÊUTICO HOSPITALAR

Princípio Ativo	Classificação
Polivitamínico sem minerais	**
Pramipexol	C
Prednisolona	C
Prednisona	C
Pregabalina	C
Progesterona micronizada	B
Promestrieno	**
Prometazina	C
Propafenona	C
Propatilnitrato	**
Propofol	B
Propranolol	C
Prostaglandina E	C
Protamina cloridrato	C
Protetor para ostomia	**
Protirelina	**
Proximetacaína	C
Q	
Quetiapina	C
Quinidina	C
R	
Rabeprazol	C
Racecadotril	**
Raltitrexede	X
Ramipril	D
Ranitidina cloridrato	B
Rasburicase	C

Princípio Ativo	Classificação
Remifentanil	C
Repaglinida	C
Residronato sódico	C
Retinol	X
Retinol + colecalciferol	X
Ribavirina	X
Riboflavina	**
Rifampicina	C
Risperidona	C
Rituximabe	C
Rivastigmina	B
Rizatriptano	C
Rocurônio	C
Ropivacaína	B
Rosuvastatina	X
S	
Saccharomyces boulardii	**
Salbutamol	C
Salmeterol + fluticasona	C
Selegilina	C
Sertralina	C
Sevoflurano	B
Sildenafil	B
Simeticona	**
Sinvastatina	X
Sirolimus	C
Sitagliptina	B

Princípio Ativo	Classificação
Soluções com eletrólitos	**
Solução concentrada HD	**
Solução conservante de órgãos	**
Solução de aminoácido com glutamina	**
Solução de aminoácidos	**
Solução de diálise contínua p/ uso com anticoagulação c/ citrato	**
Soluação para CAPD	**
Solução para DPI	**
Solução salina balanceada	**
Solução de reposição para método dialítico contínuo	**
Solução para anticoagulação dos procedimentos dialíticos contínuos	**
Somatostatina	**
Sorbitol + laurilsulfato de sódio	**
Sotalol	B
Suxametônio	C
Sucralfato	B
Sufentanila	C
Sugamadex	**
Sulbactam + ampicilina	B
Sulfadiazina	C
Sulfadiazina de prata	C
Sulfadiazina de prata + cério	C
Sulfametoxazol + trimetoprima	D
Sulfassalazina	B
Sulfato de magnésio	D
Sumatriptana	C

GUIA PRÁTICO DO FARMACÊUTICO HOSPITALAR

Princípio Ativo	Classificação
T	
Tacrolimo	C
Tamoxifeno	D
Tansulona	B
Teicoplanina	**
Telmisartana	D
Temozolomida	D
Tenecteplase	C
Tenofovir	B
Tenoxicam	**
Teofilina	C
Terbutalina	C
Terlipressina	**
Tiabendazol	**
Tiamina	A
Ticagrelor	C
Tigeciclina	D
Tioconazol	**
Tioguanina	D
Tiopental	C
Tioridazina	C
Tiossulfato de sódio	C
Tiopeta	D
Tiotrópio	C
Tirofiban	B
Tirotrofina alfa (TSH)	C
Tizanidina	C

GUIA PRÁTICO DO FARMACÊUTICO HOSPITALAR

Princípio Ativo	Classificação
Tobramicina	D
Tobramicina + dexametasona	D
Tocoferol	**
Tolazolina	C
Tolterodina	C
Topiramato	D
Topotecano	D
Tramadol	C
Tramadol + paracetamol	C
Trastuzumab	D
Trazodona	C
Tretinoína	D
Triancinolona	C
Triancinolona + gramicidina + neomicina + nistatina	C*
Tribenosídeo + lidocaína	**
Trimetazidina	**
Tropocamida	C
U	
Ureia	B/C
Ureia – associada	B/C
V	
Valaciclovir	B
Valaciclovir cloridrato	C
Valproato de sódio	D
Valsartan	D
Vancomicina	B/C
Varfarina	D/X
Vaselina	**

Princípio Ativo	Classificação
Vasopressina	C
Vecurônio brometo	C
Venlafaxina	C
Verapamil	C
Vigabatrina	C
Vimblastina	D
Vincristina	D
Vinorelbina	D
Voriconazol	D
X	
Xilometazolina	**
Z	
Zolendronato	D
Zolpidem	C
Zopiclona	C*

Bibliografia consultada

- Food and Drug Administration. Federal Register 2014. Disponível em: <http://federalregister.gov/a/2014-28241>.
- Anon: Code of Federal Regulations. Title 21. Vol. 4, 21CFR201.57, revised April 1, 2002; p. 21-31. Disponível em: <http://edocket.access.gpo.gov/cfr_2004/aprqtr/pdf/21cfr201.57.pdf>., Cited 12/21/2004.
- Brasil. Ministério da Saúde. Secretaria da Atenção à Saúde. Departamento de Ações Programáticas e Estratégicas.Amamentação e uso de medicamentos e outras substâncias./Ministério da Saúde, Secretaria da Atenção à Saúde, Departamento de Ações Programáticas e Estratégicas. 2ª ed. Brasília: Editora do Ministério da Saúde; 2010.
- Micromedex 2.0 [Internet]. Ann Arbor (MI): Truven Health Analytics Inc. 2017. [citado em 2017 set 20]; Disponível em: <http://www.micromedexsolutions.com/micromedex2/librarian>.

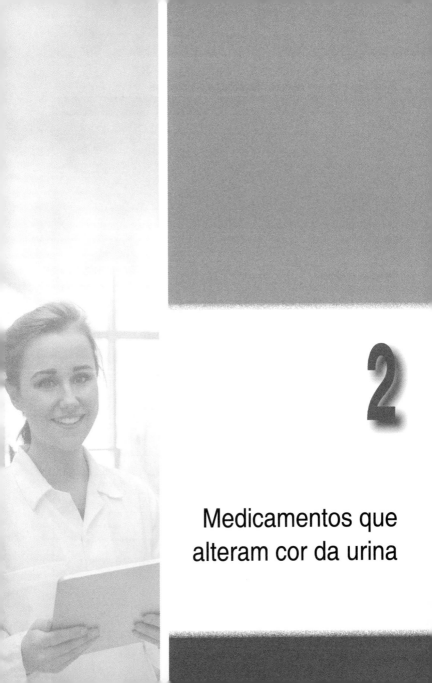

2

Medicamentos que alteram cor da urina

Medicamentos que causam alteração na cor da urina

Cor da Urina	Princípio Ativo
Preta	Fenol
	Levodopa
	Metildopa
	Quinina
	Sulfa
	Timol
Azul	Nitrofurantoína
	Timol
Azul-esverdeado	Amitriptilina
	Ácido bórico
	Timol
	Triantereno
Marrom	Cloroquina
	Dipirona
	Levodopa
	Metildopa
	Metronidazol
	Nitrofurantoína
	Quinina
	Sulfa
	Timol
Marrom-alaranjado	Furazolidona
Cor marrom-avermelhado	Aloína
	Dipirona
	Metildopa
	Fenilbutazona

GUIA PRÁTICO DO FARMACÊUTICO HOSPITALAR

Cor da Urina	Princípio Ativo
Cor marrom-avermelhado	Fenitoína
	Ibuprofeno
	Levodopa
	Metronidazol
	Fenazopiridina
	Rifampicina
	Cloroquina
	Deferoxamina
	Propifenazona
Urina escura	Furazolidona
	Levodopa
	Metronidazol
	Timol
Verde	Hidroquinona
	Indometacina
	Timol
Verde-amarelado	Bromofórmio
Branco-leitoso	Fosfatos
Laranja	Clorzoxazona
	Fenazopiridina
	Rifampicina
	Varfarina
Laranja-avermelhado	Clorzoxazona
	Oxamniquina
	Fenazopiridina
	Rifampicina

Cor da Urina	Princípio Ativo
Pink	Deferoxamina
	Dipirona
	Doxorrubicina
	Fenitoína
	Ibuprofeno
Púrpura-avermelhado	Clorzoxazona
	Ibuprofeno
Púrpura	Clorzoxazona
Vermelha	Deferoxamina
	Dipirona
	Doxorrubicina
	Ibuprofeno
	Metildopa
	Fenazopiridina
	Fenilbutazona
	Fenitoína
	Propifenazona
	Rifampicina
Ferrugem	Aloína
	Cloroquina
	Furazolidona
	Metronidazol
	Nitrofurantoína
Amarela	Bromofórmio
	Nitrofurantoína

Cor da Urina	Princípio Ativo
Amarelo-amarronzado	Aloína
	Cloroquina
	Furazolidona
	Metronidazol
	Nitrofurantoína
	Sulfa
Amarelo-alaranjado	Fenazopiridina
	Sulfassalazina
	Varfarina
Amarelo-*pink*	Aloína

Bibliografia consultada

- Bolmers MD, Linthorst GE, Soeters MR, Nio YC, van Lieshout JJ. Green Urine, but No Infection. Lancet. 2009 Oct 31;374(9700):1566. [Medline].
- Cescon DW, Juurlink DN. Discoloration of Skin and Urine After Treatment with Hydroxocobalamin for Cyanide Poisoning. CMAJ. 2009 Jan 20;180(2):251. [Medline].
- Cleveland Clinic Urinary and Kidney Team. What The Color of Your Urine Says About You. Cleveland Clinic. Disponível em: <http://health.clevelandclinic.org/2013/10/what-the-color-of-your-urine-says-about-you-infographic>. Acessado em: 01 ago. 2017.
- Gill BC. Discoloration, Urine.. Disponível em: <http://emedicine.medscape.com/article/2172371-overview>. Acessado em: 08 ago. 2017.
- Ku BD, Park KC, Yoon SS. Dark green discoloration of the urine after prolongedpropofol infusion: a case report. J Clin Pharm Ther. 2011 Dec;36(6):734-6.
- Rawal G, Yadav S. Green Urine Due to Propofol: A Case Report with Review of Literature. J Clin Diagn Res. 2015 Nov;9(11):OD03-4.
- Sweetman SC, ed. Martindale: The Complete Drug Reference 36. London: Pharmaceutical Press; 2009.
- XebWeb Development, Inc. Urine Colors-Your Guide to Understanding Urine Colors and Your Health. Urine Colors. Disponível em: <http://www.UrineColors.com>. Acessado em: 07 fev. 2017.

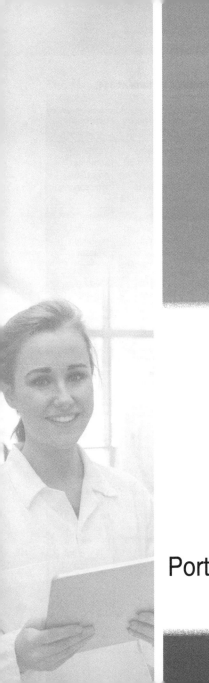

3

Receituário para medicamentos pertencentes à Portaria nº 344, de 12 de maio de 1998

Receituário para Medicamentos pertencentes à Portaria nº 344, de 12 de maio de 1998

Lista	Tipo de receita	Validade da receita	Quantidade de medicamento	Observação
A1, A2, A3	Notificação de receita A – amarela	30 dias	5 ampolas ou 30 dias de tratamento para outras apresentações	Válida somente no estado emissor
B1 – psicotrópicos	Notificação de receita B1 – azul	30 dias	5 ampolas ou 60 dias de tratamento para outras apresentações	Válida somente no estado emissor
B2 – anorexígenos	Notificação de receita B2 – azul	30 dias	30 dias de tratamento	Válida somente no estado emissor
C1 – psicoativos	Receita de controle especial branca 2 vias	30 dias	5 ampolas ou 60 dias de tratamento para outras apresentações	Válida em todo o território nacional. A primeira via ficará retida
C2-retinoides tópicos	Receita de controle especial branca 2 vias	30 dias	60 dias de tratamento	Válida em todo o território nacional. A primeira via ficará retida
C2 – retinoides sistêmicos	Receita de controle especial branca 2 vias + termos de conhecimento de risco e consentimento para mulheres < 55 anos e homens e mulheres acima de 55 anos	30 dias	5 ampolas ou 30 dias de tratamento para as demais apresentações	Válida em todo o território nacional. A primeira via ficará retida

Lista	Tipo de receita	Validade da receita	Quantidade de medicamento	Observação
C3 – imunossupressores	Notificação de receita branca – talidomida + termo de esclarecimento + termo de responsabilidade	15 dias	30 dias de tratamento	Válida somente no estado emissor
C4 – antirretrovirais	Receita de controle especial branca 2 vias	30 dias		Válida somente no estado emissor
C5-anabolizantes	Receita de controle especial branca 2 vias	30 dias	5 ampolas ou 60 dias de tratamento para outras apresentações	Válida em todo território nacional. A primeira via ficará retida

Lista dos medicamentos e respectivas receitas

Substância	Medicamento	Lista	Receita
Agomelatina	Valdoxan	C1	Receita 2 vias
Alfentani	Rapifen	A1	Notificação A
Alprazolam	Frontal	B1	Notificação B
Amantadina	Mantidam	C1	Receita 2 vias
Amisulprida	Socian	C1	Receita 2 vias
Amitriptilina	Amytril	C1	Receita 2 vias
Amprenavir	Agenerase	C4	Receita 2 vias
Aripiprazol	Abylift	C1	Receita 2 vias
Asenapina	Saphris	C1	Receita 2 vias
Biperideno	Akineton	C1	Receita 2 vias
Biperideno cloridrato	Cinetol	C1	Receita 2 vias
Bromazepam	Somalium	B1	Notificação B
Bromazepam	Sulpan	B1	Notificação B

Substância	Medicamento	Lista	Receita
Bromazepam	Lexotan	B1	Notificação B
Buprenorfina	Temgesic	A1	Notificação A
próprioBupropiona	Bup	C1	Receita 2 vias
Buspirona	Ansitec	C1	Receita 2 vias
Buspirona	Buspar	C1	Receita 2 vias
Butorfanol	Dorfanol	A1	Notificação A
Butorfanol	Stadol	A1	Notificação A
Canabidiol (CBD)	Canabidiol	C1	Receita 2 vias
Carbamazepina	Tegretol	C1	Receita 2 vias
Carbonato de lítio	Carbolitium	C1	Receita 2 vias
Carbonato de lítio	Carbolitium Cr	C1	Receita 2 vias
Celecoxibe	Celebra	C1	Receita 2 vias
Ciclobarbital	Ciclobarbital	B1	Notificação B
Ciclopentolato	Ciclopenal	C1	Receita 2 vias
Cipionato de testosterona	Deposteron	C5	Receita 2 vias
Cisaprida	Cisaprida	C1	Receita 2 vias
Cisaprida	Prepulsid	C1	Receita 2 vias
Citalopram	Cipramil	C1	Receita 2 vias
Citrato de fentanila	Fentanil	A1	Notificação A
Citrato de sufentanila	Sufenta	A1	Notificação A
Clobazam	Frisium	B1	Notificação B
Clobazam	Libian	B1	Notificação B
Clomipramina	Anafranil	C1	Receita 2 vias
Clonazepam	Rivotril	B1	Notificação B
Clor. bupropiona	Zyban	C1	Receita 2 vias
Clor. nefazodona	Deprezon	C1	Receita 2 vias
Clor. remifentanila	Ultiva	A1	Notificação A

Substância	Medicamento	Lista	Receita
Clor. venlafaxina	Efexor Xr	C1	Receita 2 vias
Clor. trazodona	Donaren	C1	Receita 2 vias
Cloral hidratado	Cloral hidratado	C1	Receita 2 vias
Clordiazepóxido	Limbitrol	B1	Notificação B
Cloridrato de tramadol	Tramal	A2	Receita 2 vias
Cloridrato de tri-hexifenidil	Artane	B1	Notificação B
Clorpromazina	Amplictil	C1	Receita 2 vias
Clostebol	Novaderm	C5	Receita 2 vias
Clostebol	Trofodermin	C5	Receita 2 vias
Cloxazolam	Olcadil	B1	Notificação B
Clozapina	Leponex	C1	Receita 2 vias
Codeína + paracetamol	Tylex	A2	Receita 2 vias
Dapoxetina	Priligy	C1	Receita 2 vias
Decanoato de nandrolona	Deca-Durabolin	C5	Receita 2 vias
Decanoato de nandrolona	Dermadin	C5	Receita 2 vias
Desvenlafaxina	Pristiq	C1	Receita 2 vias
Dexmedetomidina	Precedex	B1	Notificação B
Dextropropoxifeno	Algafan comp.	A2	Receita 2 vias
Dextropropoxifeno	Algafan inj.	A2	Notificação A
Dextropropoxífeno	Darvocet	A2	Receita 2 vias
Diazepam	Diazepam	B1	Notificação B
Diazepam + fenitoína	Dialudon	B1/C1	Notificação B
Didanosina	Didanosyl	C4	Receita 2 vias
Didanosina	Danosix	C4	Receita 2 vias
Dietilpropiona	Abulempax Ap	B2	Notificação B

GUIA PRÁTICO DO FARMACÊUTICO HOSPITALAR

Substância	Medicamento	Lista	Receita
Dietilpropiona	Dietil Propiona Ap	B2	Notificação B
Difenoxilato	Colestase	A1	Receita 2 vias
Dissulfiram	Antietanol	C1	Receita 2 vias
Divalproato de sódio	Depakote	C1	Receita 2 vias
Donepezila	Eranz	C1	Receita 2 vias
Droperidol	Droperdal	C1	Receita 2 vias
Duloxetina	Cymbalta	C1	Receita 2 vias
Efavirenz	Stocrin	C4	Receita 2 vias
Enflurano	Enflurano	C1	Receita 2 vias
Escitalopram	Lexapro	C1	Receita 2 vias
Estazolam	Noctal	B1	Notificação B
Etomidato	Etomidato	C1	Receita 2 vias
Etomidato	Hypnomidate	C1	Receita 2 vias
Etoricoxibe	Arcoxia	C1	Receita 2 vias
Fenitoína	Epelin	C1	Receita 2 vias
Fenobarbital	Fenocris	B1	Receita 2 vias
Fenobarbital	Gardenal	B1	Receita 2 vias
Fenproporex	Abistil	B2	Notificação B
Fentanil	Durogesic Fent Trans	A1	Notificação A
Flumazenil	Lanexat	C1	Receita 2 vias
Flunitrazepam	Rohypnol	B1	Notificação B
Fluoxetina	Prozac	C1	Receita 2 vias
Flurazepam	Dalmadorm	B1	Notificação B
Fluvoxamina	Luvox	C1	Receita 2 vias
Fosfato de codeína	Codein	A2	Receita 2 vias
Fumarato quetiapina	Seroquel	C1	Receita 2 vias
Gabapentina	Gabapentina	C1	Receita 2 vias

GUIA PRÁTICO DO FARMACÊUTICO HOSPITALAR

Substância	Medicamento	Lista	Receita
Galantamina	Reminyl	C1	Receita 2 vias
Glutetimida	Doriden	B1	Notificação B
Haloperidol	Haldol	C1	Receita 2 vias
Halotano	Halotano	C1	Receita 2 vias
Hidrocodona	Codofen	A1	Notificação A
Hidrogenotartarato de rivastigmina	Exelon	C1	Receita 2 vias
Imipramina	Tofranil	C1	Receita 2 vias
Ketamina	Ketalar	C1	Receita 2 vias
Lacosamida	Vimpat	C1	Receita 2 vias
Lamivudina	Biovir	C4	Receita 2 vias
Lamivudina	Epivir	C4	Receita 2 vias
Lamivudina	Lamivudina	C4	Receita 2 vias
Lamotrigina	Lamictal	C1	Receita 2 vias
Leflunomide	Arova	C1	Receita 2 vias
Levetiracetam	Keppra	C1	Receita 2 vias
Levodopa	Prolopa	C1	Receita 2 vias
Levodopa	Sinemet	C1	Receita 2 vias
Levodopa + carbidopa	Cronomet	C1	Receita 2 vias
Levomepromazina	Neozine	C1	Receita 2 vias
Lindano	Lendacid	C1	Receita 2 vias
Lisdexanfetamina	Venvance	A3	Notificação A
Loperamina	Imosec	C1	Sem retenção
Lopinavir + ritonavir	Kaletra	C4	Receita 2 vias
Lorazepam	Lorax	B1	Notificação B
Maprotilina	Ludiomil	C1	Receita 2 vias
Mazindol	Absten Plus	B2	Notificação B
Mazindol	Dasten-Plus	B2	Notificação B

GUIA PRÁTICO DO FARMACÊUTICO HOSPITALAR

Substância	Medicamento	Lista	Receita
Meprobamato	Gelbis	B1	Notificação B
Meprobamato	Tranquilex Infantil	B1	Notificação B
Mesilato de fentolamina	Virilid	C1	Receita 2 vias
Mesilato de pergolida	Celance	C1	Receita 2 vias
Mesterolona	Proviron	C5	Receita 2 vias
Metadona	Metadona	A2	Notificação A
Metilfenidato	Ritalina	A3	Notificação A
Metilpentinol	Clamofilase	C1	Receita 2 vias
Metisergida	Deserila	C1	Receita 2 vias
Mianserina	Tolvon	C1	Receita 2 vias
Midazolam	Dormire	B1	Notificação B
Midazolam	Dormonid	B1	Notificação B
Mirtazapina	Remeron	C1	Receita 2 vias
Misoprostol	Prostokos	C1	Receita 2 vias
Moclobemida	Aurorix	C1	Receita 2 vias
Modafinila	Stavigile	A3	Notificação A
Morfina	Dimorf	A1	Notificação A
Morfina	Morfina Sulfato	A1	Notificação A
Nalbufina	Nubain	A2	Notificação A
Naloxona	Narcan	C1	Receita 2 vias
Naltrexona	Revia	C1	Receita 2 vias
Napsilato propoxifeno	Doloxene A	A2	Receita 2 vias
Nevirapina	Viramune	C4	Receita 2 vias
Nitrazepam	Sonebon	B1	Notificação B
Nortriptilina	Pamelor	C1	Receita 2 vias
Noxiptilina	Agedal	C1	Receita 2 vias
Noxiptilina	Daporin	C1	Receita 2 vias

Substância	Medicamento	Lista	Receita
Olanzapina	Olanz	C1	Receita 2 vias
Olanzapina	Zyprexa	C1	Receita 2 vias
Oseltamivir	Tamiflu	C4	Receita 2 vias
Oxazepam	Clizepina	B1	Notificação B
Oxazolam	Psicomatil	B1	Notificação B
Oxcarbazepina	Trileptal	C1	Receita 2 vias
Oxicodona	Oxycontin	A1	Notificação A
Oximetolona	Hemogenin	C5	Receita 2 vias
Oxipertina	Diapason	C1	Receita 2 vias
Paliperidona	Invega	C1	Receita 2 vias
Paroxetina	Aropax	C1	Receita 2 vias
Paroxetina	Pondera	C1	Receita 2 vias
Pemolina	Cylert	B1	Notificação B
Periciazina	Neuleptil	C1	Receita 2 vias
Petidina	Dolantina	A1	Notificação A
Pimozida	Aletan	C1	Receita 2 vias
Pimozide	Orap	C1	Receita 2 vias
Pramipexol	Sifrol	C1	Receita 2 vias
Primidona	Primid	C1	Receita 2 vias
Propofol	Diprivan	C1	Receita 2 vias
Reboxetina	Prolift	C1	Receita 2 vias
Retinol assoc.	Dermo-Espin	C2	Receita 2 vias
Ribavirina	Ribavirin	C1	Receita 2 vias
Ribavirina	Virazole	C1	Receita 2 vias
Rimonabanto	Acomplia	C1	Receita 2 vias
Risperdona	Risperdal	C1	Receita 2 vias
Ropinirol	Requip	C1	Receita 2 vias

Substância	Medicamento	Lista	Receita
Selegilina	Jumexil	C1	Receita 2 vias
Sertralina	Zoloft	C1	Receita 2 vias
Sevoflurano	Sevorane	C1	Receita 2 vias
Sibutramina	Obesy	C1	Receita 2 vias
Somatropina	Saizen	C5	Receita 2 vias
Sulfato de sufentanila	Fastfen	A1	Notificação A
Sulpirida	Dogmatil	C1	Receita 2 vias
Sulpirida	Equilid	C1	Receita 2 vias
Tacrina	Tacrinal	C1	Receita 2 vias
Talidomida	Talidomida	C3	Receita 2 vias
Tiagabina	Gabitril	C1	Receita 2 vias
Tianeptina	Stablon	C1	Receita 2 vias
Tiopental sódico	Thiopental	B1	Notificação B
Tioridazina	Melleril	C1	Receita 2 vias
Tolcapone	Tasmar	C1	Receita 2 vias
Topiramato	Topamax	C1	Receita 2 vias
Tramadol/paracetamol	Ultracet	A2	Receita 2 vias
Tranilcipromina	Parnate	C1	Receita 2 vias
Tranilcipromina	Stelapar	C1	Receita 2 vias
Tretacaína associada	Colírio anestésico	C1	Receita 2 vias
Triazolam	Onirium	B1	Notificação B
Trifluoperazina	Stelabid	C1	Receita 2 vias
Triazolam	Halcion	B1	Notificação B
Undecanoato de testosterona	Androxon	C5	Receita 2 vias
Valdecoxibe	Bextra	C1	Receita 2 vias
Valproato de sódio	Depakene	C1	Receita 2 vias
Valproato de sódio	Valpakine	C1	Receita 2 vias

Substância	Medicamento	Lista	Receita
Veraliprida	Agreal	C1	Receita 2 vias
Vigabatrina	Sabril	C1	Receita 2 vias
Vortioxetina	Brintelix	C1	Receita 2 vias
Zaleplom	Sonata	B1	Notificação B
Zidovudina	Zidovudina	C4	Receita 2 vias
Ziprazidona	Geodon	C1	Receita 2 vias
Zolpidem	Lioram	C1	Receita 2 vias
Zolpidem	Stilnox	C1	Receita 2 vias
Zopiclone	Imovane	B1	Notificação B
Zuclopentixol	Clopixol	C1	Receita 2 vias

Modelos de receituários

- Lista A – Notificação de receita A amarela.

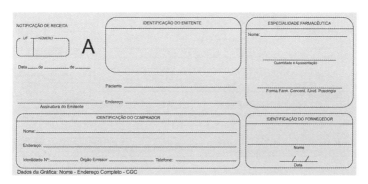

- Lista B – Notificação de receita B1 azul.

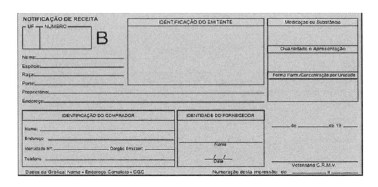

- Lista B – Notificação de receita B2 azul.

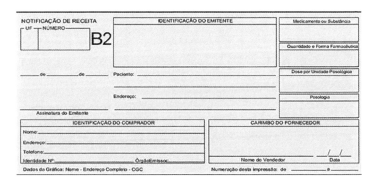

- Lista C1 – Medicamentos de controle especial – 2 vias.

RECEITUÁRIO CONTROLE ESPECIAL

IDENTIFICAÇÃO DO EMITENTE	
Nome Completo:_____	1ª Via - FARMÁCIA
_____	2ª Via - PACIENTE
CRM: _____ UF _____ Nº _____	
Endereço Completo e Telefone: _____	
Cidade:_____ UF: _____	

Paciente: _____

Endereço: _____

Prescrição:_____

_____

_____

_____

_____

_____

Data: ___/___/_____

Assinatura do Médico

IDENTIFICAÇÃO DO COMPRADOR	IDENTIFICAÇÃO DO FORNECEDOR
Nome: _____	
Ident.: _____ Órg. Emissor: _____	
End.: _____	
Cidade: _____ UF _____	
Telefone: _____	ASSINATURA DO FARMACÊUTICO DATA: ___/___/___

Bibliografia consultada

- Brasil. Secretaria de Vigilância Sanitária. Aprova o Regulamento Técnico sobre Substâncias e Medicamentos Sujeitos a Controle Especial. Portaria n. 344, de 12 de maio de 1998. Disponível em: <http://www.anvisa.gov.br/legis/portarias/index98.htm>. Acessado em: out. 2017.

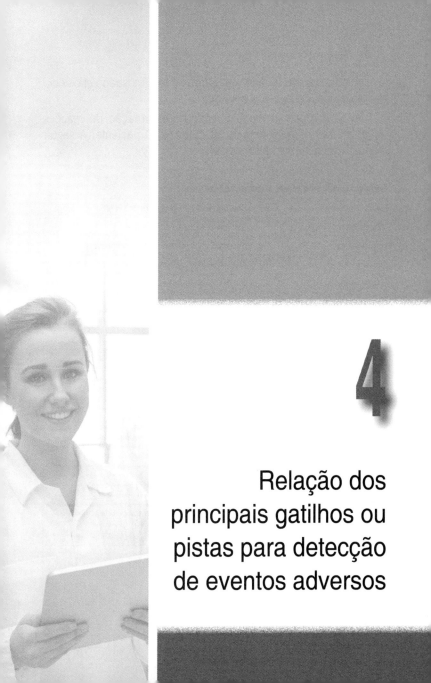

4

Relação dos principais gatilhos ou pistas para detecção de eventos adversos

A utilização de "pistas" ou "gatilhos" tem mostrado eficiência nas detecções de eventos adversos.

A partir delas pode-se chegar à confirmação de reações adversas e erros relacionados ao cuidado ao paciente. A seguir elencamos exemplos destas pistas.

Lista de gatilhos e quais eventos identificam

Difenidramina	Reação de hipersensibilidade ou efeito de droga
Vitamina K	Anticoagulação com varfarina
Flumazenil	Sedação excessiva com benzodiazepínicos
Droperidol	Náusea/êmese relacionadas ao uso de drogas
Naloxona	Substâncias narcóticas
Antidiarreicos	Reação adversa a medicamentos
Poliestireno de sódio	Hipercalemia relacionada com insuficiência renal ou efeito de drogas
TTPA > 100 segundos	Anticoagulação com heparina
INR > 6	Anticoagulação com varfarina
WBC (glóbulos brancos) < 3.000 × 106/μL	Neutropenia relacionada com fármaco ou doença
Glicose sérica < 50 mg/dL	Hipoglicemia relacionada ao uso de insulina
Aumento da creatinina sérica	Insuficiência renal relacionada ao uso de drogas
Clostridium difficile	Exposição a antibióticos
Nível de digoxina > 2 ng/mL	Nível de digoxina tóxico
Nível de lidocaína > 5 ng/mL	Nível de lidocaína tóxico
Níveis de gentamicina ou tobramicina atingem um pico > 10 μg/mL	Calha > 2 μg/mL – Níveis tóxicos de antibióticos
Níveis de amicacina > 30 μg/mL, mínimo > 10 μg/mL	Níveis tóxicos de antibióticos
Nível de vancomicina > 26 μg/mL	Níveis tóxicos do antimicrobiano
Nível teofilínico > 20 μg/mL	Níveis tóxicos de fármaco

Sedação excessiva, letargia, quedas	Relacionadas ao uso excessivo de medicamentos
Erupção cutânea (rash)	Reação adversa a medicamentos Interrupção abrupta da medicação Transferência para unidade de terapia intensiva

Legenda: TTPA: tempo de tromboplastina parcial ativada; INR: relação normalizada internacional; WBC: glóbulos brancos.

Bibliografia consultada

- Adler L, Denham CR, McKeever M, et al. Global Trigger Tool: Implementation Basics. J Patient Saf &. 2008 Dec;4(4):245-249.
- Classen DC, Resar R, Griffin F, et al. 'Global trigger tool' shows that adverse events in hospitals may be ten times greater than previously measured. Health Aff (Millwood). 2011 Apr;30(4):581-9.
- ISMP – Institute for Safe Medication Practice. Trigger Alert List By Causal Medication. Disponível em: <https://www.ismp.org/newsletters/acutecare/articles/20050310_2.asp>.
- Rozich JD, Haraden CR, Resar RK. Adverse drug event trigger tool: a practical methodology for measuring medication related harm. Qual Saf Health Care. 2003 Jun;12(3):194-200.

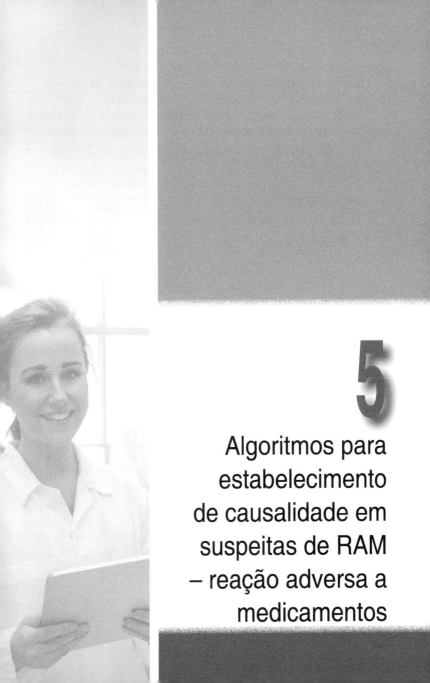

5
Algoritmos para estabelecimento de causalidade em suspeitas de RAM – reação adversa a medicamentos

Diversos algoritmos foram criados na tentativa de se estabelecer critérios para o diagnóstico da reação adversa a medicamentos. Eles permitem maior precisão no estabelecimento da relação causal entre o medicamento e a reação apresentada.

Relacionamos a seguir alguns algoritmos disponíveis para essa finalidade.

■ Análise Causal

O Algoritmo de Naranjo classifica as reações adversas em:

- definida;
- provável;
- possível;
- duvidosa.

Algoritmo de Naranjo (Naranjo et al., 1981)	Sim	Não	Não sabe
Existem relatos prévios sobre essa reação?	1	0	0
A reação apareceu após a administração do fármaco suspeito?	2	-1	0
A reação desapareceu quando o fármaco suspeito foi suspenso ou quando um antagonista específico foi administrado?	1	0	0
A reação reapareceu quando o fármaco foi readministrado?	2	-1	0
Existem causas alternativas que poderiam ter causado esta reação? (até mesmo outros fármacos)	-1	2	0
A reação reapareceu com introdução de placebo?	-1	1	0
O fármaco foi detectado no sangue ou em outros fluidos biológicos em concentrações tóxicas?	1	0	0
A reação aumentou com a dose maior ou diminuiu quando foi reduzida a dose?	1	0	0
O paciente tem história de reação semelhante com o mesmo fármaco ou similar em alguma exposição prévia?	1	0	0
A RAM foi confirmada mediante alguma evidência objetiva?	1	0	0

Tipo de relação de causalidade segundo a pontuação obtida após a aplicação do algoritmo de Naranjo (Naranjo et al., 1981). Valores obtidos a partir da aplicação dos critérios da relação causal de Naranjo.

Causalidade	Pontuação obtida
Definida	9 ou +
Provável	5 a 8
Possível	1 a 4
Duvidosa	0 ou menos

Algoritmo de Karch & Lasagna

Surgiu em 1977, consiste em um número de questões fechadas a serem respondidas de forma dicotômica. A combinação dos resultados leva ao estabelecimento da "força" da relação causal.

Limitação: uma RAM só pode ser julgada ou definida se houver reexposição ao medicamento, o que, raramente, é o caso[1].

Questionário	Seleção									
Intervalo de tempo apropriado entre o agente-evento	N	S	S	S	S	S	S	S	S	S
Reação conhecida provocada pelo agente	-	N	N	S	S	S	S	S	S	S
Evento razoavelmente explicado pelo estado clínico do paciente	-	S	N	S	S	N	N	N	N	N
Promovida a suspensão do agente	-	-	-	-	-	N	S	S	S	S
Reação melhorou com a suspensão do agente	-	-	-	-	-	-	N	S	S	S
Readministração do agente realizada	-	-	-	-	-	-	-	N	S	S
Reaparecimento da mesma reação com a readministração	-	-	-	S	N	-	-	-	N	S

Definida										X
Provável				X		X		X		
Possível					X				X	
Condicional			X							
Não relacionada (não é uma RAM)	X	X					X			

Embora confira objetividade ao diagnóstico, é inutil para identificar as reações desconhecidas e não fornece critérios para julgamentos individuais ou dados para reprodutibilidade da avaliação[2].

Diante disso, houve a necessidade de modificar a aplicação deste algoritmo permitindo avaliar cinco elementos principais:

Algoritmo de Karch-Lasagna (modificado)

I .Sequência temporal		
1	Compatível	+2
2	Compatível, mas não muito	+1
3	Informações insuficientes	0
4	Incompatível	−1
5	RAM aparece por retirada do medicamento	−2
II. Conhecimento prévio		
1	RA bem conhecida	+2
2	RA pouco descrita	+1
3	RA desconhecida	0
4	Literatura é contrária à relação	−1
III. Retirada do medicamento suspeito		
1	RA melh	+2
2	RA não melh	−2
3	Fármaco não é suspeito e a RA não melh	+1
4	Fármaco não é suspeito e a RA melh	−2

5	Informações insuficientes	0
6	RA mortal ou irreversível	0
7	Fármaco não é suspeito, RA melh por tolerância	+1
8	Fármaco não é suspeito, RA melh por tratamento	+1
IV. Reexposição ao medicamento suspeito		
1	RA reaparece	+3
2	RA não reaparece	−1
3	Não há reexposição ou informações insuficientes	0
4	RA mortal ou irreversível	0
5	RA prévia similar com outra especialidade farmacêutica (do mesmo ativo)	+1
6	RA prévia similar com outro fármaco	+1
V. Causas alternativas		
1	Explicação alternativa mais provável	−3
2	Explicação alternativa razoável ou tão provável quanto o medicamento	−1
3	Informações insuficientes	0
4	Há dados suficientes para descartar uma explicação alternativa	+1

Pontuação	
Improvável	> 1
Condicional	1-3
Possível	4-5
Provável	6-7
Definida	8

Referências bibliográficas

1. Gomes MJVM, Reis AMM. Ciências Farmacêuticas. Uma abordagem em Farmácia Hospitalar. São Paulo: Editora Atheneu; 2001. Cap. 7, p. 125-146.
2. Karch FE, Lasagna L. Toward the operational identification of adverse drug reactions. Clinical Pharmacology and Therapeutics. 1977;21:247-254.
3. Cruciani J, Troster EJ, Sousa-Marques HH. Adverse drug reaction assessment in a mental confusion case. Revista de Pediatria USP (São Paulo). 2007;29:232-236.

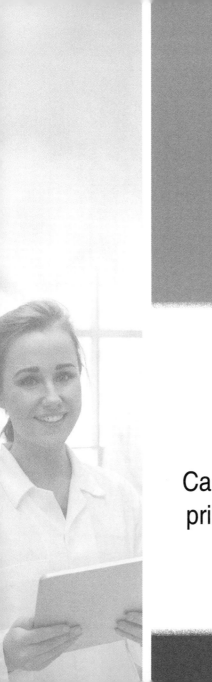

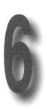

Características das principais insulinas disponíveis no mercado

Características das principais insulinas disponíveis no mercado

Insulina	Tipo de ação	Início de ação	Pico de ação	Duração	Conservação/estabilidade	Via de adm.
Humalog® (lispro)	Ultrarrápida	5 a 10 min	30 a 60 min	3 a 5 h	Conservar em refrigerador (2-8°C). Não congelar. Proteger da luz. Após aberto armazenar entre 15-30°C por 28 dias descartando, após este período, mesmo que ainda contenha produto	Subcutânea (SC) ou endovenosa (EV)
Humalog® (lispro) Kwikpen	Ultrarrápida	5 a 10 min	30 a 60 min	3 a 5 h	Conservar em refrigerador (2-8°C). Não congelar. Proteger da luz. Após aberto armazenar entre 15-30°C por 28 dias descartando, após este período, mesmo que ainda contenha produto	Subcutânea (SC) ou endovenosa (EV)
Novorapid® (aspart)	Ultrarrápida	5 a 10 min	30 a 60 min	3 a 5 h	Conservar em refrigerador (2-8 °C). Não congelar. Proteger da luz. Após aberto armazenar entre 15-30°C por até 42 dias (6 semanas) descartando, após este período, mesmo que ainda contenha produto	Subcutânea (SC) ou endovenosa (EV)
Apidra® (glulisina)	Ultrarrápida	5 a 10 min	30 a 60 min	3 a 5 h	Conservar (frasco-ampola e refil) em refrigerador (2-8°C). Não congelar. Proteger da luz.Após aberto (frasco-ampola e caneta): armazenar entre 15-30°C por 28 dias descartando, após este período, mesmo que ainda contenha produto	Subcutânea (SC) ou endovenosa (EV)

Insulina	Tipo de ação	Início de ação	Pico de ação	Duração	Conservação/estabilidade	Via de adm.
Humulin® R	Rápida	30 min	2 a 3 h	3 a 6 h	Conservar (frasco-ampola e refil) em refrigerador (2-8°C). Não congelar. Proteger da luz. Após aberto (frasco-ampola e caneta): armazenar entre 15-30°C por 28 dias descartando, após este período, mesmo que ainda contenha produto	Subcutânea (SC)
Novolin® R	Rápida	30 min	2 a 3 h	3 a 6 h	Conservar em refrigerador (2-8°C). Não congelar. Proteger da luz. Após aberto armazenar entre 15-30°C por até 42 dias (6 semanas) descartando, após este período, mesmo que ainda contenha produto	Subcutânea (SC)
Humulin® N	Intermediária	2 a 4 h	4 a 12 h	12 a 18 h	Conservar em refrigerador (2-8°C). Não congelar. Proteger da luz. Após aberto armazenar entre 15-30°C por 28 dias descartando, após este período, mesmo que ainda contenha produto	Subcutânea (SC)
Novolin® N	Intermediária	2 a 4 h	4 a 12 h	12 a 18 h	Conservar em refrigerador (2-8°C). Não congelar. Proteger da luz. Após aberto armazenar entre 15-30°C por 28 dias descartando, após este período, mesmo que ainda contenha produto	Subcutânea (SC)

GUIA PRÁTICO DO FARMACÊUTICO HOSPITALAR

Insulina	Tipo de ação	Início de ação	Pico de ação	Duração	Conservação/estabilidade	Via de adm.
Levemir® (detemir)	Lenta	1 a 2 h	6 a 8 h	16 a 23 h	Caneta e frasco: conservar em refrigerador (2-8°C). Não congelar. Proteger da luz. Após aberto armazenar entre 15-30°C por até 42 dias (6 semanas) descartando, após este período, mesmo que ainda contenha produto	Subcutânea (SC)
Lantus® (glargina)	Lenta	1 h	Praticamente sem pico	24 h	Caneta e refil: conservar em refrigerador (2-8°C). Não congelar. Proteger da luz. Manter o refil em temperatura ambiente de 1 a 2 h, antes de inserir na caneta. Após aberto armazenar entre 15-30°C por até 28 dias descartando, após este período, mesmo que ainda contenha produto	Subcutânea (SC)
Tresiba® Flex Touch (degluteca)	Ultralenta	2 h	Sem pico	Até 42 h	Conservar em refrigerador (2-8°C). Não congelar. Proteger da luz. Após aberto pode ser mantido sob refrigeração, ou entre 15-30°C por até 56 dias (8 semanas) descartando, após este período, mesmo que ainda contenha produto	Subcutânea (SC)
Toujeo®	Ultralenta	3 h	Sem pico	Até 36 h	Conservar em refrigerador (2-8°C). Não congelar. Proteger da luz. Após aberto pode ser mantido sob refrigeração, ou entre 15-30°C por até 42 dias (6 semanas) descartando, após este período, mesmo que ainda contenha produto	Subcutânea (SC)

Insulina	Tipo de ação	Início de ação	Pico de ação	Duração	Conservação/estabilidade	Via de adm.
Humalog® Mix 25/75 Kwikpen	Mistura	30 min	2 a 4 h	22 a 24 h	Caneta e refil: conservar em refrigerador (2-8°C). Não congelar. Proteger da luz. Após aberto armazenar entre 15-30°C por até 28 dias, descartando, após este período, mesmo que ainda contenha produto	Subcutânea (SC)
Humalog® Mix 50/50 Kwikpen	Mistura	30 min	2 a 4 h	22 a 24 h	Caneta e refil: conservar em refrigerador (2°-8°C). Não congelar. Proteger da luz. Após aberto armazenar entre 15-30°C por até 28 dias descartando, após este período, mesmo que ainda contenha produto	Subcutânea (SC)
Humulin® 70/30	Mistura	30 min	2 a 4 h	22 a 24 h	Caneta e refil: conservar em refrigerador (2-8°C). Não congelar. Proteger da luz. Após aberto armazenar entre 15-30°C por até 28 dias descartando, após este período, mesmo que ainda contenha produto	Subcutânea (SC)
Novomix® 70/30	Mistura	10-20 min	1 a 4 h	24 h	Caneta e refil: conservar em refrigerador (2-8°C). Não congelar. Proteger da luz. Após aberto armazenar entre 15-30°C por até 28 dias descartando, após este período, mesmo que ainda contenha produto	Subcutânea (SC)

Misturas de insulinas

Insulina **NPH PODE** ser misturada com as insulinas regular (NPH + R) ou ultrarrápida (NPH + UR) (aspart, glulisina ou lispro).

Insulinas GLARGINA E DETEMIR NÃO PODEM ser misturadas com nenhuma outra insulina.

■ Como proceder

Para garantir que a insulina rápida ou ultrarrápida mantenha a rapidez da sua ação em todas as aplicações, é necessário impossibilitar a entrada de ar no frasco das mesmas no momento de realizar a mistura, sendo assim é importante:

- injetar as unidades correspondentes da insulina NPH, de ar, no frasco da NPH (não aspirar a insulina);
- aspirar primeiro a insulina de ação rápida (R) ou ultrarrápida (lispro);
- aspirar em seguida a insulina NPH;
- checar se as unidades totais de insulina na seringa correspondem à soma da NPH + R ou NPH + UR.

■ Locais de aplicação

Os melhores locais para aplicação da insulina são as regiões afastadas de articulações, ossos, grandes vasos sanguíneos, nervos e devem ser de fácil acesso para autoaplicação. São elas: abdome, nádegas, parte da frente das coxas e parte superior dos braços.

É importante realizar um rodízio dos locais de aplicação, evitando a deformidade do tecido subcutâneo (lipo-hipertrofia), que pode prejudicar a absorção da insulina e causar hiperglicemia.

Bibliografia consultada

- Apidra®: Insulina Glulisina [bula de remédio]. Responsável técnico Silvia Regina Brollo. São Paulo: Sanofi Aventis Farmacêutica Ltda; 2015.
- Humalog®: Insulina lispro [bula de remédio]. Responsável técnico Marcia A Preda. São Paulo: Elly Lilly do Brasil Ltda; 2015.
- Humalog®Mix Kwikpen: Insulina lispro [bula de remédio]. Responsável técnico Marcia A Preda. São Paulo: Elly Lilly do Brasil Ltda; 2015.
- Humulin®N: Insulina Humana [bula de remédio]. Responsável técnico Marcia A Preda; São Paulo: Elly Lilly do Brasil Ltda; 2017.
- Humulin®R: Insulina Humana Regular [bula de remédio]. Responsável técnico Marcia A Preda; São Paulo: Elly Lilly do Brasil Ltda; 2017.
- Lantus®: Insulina Glargina [bula de remédio]. Responsável técnico Silvia Regina Brollo. São Paulo: Sanofi Aventis Farmacêutica Ltda; 2016.
- Levemir®: Insulina Detemir [bula de remédio]. Responsável técnico Luciane M.H. Fernandes. Araucária-PR: Novo Nordisk Farmacêutica do Brasil Ltda; 2016.
- Novolin®N: Insulina Humana [bula de remédio]. Responsável técnico Luciane M.H. Fernandes. Araucária-PR: Novo Nordisk Farmacêutica do Brasil Ltda; 2013.
- Novolin®R: Insulina Humana Regular [bula de remédio]. Responsável técnico Luciane M.H. Fernandes; Araucária-PR: Novo Nordisk Farmacêutica do Brasil Ltda; 2013.
- Novomix®: Insulina Asparte [bula de remédio]. Responsável técnico Luciane M.H. Fernandes. Araucária-PR: Novo Nordisk Farmacêutica do Brasil Ltda; 2017.
- Novorapid®: Insulina Asparte [bula de remédio]. Responsável técnico Luciane M.H. Fernandes. Araucária-PR: Novo Nordisk Farmacêutica do Brasil Ltda; 2017.
- Toujeu®: Insulina Glargina [bula de remédio]. Responsável técnico Silvia Regina Brollo. São Paulo: Sanofi Aventis Farmacêutica Ltda; 2016.
- Tresiba®: Insulina Degludeca [bula de remédio]. Responsável técnico Luciane M.H. Fernandes. Araucária-PR: Novo Nordisk Farmacêutica do Brasil Ltda; 2016.

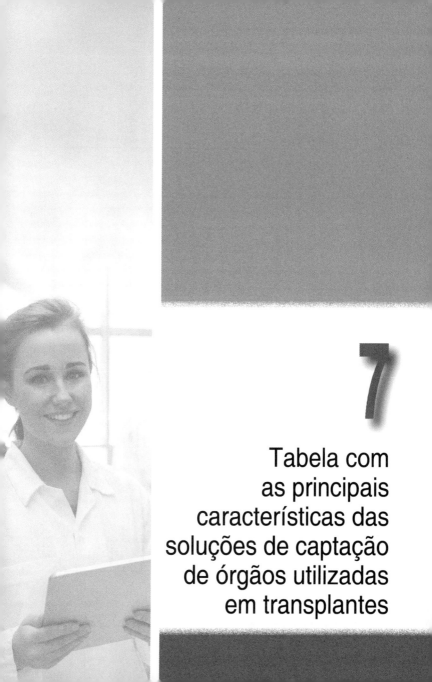

7

Tabela com as principais características das soluções de captação de órgãos utilizadas em transplantes

Marca	Indicação	Composição	Modo de uso	Armazenamento
Soltran 1.000 mL	Preservação de rim, fígado e pâncreas no transplante. Perfusão renal	Citrato potássio 0,086%, citrato de sódio 0,082%, manitol 3,38%, sulfato de magnésio 1,0%	Pronta para uso	Armazenar até 25°C
KPS1 1.000 mL	Lavagem e perfusão renal	Cloreto de cálcio 0,068 g, hidróxido de sódio 0,70 g, HEPES (ácido livre) 2,38 g, fosfato de potássio 3,4 g, manitol 5,4 g, glicose D-beta 1,80 g, gluconato de sódio 17,45 g, gluconato de magnésio 1,13 g, ribose D(−) 0,75 g, hidroxietilamido (HES) 50,0 g, glutationa (forma reduzida) 0,92 g, adenina (base livre) 0,68 g, água estéril q.s.p. 100 mL	Resfriar a solução em uma temperatura aproximada de 5°C e utilizar uma máquina de perfusão capaz de manter a temperatura da solução entre 2-8°C	Armazenar em temperatura ambiente e resfriar antes do uso
IGL-1 1.000 mL	Utilizada na captação de múltiplos órgãos (fígado, rins e pâncreas)	Ácido lactobiônico 35,8 g/L, adenosina 1,336 g/L, alopurinol 0,136 g/L, glutationa 0,922 g/L, PEG 35.000 1 g/L, fosfato monopotássico 3,402 g/L, rafinose penta-hidratada 17,84 g/L, sulfato de magnésio hepta-hidratado 1,232 g/L, hidróxido de sódio q.s. pH: 7,4, água injetável q.s.p. 1 litro	Pronta para uso	Armazenar e transportar sob refrigeração (2-8°C)

Marca	Indicação	Composição	Modo de uso	Armazenamento
SPS-1 1.000 mL	Indicada para perfusão e conservação a frio dos rins, fígado e pâncreas	Hidroxietilamido (HES) – pentafração 50,0 g, ácido lactobiônico (como lactona) 35,83 g, fosfato de potássio monobásico 3,4 g, sulfato de magnésio hepta-hidratado 1,23 g, rafinose penta-hidratada 17,83 g, adenosina 1,34 g, alopurinol 0,136 g, glutationa total 0,922 g, hidróxido de potássio 5,61 g, hidróxido de sódio/ácido clorídrico ajuste de pH 7,4, água estéril q.s.p. 1.000 mL	Resfriar a solução entre 2-6°C. Imediatamente antes de sua utilização, acrescentar à solução penicilina, insulina R e dexametasona como aditivos Obs.: Antes da reperfusão a solução deve ser completamente eliminada do órgão usando SF, para prevenir a ocorrência de complicações cardiovasculares graves ao receptor, devido à concentração de potássio presente na soluçãoFórmula idêntica ao Belzer	Armazenar até 25°C (necessário resfriar a solução entre 2-6°C antes do uso)
Eurocolins 1.000 mL	Perfusão e/ou estocagem de rins para transplante	Solução 1 Glicose mono-hidratada para injeção 39,27 g, água para injeção q.s.p. 1.000 mL Solução 2 Fosfato monobásico de potássio 2,09 g, fosfato bibásico de potássio 7,55 g, cloreto de potássio 1,14 g, bicarbonato de sódio 0,86 g, água para injeção q.s.p. 20 mL	Misturar 1.000 mL da solução de glicose com 20 mL da solução de eletrólitos antes do uso. Isso perfaz 1.020 mL de solução, dos quais 1.000 mL contêm: fosfato monobásico de potássio 2,05 g, Fosfato bibásico de potássio 7,40 g, cloreto de potássio 1,12 g, bicarbonato de sódio 0,84 g, glicose mono-hidratada para injeção 38,50 g	Armazenar até 25°C

Marca	Indicação	Composição	Modo de uso	Armazenamento
Custodiol 1.000 mL	Solução de perfusão intracelular desenvolvida para uso em cardioplegia durante as cirurgias cardíacas, proteção dos órgãos nas operações sob isquemia (coração, rim, fígado), preservação dos órgãos destinados a transplante (coração, rim, fígado, pulmão, pâncreas). Pode ser utilizada também para a proteção de múltiplos órgãos	L-histidina 27.9289 g. hidrocloreto de histidina H_2O 3.7733 g. cloreto de sódio 0,8766 g. cloreto de magnésio 6 H_2O 0,8132 g. cloreto de potássio 0,6710 g. manitol 5,4651 g. triptofano 0,4085 g. alfa-cetoglutarato (hidrogenato de potássio, 2-cetoglutarato) 0,1842 g. cloreto de cálcio $2H_2O$ 0,0022 g. água para injetáveis q.s.p. 1.000,00 mL	Pronta para uso	As caixas de papelão contendo o produto devem ser armazenadas e transportadas em ambiente fresco (2-15°C), sem exposição a calor direto, luz e umidade
Perfadex	A solução para perfusão pulmonar é indicada para lavagem, armazenamento e transporte de pulmões para transplante	Dextrano 40 50 g/L, cloreto de sódio 8 g/L, cloreto de potássio 0,4 g/L, sulfato de magnésio anid. 0,046 g/L, fosfato monopotássico 0,063 g/L, dextrose mono-hidratada 1 g/L, sódio 138 mmol/L, potássio 6 mmol/L, magnésio 0,8 mmol/L, glicose 5 mmol/L, cloreto 142 mmol/L, sulfato 0,8 mmol/L, fosfato total 0,8 mmol/L, água para injeção q.s.p.	Adicionar THAM à solução a fim de ajustar o pH da mesma, em seguida resfriá-la e utilizar em até 24 h	Temperatura ambiente (necessário refrigerar antes do uso)

Bibliografia consultada

- Custodiol®: Solução [bula de remédio]. Porto Alegre: Contatti Comércio e Representações Ltda; 2007.
- Eurocollins®: Solução [bula de remédio]. Barueri-SP: Fresenius Kabi Brasil Ltda; 2017.
- IGL-1®: Solução [bula de remédio]. Porto Alegre: IGL America Latina; 2011.
- KPS-1®: Solução [bula de remédio]. Chicago: Organ Recovery Systems.
- Perfadex®: Solução [bula de remédio]. Kungsbacka: Vitrolife Inc; 2006.
- Soltran®: Solução [bula de remédio]. Caxton Way: Baxter Healthcare Ltda; 2012.
- SPS-1®: Solução [bula de remédio]. Chicago: Organ Recovery Systems.

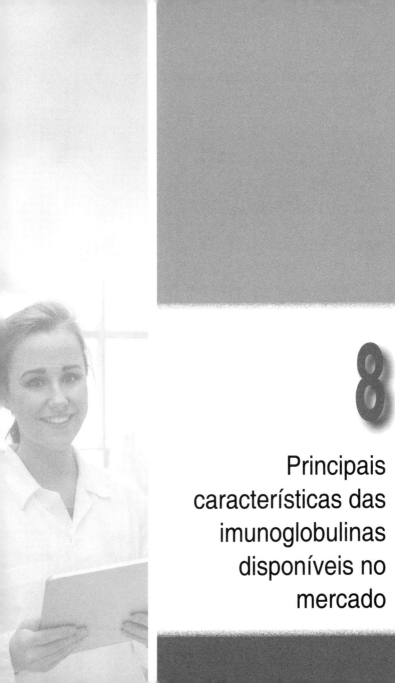

8

Principais características das imunoglobulinas disponíveis no mercado

Principais características das imunoglobulinas disponíveis no mercado

	Endobulin Kiovig®	Flebogamma DIF®	Privigen®	Sandoglobulina®	Hizentra®	Imunoglobulin®	Tegeline NEWY Solução 5%	Octagam Solução 10%	Octagam Solução 5%
Fabricante	Baxter	Grifols	CSL Behring	CSL Behring	CSL Behring	Blau Farmacêutica	LFB	Octapharma	Octapharma
IgG (total %)	> 98%	99%	> 98%	96%	98%	-	97,6%	95%	95%
IgG1 (n* = 65) %	> 56,9%	66,60%	67,80%	62,10%	68%	-	58,8%	60%	60%
IgG2 (n* = 23) %	> 26,6%	28,50%	28,70%	29,40%	27%	-	34,1%	32%	32%
IgG3 (n* = 8) %	> 3,4%	2,70%	2,30%	4,80%	3%	-	5,4%	7%	7%
IgG4 (n* = 4) %	> 1,7%	2,20%	1,20%	2,60%	2%	-	1,7%	1%	1%
IgA	< 0,14 mg/mL	< 0,003 mg/mL	< 0,025 mg/mL	*	0,05 mg/mL	< 0,07%	Max 0,022 mg/mL	< 0,4 mg/mL	< 0,2 mg/mL
Forma (liofilizada ou líquida)	Líquida	Líquida	Líquida	Liofilizada	Líquida	Líquida	Pó liofilizado + diluente	Liquida	Liquida
Processo de inativação viral	Solvente, detergente, nanofiltração, incubação em 30° sob temperatura elevada e pH ácido	Pasteurização, solvente, detergente e nanofiltração	Tratamento a pH 4, nanofiltração e sepração fisicoquímica dos componentes	Nanofiltração e pH 4	Redução/ inativação viral, fracionamento em meio ácido, inativação em pH baixo, filtração profunda e filtração viral	Estabilização, pasteurização e nanofiltração	-	-	-
Açúcar	Não contém nenhum tipo de açúcar	Não contém	Não contém	10 g sacarose	Não contém	Maltose	Manitol	Maltose	Maltose

GUIA PRÁTICO DO FARMACÊUTICO HOSPITALAR

Fabricante	Endobulin Kiovig® / Baxter	Flebogamma DIF® / Grifols	Privigen® / CSL Behring	Sandoglobulina® / CSL Behring	Hizentra® / CSL Behring	Imunoglobulin® / Blau Farmacêutica	Tegeline NEWY Solução 5% / LFB	Octagam Solução 10% / Octapharma	Octagam Solução 5% / Octapharma
Albumina	Não contém	Não contém	Não contém	Fragmentos de albumina	Não contém	Não contém	Não contém	Não contém	Não contém
Estabilizante	Glicina	Sorbitol	Prolina	Sacarose	Prolina	Maltose	Sacarose	Maltose	Maltose
Sódio	Não contém sódio	< 3,2 mmol/L	< 1 mmol/L	0,02 g/g proteína	Não contém sódio	-	Não contém	≤ 0,03 mmol/mL	≤ 0,015 mmol/mL
Apresentações comerciais	1 g (10 mL) 2,5 g (25 mL) 5 g (50 mL) 10 g (100 mL) 20 g (200 mL)	0,5 g (10 mL) 2,5 g (50 mL) 5 g (100 mL) 10 g (200 mL) 20 g (400 mL) 5 g (50 mL) 10 g (100 mL) 20 g (200 mL)	2,5 g (25 mL) 5 g (50 mL) 10 g (100 mL) 20 g (200 mL)	1 g 3 g 6 g 12 g	1 g (5 mL) 2 g (10 mL) 4 g (20 mL) 10 g (50 mL)	0,5 g/10 mL 1,0 g/20 mL 2,5 g/50 mL 3,0 g/60 mL 5,0 g/100 mL 10 g/200 mL	0,5 g (10 mL) 2,5 g (50 mL) 5g (100 mL) 10 g (200 mL)	2g (20 mL) 5 g (50 mL) 10 g (100 mL) 20 g (200 mL)	1 g (20 mL) 2,5 g (50 mL) 5 g (100 mL) 10 g (200 mL)
Validade	24 meses	24 meses	36 meses	36 meses	30 meses	30 meses	36 meses	-	-
Armazenamento	2-8°C	2-8°C	1-25°C	< 25°C	< 25°C	2-8°C	2-8°C	2-8°C	2-25°C
Osmolaridade	240 a 300 mOsmol/kg	240 a 370 mOsmol/kg	320 mOsmol/kg	690 mOsmol/kg (diluído em SF) 636 mOsmol/kg (diluído em SG 5%)	380 mOsmol/kg	-	270-330 mOsmol/kg	≥ 240 mOsmol/kg	310-380 mOsmol/kg
Observação	Não congelar, proteger da luz	Não congelar	Proteger da luz	Proteger da luz	Não congelar, proteger da luz	Não congelar, proteger da luz	Proteger da luz	-	-

* traços de IgA (máx. 40 mg por g de proteína).

Bibliografia consultada

- Endobulin Kiovig®: Imunoglobulina G. [bula de remédio]. Responsável técnico: Jônia Gurgel. São Paulo: Baxter Brasil; 2016.
- Flebogamma® DIF: Imunoglobulina Humana Normal. [bula de remédio]. Responsável Técnico: Luiz C. de Almeida. Paraná: Grifols Brasil Ltda; 2012.
- Hizentra®: Imunoglobulina Humana. [bula de remédio]. Responsável Técnico: Cristina J. Nakai. São Paulo: CSL Behring Brasil; 2013.
- Imunoglobulin®: Imunoglobulina Humana. [bula de remédio]. Responsável Técnico: Eliza Yukie Saito. São Paulo: Blau Farmacêutica S/A; 2016.
- Pentaglobin®: Imunoglobulina Humana. [bula de remédio]. Responsável Técnico: Natália R. de Almeida Pereira. Biotest Farmacêutica Ltda; 2016.
- Sandoglobulina® Privigen: Imunoglobulina Humana. [bula de remédio]. Responsável Técnico: Cristina J. Nakai. São Paulo: CSL Behring Brasil; 2015.
- Sandoglobulina®: Imunoglobulina Humana. [bula de remédio]. Responsável Técnico: Ulisses Soares de Jesus. São Paulo: CSL Behring Brasil; 2014.

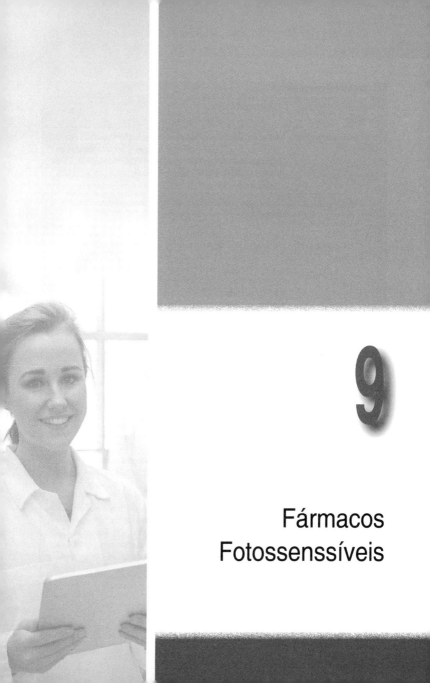

9

Fármacos Fotossenssíveis

Fármacos fotossensíveis

Princípio Ativo/ Nome Comercial	Fotossensibilidade
Becenun® (carmustina) 100 mg	As soluções reconstituídas e as soluções diluídas em 500 mL de SF 0,9% ou SG 5% devem ser protegidas da luz para evitar o aumento das taxas de decomposição da carmustina e também recomenda-se proteção à luz dos frascos de infusão[1-3]
Fauldcispla® (cisplatina) 10 mg, 50 mg e 100 mg	A solução reconstituída em SF à temperatura ambiente é estável por 24 h ao abrigo da luz[4]
Dacarb® (dacarbazina) 200 mg fap	Quando protegidas da luz as soluções são estáveis por pelo menos 24 h em temperatura ambiente (1% de decomposição) e por pelo menos 96 h sob refrigeração (menos de 1% de decomposição); há estudos relatando que a dacarbazina 4 mg/mL em SF 0,9% exposta à luz direta solar resulta em perda acima de 12% em 30 min e formação de coloração rósea em 35-40 min, exposta à luz indireta resulta em perda de 2% em 30 min e protegida da luz ou exposta à luz fluorescente resulta em perda de 4% em 24 h[3,5]
Daunoblastina® (daunorrubicina) 20 mg	Soluções de daunorrubicina 100 mg/mL em SF 0,9% ou SG 5% em água são estáveis por pelo menos 43 dias entre 4 e 25°C e protegidas da luz, exibindo não mais que 7% de perda; é recomendável a proteção da solução reconstituída à luz solar[3,6]
Dobutrex® (dobutamina) 250 mg ap 20 mL	Soluções contendo cloridrato de dobutamina podem exibir uma cor rosada, devido à leve oxidação, que aumentará com o tempo, mas não há qualquer perda significativa de potência durante o período de reconstituição. Há estudos relatando que 50 mL de cloridrato de dobutamina 2 mg/mL em seringas de propileno em temperatura ambiente e protegidas da luz foram estáveis por pelo menos 8 h e que cloridrato de dobutamina 10.000 μg/mL é estável por 24 h quando protegido da luz. Em outro estudo ocorreu aparecimento de cor amarelada na solução quando exposta por 6 h à luz solar[2]

Princípio Ativo/ Nome Comercial	Fotossensibilidade
Camptosar® (irinotecano) 40 mg e 100 mg fap	As soluções diluídas em SG 5%, mantidas sob refrigeração e protegidas da luz permanecem física e quimicamente estáveis por 8-48 h; o irinotecano está sujeito à fotodegradação, que é acelerada em pH neutro e soluções alcalinas; há relatos de que a exposição à luz UV por 3 dias produziu uma coloração escura na solução e formação de um precipitado amarelo[2,3,7]
Fauldmetro (metotrexato) 25 mg/ mL e 100 mg/mL	A solução injetável deve ser conservada sob refrigeração (temperatura entre 2-8°C), protegida da luz. Soluções de metotrexato, quando diluídas para atingir concentrações de 1 mg/mL em soro fisiológico a 0,9%, solução glicosada a 5%, solução de Ringer, solução de Hartmann ou solução de glicose a 5% em soro fisiológico a 0,9%, retêm sua potência por 24 h, quando armazenadas em temperatura ambiente (entre 15-30°C), tanto na presença quanto na ausência de luz fluorescente. Fauldmetro® não contém qualquer conservante. Para evitar a possibilidade de contaminação microbiana, a administração deve ser iniciada logo após a sua preparação. A solução não deve ser utilizada 24 h após a sua preparação e todos os resíduos devem ser descartados[8]
Nitroprus® (nitroprussiato de sódio) 50 mg fap	O medicamento deve ser conservado em temperatura ambiente, entre 15-30°C, e mantido ao abrigo da luz, em local escuro. A solução preliminar é estável por 4 h ao abrigo da luz. A solução para infusão é estável por até 24 h protegida da luz. As soluções de nitroprussiato devem ser preparadas extemporaneamente e mantidas protegidas da luz. O envelope fotoprotetor deve ser colocado sobre o equipo de infusão para proteger o nitroprussiato da ação da luz[9]
Lasix® (furosemida) 40 mg cp	Os comprimidos devem ser mantidos em sua embalagem original, em temperatura ambiente (entre 15-30°C) e protegidos da luz[10]

Princípio Ativo/ Nome Comercial	Fotossensibilidade
Lasix® (furosemida) 10 mg/mL ap 2 mL	A solução injetável mantém-se estável por aproximadamente 24 h, após diluição com solução de cloreto de sódio a 0,9% ou solução de Ringer, quando armazenada sob refrigeração ou em temperatura ambiente, protegida da luz[10]
Adrenalina 1 mg/mL ap 1 mL	Quando administrada em infusão contínua, deve ser protegida da luz, utilizar bolsa protetora + equipo fotossessivel[2,11]
Noradrenalina 1 mg/mL ap 4 mL	Proteger da luz pois ocorre alteração na coloração gradualmente após exposição a luz ou oxidação quando exposta ao ar[2,12] Bitartarato de norepinefrina deve ser misturado em soluções de glicose, uma vez que as soluções que contêm glicose protegem contra oxidação excessiva e perda de potência subsequente. A administração em soro fisiológico sozinha não é recomendada[13]

Referências bibliográficas

1. Micromedex® 2.0, (electronic version). Truven Health Analytics, Greenwood Village, Colorado, USA. Disponível em: <http://www.micromedexsolutions.com/>. (cited: 20/06/2017). Acessado em:
2. American Society of Health System Pharmacists. Handobook on Injetable Drugs. 18th ed. Bethesda: ASHP; 2015.
3. Becenun®: Carmustina [bula de remédio]. Responsável técnico Dante Alario Junior. Taboão da Serra-SP: Biolab Sanus Farmacêutica Ltda; 2017.
4. Fauldcispla®: Cisplatina [bula de remédio]. Responsável técnico Cintia Delphino de Andrade. São Paulo: Libbs Farmacêutica Ltda; 2017.
5. Dacarb®: Dacarbazina [bula de remédio]. Responsável técnico Maria Benedita Pereira. São Paulo: Eurofarma Laboratórios S/A; 2016.
6. Daunoblastina®: Daunorrubicina [bula de remédio]. Responsável técnico Carolina C. S. Rizoli. Itapevi-SP: Laboratórios Pfizer Ltda; 2016.
7. Camptosar®: Irinotecano [bula de remédio]. Responsável técnico Carolina C. S. Rizoli. Itapevi-SP: Laboratórios Pfizer Ltda; 2016
8. Fauldmetro®: Metotrexato [bula de remédio]. Responsável técnico Cintia Delphino de Andrade. São Paulo: Libbs Farmacêutica Ltda; 2017.

9. Nitroprus®: Nitroprussiato de Sódio [bula de remédio]. Responsável técnico José Carlos Módolo. Itapira-SP: Produtos Químicos Farmacêuticos Ltda; 2017.
10. Lasix®: Furosemida [bula de remédio]. Responsável técnico Silvia Regina Brollo. São Paulo: Sanofi-Aventis Farmacêutica Ltda; 2017.
11. Adrenalina [bula de remédio]. Responsável técnico Ricardo Ardito. São Paulo: Centro Paulista de Desenvolvimento Farmacotécnico Ltda; 2017.
12. Norepinefrina [bula de remédio]. Responsável técnico Walter F. da Silva Junior. Anápolis-GO: Novafarma Indústria Farmacêutica Ltda; 2015.
13. Trissel L. A Handbook on Injetable Drugs. 18th ed. Bethesda: American Society of Health-System Pharmacists; 2015.

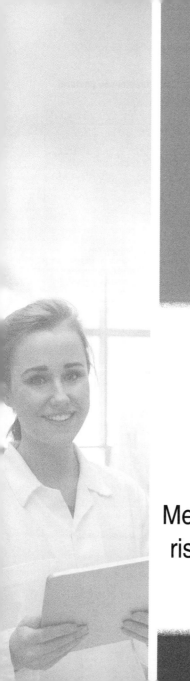

10

Relação de Medicamentos e seus riscos relacionados à quedas

Medicamentos que podem causar quedas, síncope, hipotensão postural

Princípio ativo	Nome comercial mais conhecido	Reação adversa/incidência
Abacavir	Ziagenavir 300 mg cp	Tontura (16%), dor de cabeça (16%), insônia (12%)
Acarbose	Glucobay 50/100 mg cp	Tontura, dor de cabeça, vertigem
Acetaminofen/ codeína	Acetamol 500 mg cp	Tontura, sedação
Acetilcisteína	Fluimucil 300 mg ap 3 mL	Tontura
Acetazolamida	Diamox 250 mg cp	Confusão, sonolência
Ácido valproico	Depakene 250 mg cap	Tontura (1- 25%), dor de cabeça (3% < 31%), sonolência (2-30%)
Adenosina	Adenocard 3 mg/mL inj ap 2 mL	Dor de cabeça (2-18%), tontura
Albendazol	Albendazol 200 mg cp	Tontura (acima de 1%), dor de cabeça (acima de 1%), vertigem (acima de 1%)
Alcaçuz + tamarindo + *Corianadrum sativum* + folhas de *Senna* + *Cassia fistula*	Tamarine cap	Hipocalemia, fraqueza muscular, fadiga
Alfentanila	Rapifen 1 mg/mL inj ap 5 mL	Tontura (3%), sedação
Alfuzosina	Xatral 10 mg	Síncope, tontura (3-7%), dor de cabeça (3-7%)
Alizaprida	Superan 50 mg cp/ 50 mg inj ap 2 mL	Hipotensão postural, dor de cabeça, sedação (0-50%)
Almitrina	Vectarion 50 mg	Tontura, dor de cabeça, insônia
Alprostadil	Prostin VR 500 μg inj ap 1 mL	Tontura (2%), dor de cabeça (1,3%)
Alprazolan	Frontal 0,5 mg cp	Sedação (38-62%), tontura, síncope, sonolência
Amantadina	Mantidan 100 mg cp	Hipotensão postural, tontura, insônia

GUIA PRÁTICO DO FARMACÊUTICO HOSPITALAR

Princípio ativo	Nome comercial mais conhecido	Reação adversa/incidência
Amifostina	Ethyol 500 mg inj	Tontura, síncope
Amilorida	Diupress cp	Hipotensão postural, dor de cabeça (3-8%)
Amilorida/hidroclortiazida	Moduretic 25 mg cp	Tonturas (3-8%), fadiga (> 1%), dor de cabeça (3-8%)
Amiodarona	Amiodarona 150 mg inj ap 3 mL/ 200 mg cp	Tontura, dor de cabeça
Amitriptilina	Tryptanol 25 mg cp	Tontura, síncope, dor de cabeça
AmLodipina	Norvasc 5 e 10 mg cp	Dor de cabeça, sonolência, tontura
Atenolol	Atenol 50 mg cp	Tontura (13%), insônia (16%)
Atenolol/clortalidona	Tenoretic 50/12,5 mg cp	Tontura, dor de cabeça, vertigem
Antitrombina III	AT III Immuno	Tontura
Apomorfina	Uprima 2 mg cp	Tontura (4%), síncope (0,2%), dor de cabeça (6,5%)
Aprepitante	Emend	Tonturas (5%)
Atropina	Atropina 0,5% col	Tontura, síncope, sedação
Azitromicina	Zitromax 250 mg cap/ 600 mg ss	Tontura (1,3%), dor de cabeça (1,3%)
Baclofeno	Lioresal 10 mg cp	Tontura (5-15%), dor de cabeça (4-8%), insônia (4-8%)
Betaistina	Betaserc 16 mg cp	Dor de cabeça, sonolência, tontura
Betaxolol	Betoptic fr 5 mL	Tontura (4-15%), síncope, dor de cabeça (6-15%), insônia (5%)
Bicalutamida	Casodex 50 mg cp	Tontura (7%), dor de cabeça (7%), insônia (7%)
Bifosfato de sódio	-	Distúrbio hidroeletrolítico
Bifosfato de sódio-fosfato sódio	-	Distúrbio hidroeletrolítico
Bisacodil	Dulcolax drágea	Distúrbio hidroeletrolítico, vertigens, vômitos

Princípio ativo	Nome comercial mais conhecido	Reação adversa/incidência
Biperideno	Akineton 2 mg cp, Akineton Retard 1 mg cp	Tontura, dor de cabeça
Bisoprolol	Concor 1,25/ 2,5/ 5/ 10 mg cp	Tontura (10%), dor de cabeça (10,9%), hipotensão postural
Botulínica (toxina tipo A)	Botox	Tontura, vertigem, dor de cabeça
Brimonidina	Alphagan fr 10 mL	Síncope (abaixo de 3%), dor de cabeça (10-30%)
Bromazepam	Lexotan 3 mg cp	Tontura, sedação
Bromocriptina	Parlodel 2,5 mg cp	Síncope (0,7%), tontura (17%), dor de cabeça (19%)
Bromoprida	Digesan 10 mg cap	Sedação, tontura
Buclizina	Postafen 25 mg cp	Tontura, dor de cabeça
Buflomedil	Bufedil 150 mg cap	Síncope, tontura, dor de cabeça
Bumetanida	Burinax 1 mg cp	Tontura (1,1%), dor de cabeça (0,6%)
Bupivacaína	Bupiabbott 0,5% sem vasoconstritor 50 mg fap 20 mL; Marcaína 0,5% sem vasoconstritor 50 mg fap 20 mL; Bupiabbott 0,5% com vasoconstritor inj fap 30 mL; Marcaína 0,5% com vasoconstritor inj fap 30 mL; Marcaína pesada 0,5% inj ap 4 mL	Hipotensão postural, tontura
Buprenorfina	Temgesic 0,2 mg cp sublingual	Sedação, sonolência, tontura, vertigem, hipotensão, tremor
Bupropiona	Zyban 150 mg cp	Tontura (6,1%), dor de cabeça (3,5%), insônia (2,9%)

GUIA PRÁTICO DO FARMACÊUTICO HOSPITALAR

Princípio ativo	Nome comercial mais conhecido	Reação adversa/incidência
Buserelina	Suprefact Depot 3,3 mg inj	Tontura, dor de cabeça
Buspirona	Buspar 5/10 mg cp	Tontura
Cabergolina	Dostinex 0,5 mg cp	Hipotensão postural, dor de cabeça (9-30%), tontura (9-17%)
Cálcio	Cloreto de cálcio 10% inj	Síncope
Captopril	Capoten 25/50 mg cp	Hipotensão e sonolência
Carbacol	Miostat 0,01% intraocular ap 1,5 mL	Dor de cabeça (34%), síncope
Candesartana	Atacand 8 mg	Hipotensão, tonturas, sonolência, dor de cabeça, vertigem
Carbamazepina	Tegretol 100 mg 5 mL ss/ 200 mg cp	Tontura, vertigem
Carisoprodol	Algisol cp	Síncope, dor de cabeça, vertigem, insônia
Carvedilol	Coreg 3,125 mg/12,5 mg cp	Tontura (6-32%), dor de cabeça (2%), insônia (2%), síncope
Cefalexina	Keflex 500 mg cp	Tontura, fadiga, dor de cabeça, confusão, alucinação
Ceflacor	Ceclor 250 mg cap, 250 mg ss fr 80 mL	Tontura, dor de cabeça, confusão
Cefixima	Plenax 400 mg cap	Tontura (2%), dor de cabeça (2%)
Cefoxitina	Mefoxin 1 g IV inj	Tontura, vertigem
Ceftazidima	Fortaz 1 g inj fap	Tontura (abaixo de 1%), dor de cabeça (abaixo de 1%)
Ceftriaxona	Rocefin inj fap	Tontura (abaixo de 1%), dor de cabeça (abaixo de 1%)
Cefuroxima	Zinnat 125, 250 e 500 mg cp	Dor de cabeça, tontura
Cilostazol	Cebralat 50 mg	Tontura (10%), vertigem (3%)

GUIA PRÁTICO DO FARMACÊUTICO HOSPITALAR

Princípio ativo	Nome comercial mais conhecido	Reação adversa/incidência
Cinarizina	Stugeron 25 mg/75 mg	Incidência de tontura, vertigem, sonolência
Ciprofloxacina	Cipro 200 mg Procin 200 mg inj fr 100 mL	Tontura, dor de cabeça (acima de 1%)
Ciproterona	Androcur 50 e 10 mg cp	Inquietação, cansaço
Cisaprida	Prepulsid 1 mg/mL ss, 5 mg cp	Tontura, dor de cabeça
Cisplatina	Unistin/Cisplatyl 10 mg inj fap, Platiran/ Cisplatyl 50 mg fap	Hipotensão postural
Citalopram	Cipramil 20 mg cp	Hipotensão postural, dor de cabeça, tontura
Clobazam	Frisium 10 mg cp	Sedação (acima de 50%), tontura (2-44%), dor de cabeça (11%), síncope, hipotensão postural
Clobutinol	Silomat 60 mg sol	Agitação, tremores, vertigem, sedação
Clonazepam	Rivotril 0,5 e 2 mg cp/ gotas	Tremor, vertigem, confusão, insônia
Clonidina	Atensina 100 μg cp	Dor de cabeça (5%), sedação (5%), tontura
Clomipramina	Anafranil 25 mg dg	Tonturas (41-54%), sonolência (46-54%)
Clortalidona	Higroton 25 mg cp	Tontura, dor de cabeça
Clorpromazina	Amplictil 25 mg inj ap 5 mL	Hipotensão postural
Clordiazepóxido	Psicosedin 10 mg, 25 mg	Confusão, sonolência, síncope
Cloxazolam	Olcadil 1 mg, 2 mg, 4 mg cp	Sedação, prejuizo da concentração, distúrbio da função muscular
Clozapina	Leponex 25/100 mg cp	Síncope (acima de 5%), tontura (19%), dor de cabeça (7%)

GUIA PRÁTICO DO FARMACÊUTICO HOSPITALAR

Princípio ativo	Nome comercial mais conhecido	Reação adversa/incidência
Codeína	Belacodid gt/ Tylex 30/7,5 mg cp	Síncope, sonolência
Ciclobenzaprina	Miosan 5 mg cp	Tontura (acima de 11%), dor de cabeça (1-3%), sonolência, síncope
Crataegus/Passiflora/ Salíx	Pasalix	Tontura, dor de cabeça, vertigem
Cumarínico	Coumadin/Marevan	Fraqueza, tonturas, fadiga, mal-estar, letargia
Dacarbazina	Dacarb 100 mg inj fap	Hipotensão postural, dor de cabeça
Dantrolene	Dantrium 20 mg inj fap	Tontura, vertigem, sonolência, insônia
Daunorrubicina	Daunoblastina 20 mg inj	Sonolência, síncope
Deflazacort	Calcort 6 e 30 mg cp	Dor de cabeça, vertigem, agitação, insônia
Deslanosídeo	Deslanol	Fraqueza, dor de cabeça, distúrbios visuais
Desvenlafaxina	Pristiq 50 mg cp	Tonturas (10-16%),sonolência (4-12%), visão turva (3-4%)
Dexametasona	Decadron 2 e 4 mg ap 0,5; 0,75 e 4 mg cp	Vertigem, dor de cabeça
Dexmedetomidina	Precedex 100 µg/mL ap 2 mL	Hipotensão (24-54%)
Diazepam	Valium 5 mg cp e 10 mg ap	Sonolência, relaxamento muscular, tontura, hipotensão
Diclofenaco	Algi-Tanderil 15 mg ss	Tontura (3%), dor de cabeça (7%), insônia (abaixo de 1%)
Difenidramina	Difenidrin/Benadryl	Incidência: tonturas, sonolência, vertigem, sedação
Digoxina	Lanoxin/Digoxina 0,25 mg cp/mL ap 2 mL	Tontura, dor de cabeça, insônia
Di-hidralazina	Adelfan-Esidrex cp	Hipotensão postural, tontura, dor de cabeça

Princípio ativo	Nome comercial mais conhecido	Reação adversa/incidência
Diltiazem	Balcor 30, 60, 90, 120, 180 e 300 mg cp	Dor de cabeça, tontura, hipotensão
Dimenidrinato	Dramin	Incidência: Tonturas/Sonolência
Diosmina	Daflon 500 mg cp	Insônia, sonolência, dor de cabeça
Dobutamina	Dobutrex 250 mg ap 20 mL	Dor de cabeça (3%), síncope, câimbras membros inferiores
Donepezil	Eranz 5 mg cp	Tontura (abaixo 10%), dor de cabeça (abaixo de 10%), insônia (abaixo de 10%)
Dopamina	Revivan 50 mg ap 10 mL	Dor de cabeça, hipotensão
Doxazosina	Carduran 2 mg cp	Hipotensão postural (9 a 10%), tontura (3%), sonolência (3%), dor de cabeça (4%), síncope
Droperidol	Droperdal 2,5 mg ap 1 mL	Tontura
Duloxetina	Cymbalta 60 mg cp	Sonolência (9%), dor de cabeça (16%), tremores, tontura
Efedrina	Efedrin 5% ap	Confusão, tontura, dor de cabeça, vertigem, tremor
Enalapril	Renitec 5 mg, 10 mg cp	Tontura (4,3%), dor de cabeça (5,2%), insônia (abaixo de 1%), sonolência (abaixo de 1%)
Entacapona	Comtan 200 mg cp	Tontura (8%), sonolência (2%), hipotensão postural
Epinefrina	Adrenalina 1 mg inj ap 1 mL	Síncope
Ertapenem	Invanz 1 g ap	Dor de cabeça, tontura, sonolência, insônia, confusão
Escitalopram	Lexapro 10 mg cp	Insônia, sonolência, tontura (1-10%), hipotensão postural
Escopolamina	Buscopan ap/dg/ gotas	Incidêcia: desorientação, tonturas (12%), sonolência

GUIA PRÁTICO DO FARMACÊUTICO HOSPITALAR

Princípio ativo	Nome comercial mais conhecido	Reação adversa/incidência
Esmolol	Brevibloc 100 mg ap 10 mL	Hipotensão(12%), tontura (3%), sonolência (3%), confusão (2%), dor de cabeça (2%)
Espiranolactona	Aldactone 25, 50 e 100 mg cp	Sonolência, tontura, cansaço, dor de cabeça, confusão
Estazolam	Noctal	Tontura, síncope, dor de cabeça, sonolência
Estrógeno	Premarin 20 mg inj	Síncope, tontura, dor de cabeça
Eterocoxib	Arcoxia 60, 90 e 120 mg cp	Fadiga, tontura, dor de cabeça (1%)
Fanciclovir	Penvir 125/500 mg cp	Tontura (1,2%), sonolência (1%), dor de cabeça (9,3%)
Felodipina	Splendil cp	Tontura (5 a 10%), dor de cabeça (1,8%), síncope
Fenitoína	Hidantal 100 mg cp/ 0,05 g/mL ap	Tontura, dor de cabeça, insônia
Fenilefrina	Fenilefrina 1% ap	Tonturas, dor de cabeça, tremor
Fenobarbital	Gardenal 50 mg cp, 200 mg ap	Sonolência, letargia
Fenoprofeno	Trandor 200 mg cap	Dor de cabeça (8,7%), sonolência (8,5%), tontura (6,5%)
Fenoterol	Berotec 0,1 e 0,2 mg sol	Tremores, tonturas, dor de cabeça
Fentanila	Durogesic 25/ 75 μg td Fentanil 50 μg/ mL ap	Síncope (acima de 1%), sonolência (10%), dor de cabeça (3 a 10%), tontura
Fentolamina	Regitine 10 mg	Hipotensão ortostática; tontura (3%), vertigem (3%), dor de cabeça (6%)
Fosfato de sódio		Distúrbio hidroeletrolítico
Filgrastin	Granulokine 300 mg inj fap 1 mL	Dor de cabeça (7%), síncope
Fluconazol	Zoltec 200 mg inj	Tontura

Princípio ativo	Nome comercial mais conhecido	Reação adversa/incidência
Flumazenil	Lanexat 0,5 mg inj ap 5 mL	Tontura, dor de cabeça
Flunarizina	Flunarin 10 mg cp	Tontura, dor de cabeça, insônia
Flunitrazepam	Rohypnol 1 mg cp	Tontura, dor de cabeça
Fluoresceína	Fluoresceína fr 3 mL	Tontura, dor de cabeça, síncope
Fluoxetina	Prozac 20 mg cap	Tontura, dor de cabeça, hipotensão postural, insônia
Flurazepan	Dalmadorm 30 mg cp	Queda, ataxia, tontura, sedação, dor de cabeça
Formoterol + budesonida	Foraseq 200-400/12 μg	Tremores, vertigem, dor de cabeça, insônia, hipotensão (raras)
Fosinopril	Monopril 10 mg cp	Hipotensão ortostática (1,9%), Tontura (1% a 10%)
Foscarnet	Foscavir 24 mg/mL sol parenteral fr 250 mL	Dor de cabeça (26%), tontura (acima de 5%)
Furosemida	Lasix 40 mg cp	Tontura, dor de cabeça
Gadodiamida	Omniscan fap 10/15mL	Tontura (abaixo de 3%), dor de cabeça (abaixo de 3%)
Galantamina	Reminyl 4/ 8/ 12 mg cp	Tontura (37%), insônia (75%), dor de cabeça, sonolência, síncope
Ganciclovir	Cymevene 500 mg inj, 250 mg cp	Dor de cabeça (4%), tontura (5%), insônia (5%), confusão (5%), sonolência (5%)
Gabapentina	Neurontin 300 mg cp	Tontura (7-17,1%), dor de cabeça
Gatifloxacino	Tequin 400 mg inj	Tontura (3%), dor de cabeça (3%), insônia (abaixo de 3%)
Glicazida	Diamicron 80 mg cp	Tontura
Glicerol	Glicerina supositório	
Glimepirida	Amaryl 2 mg cp	Tontura (abaixo de 10%), dor de cabeça (abaixo de 10%)
Granisetrona	Kytril 1 mg/mL	Sonolência, sedação (10%), tontura (5%)

GUIA PRÁTICO DO FARMACÊUTICO HOSPITALAR

Princípio ativo	Nome comercial mais conhecido	Reação adversa/incidência
Haloperidol	Haldol 50 mg ap/1 e 5 mg cp/2 mg gts	Agitação, sonolência, dor de cabeça, vertigem, insônia
Hialuronidase	Hyalozima 2.000 UTR inj fap	Tontura, dor de cabeça
Hidralazina	Apresolina 25 mg dg	Desorientação, vertigens, dor de cabeça, hipotensão
Hidroclorotiazida	Clorana 50 mg cp	Hipotensão, tontura, dor de cabeça
Hidroxiureia	Hydrea 500 mg cap	Tontura, dor de cabeça
Hidroxizina	Hidroxizine 10/25 mg cap	Tontura, dor de cabeça
Hidróxido de magnésio	Leite de magnésio suspensão	Sem incidência
Hidrato de cloral	Cloral hidratado 100 mg/mL sol	Sonolência, tonturas, dor de cabeça, confusão
Hioscina	Buscopan ap	Vertigem e queda de pressão
Ibuprofeno	Spidufen 600	Tontura, dor de cabeça
Icatibanto	Firazyr 30 mg/3mL inj	Tontura (3%)
Imipenem/cilastatina	Tienam Monovial 500 mg inj fap	Tontura (0,3%), sonolência (0,2%)
Imipramina	Tofranil 25 mg dg	Hipotensão postural, insônia
Indinavir	Crixivan 400 mg cap	Tontura (acima de 2%), dor de cabeça (acima de 2%)
Indapamida	Natrilix 1,5 mg cp	Tontura, hipotensão postural, dor de cabeça
Indometacina	Indocid PDA 1 mg inj	Tontura (3-9%), sonolência (acima de 1%), vertigem (acima de 1%), dor de cabeça (11,7%)
Interferon-beta 1A	Avonex fap 33 µg	Dor de cabeça (58%), sonolência (5%), síncope
Isoniazida	Hidrazida 100 mg cap/ Isoniazida 100 mg cap	Tontura
Isossorbida dinitrato	Isordil 2,5/5 mg cp	Hipotensão, tontura, dor de cabeça

GUIA PRÁTICO DO FARMACÊUTICO HOSPITALAR

Princípio ativo	Nome comercial mais conhecido	Reação adversa/incidência
Isossorbida mononitrato	Monocordil 10 mg inj ap 1 mL	Dor de cabeça (38 a 58%), hipotensão, tontura
Isoprenalina	Isoprenalina 0,2 mg/mL – ap 1 mL	Tontura, dor de cabeça, confusão, síncope
Isoxsuprina	Inibina 10 mg – cp/ap	Hipotensão, tonturas
Itraconazol	Sporanox 100 mg cap	Tontura (abaixo de 4%), sonolência (abaixo de 4%), dor de cabeça (abaixo de 4%)
Lactulona	Farlac	Distúrbio hidroeletrolítico
Lamivudina	Epivir 150 mg cp	Tontura (10%), dor de cabeça (35%), insônia (11%)
Lamotrigina	Lamictal 50 mg cp	Tontura, vertigem, confusão, sonolência, dor de cabeça, insônia
Lauromacrogol 400	Etoxisclerol 5 mg/10 mg/20 mg/sol inj	Síncope
Leflunomida	Arava 20 e 100 mg cp	Dor de cabeça, tontura, vertigem
Levamisol	Ascaridil adulto/infantil	Tontura, vertigem, confusão, dor de cabeça
Levodopa/benserazida	Prolopa cp	Hipotensão postural
Levodopa + carbidopa + entacapona	Stalevo cp	Tontura, vertigem, sonolência, discinesia (+1,7%)
Levomepromazina	Neozine 4% gts	Tontura, sonolência, dor de cabeça, hipotensão ortostática
Levofloxacina	Levaquin/Tavanic 500 mg cp/ inj	Tontura (0,3%), dor de cabeça (5,4%), insônia (0,3%), tremores
Levosimendan	Simdax 12,5 mg ap 5 mL	Dor de cabeça, vertigem, hipotensão
Lisinopril	Lisinopril 5, 10 e 20 mg cp	Tontura, dor de cabeça, fadiga
Lítio	Carbolitium 300 mg	Tremor, hipotensão, visão turva, fadiga, letargia, retardo psicomotor

GUIA PRÁTICO DO FARMACÊUTICO HOSPITALAR

Princípio ativo	Nome comercial mais conhecido	Reação adversa/incidência
Loratadina	Claritin 5 mg/mL xp; 10 mg cp	Dor de cabeça (12%), sonolência (8%), tontura, sedação
Lorazepam	Lorax 2 mg cp	Sedação (15,9%), tontura (6,9%), vertigem, confusão
Losartan	Cozaar 50 mg cp	Insônia (1,4%), tontura (3,5%), síncope
Lovastatina	Mevacor 10, 20, 40 mg cp	Tontura, vertigem, confusão, dor de cabeça
Manitol	Manitol 20% sol inj Fr 250 mL	Tontura, dor de cabeça
Maprotilina	Ludiomil 25 mg cp	Tonturas (8%), sonolência (16%), visão turva (4-12%)
Mebendazol	Pantelmin 100 mg cp; 100 mg/5 mL ss	Tontura, dor de cabeça
Meclozina	Meclin	Incidência de visão turva, sedação, sonolência, tontura
Memantina	Ebix 10 mg	Agitação (9%), insônia (5,4%), tontura (1,7%), dor de cabeça (1,7%), quedas (4,7%)
Metadona	Metadon 10 mg cp	Sedação, sonolência, tontura
Metaraminol	Aramin 10 mg ap	Hipotensão
Metildopa	Aldomet 250 mg	Sedação, tontura (15%)
Metformina	Glucoformin 500/850 mg cp	Tontura, dor de cabeça, agitação
Metoclopramida	Eucil 5 mg sup	Tontura (0,8%)
Metoprolol	Seloken 5 mg inj ap 5 mL	Tontura (10%), dor de cabeça, insônia
Metoprolol	Selozok 50/100 mg cp	Tonturas, vertigem, hipotensão
Metronidazol	Flagyl 500 mg inj; 400/250 mg cp	Tontura (2%), dor de cabeça (5%)
Mexiletina	Mexitil 200 mg cap	Tontura (19%), síncope
Mianserina	Tolvon	Sonolência

GUIA PRÁTICO DO FARMACÊUTICO HOSPITALAR

Princípio ativo	Nome comercial mais conhecido	Reação adversa/incidência
Micofenolaco	Cellcept 500 mg cp	Dor de cabeça, tontura, tremor, agitação, confusão (depende do quadro clínico)
Midazolan	Dormonid 15 mg cp e inj	Sedação
Milrinone	Primacor 1 mg/mL, ap 10 mL	Hipotensão (3%), dor de cabeça (2,9%)
Mirtazapina	Remeron 30 e 45 mg cp	Sonolência, sedação, tremores, hipotensão ortostática
Misoprostol	Cytotec 200 µg cp	Síncope, tontura
Mitomicina	Mitocin 5 mg inj	Síncope, dor de cabeça
Mitotano	Lisodren 500 mg fr	Hipotensão postural, vertigem, sonolência
Morfina	Dimorf 10 mg inj ap 1 mL	Dor de cabeça (acima de 10%), síncope, tontura, sedação
Moxifloxacino	Moxifloxacino 400 mg cp	Tontura (3%), dor de cabeça (2%), síncope
Moxonidina	Cynt 0,2, 0,4 mg dg	Dor de cabeça (1-7%), tontura (1-5%), insônia (1-2%), síncope
Nadolol	Corgard 40 mg cp	Tontura (2%), sedação (0,6%), dor de cabeça
Nalbufina	Nubain 10 mg/mL ap	Sedação, vertigem, tontura, hipotensão
Naproxeno	Naprosyn 500 mg cp	Tontura, dor de cabeça, vertigem
Nicergolina	Sermion 30 mg cp	Hipotensão, tontura, sonolência
Nifedipino	Adalat 10 mg cp sublingual	Tontura (23-27%), dor de cabeça (23-27%), hipotensão postural, síncope
Nimodipino	Nimotop 30 mg	Hipotensão (8%), zumbido
Nitroprussiato	Nitroprus 50 mg, ap 2 mL	Tontura, dor de cabeça, agitação, hipotensão, confusão
Nitrendipina	Caltren cp	Tontura, hipotensão postural
Nitroglicerina	Tridil 5 mg/mL	Tonturas (2%), vertigens

Princípio ativo	Nome comercial mais conhecido	Reação adversa/incidência
Norfloxacina	Floxacin 400 mg cp	Tontura (1,8%), dor de cabeça (2,7%)
Nortripitilina	Pamelor 10, 20, 50 e 75 mg cp	Hipotensão, inquietação, confusão, tremores, sonolência, tonturas, dor de cabeça
Norepinefrina	Norepine ap 4 mL	Dor de cabeça, confusão, tremor
Octreotida	Sandostatin 0,1 mg ap 1 mL	Tontura, dor de cabeça, insônia
Olanzapina	Olanzapina 5 mg cp	Tontura (7-12%), sonolência (16-22%), hipotensão postural (2-3%)
Óleo mineral	Nujol	Sem incidência
Óleo mineral/ picossulfato	Guttalax	Sem incidência
Oleato de monoetanolamina	Ethamolin	Equimose
Olmezartana	Benicar 20 e 40 mg cp	Dor de cabeça (+1%), vertigem (+1%)
Omeprazol	Losec 20 mg cp e inj	Tontura, dor de cabeça, sonolência
Ondansetrona	Ansentron	Tontura (7%), sonolência/sedação (8%)
Orfenadrina	-	Síncope, tonturas, visão turva
Oxamniquina	Mansil 250 mg cap	Tontura (41,1%), dor de cabeça (16,1%)
Oxacarbamazepina	Trileptal 300 e 600 mg cp	Tontura, sonolência, dor de cabeça
Oxibutinina	Retemic 5 mg cp	Visão turva, tontura, sonolência
Oxicodona	Oxycontin 10, 20 e 40 mg cp	Hipotensão, sonolência (+5%), tontura (+5%), dor de cabeça (+5%)
Oximetazolina	Afrin nasal gt	Síncope, tontura, insônia, dor de cabeça, sedação
Pantoprazol	Pantozol 40 mg cp e inj	Tontura (0,7%), dor de cabeça (1,3%), sonolência (abaixo de 1%)

Princípio ativo	Nome comercial mais conhecido	Reação adversa/incidência
Paroxetina	Aropax 20 mg cp	Tontura (11-14%), dor de cabeça (18%), síncope
Palonosetrona	Onicit 0,25 mg/5mL	Tontura (1%)
Papaverina	Papaverina 0,1 g ap 2 mL	Dor de cabeça, sedação, mal-estar, vertigem
Paracetamol/ Tramadol	Ultracet 325 mg cp	Sonolência (6%), tonturas (3%), dor de cabeça
Penfluridol	Semap 20 mg cp	Tontura, hipotensão postural, insônia
Pentamidina	Pentacarinat 300 mg fap	Síncope, tontura, hipotensão postural
Pergolida	Celance 0,05/ 0,25/ 1 mg cp	Tontura (31-47%), dor de cabeça (1-5%), síncope
Perindopril	Coversyl 4 mg	Hipotensão postural, dor de cabeça, tontura
Periciazina	Neuleptil 4 e 1% gotas	Sonolência e hipotensão ortostática
Petidina	Dolantina 50 mg/mL	Sedação, tontura, hipotensão
Pilocarpina	Pilocarpina 2% col	Tontura
Pindolol	Visken 5 mg cp	Tontura (9%), insônia (10%), síncope (2%), dor de cabeça, confusão
Piracetan	Nootropil 800 mg cp/200 mg ap	Tremor e agitação (−2%), cefaleia e tontura (−2%)
Piracetam + Cinarizina	Exit 400/25 mg cp	Tremor, sonolência
Piroxicam	Anartrit 10/20 mg cap	Tontura (1,3%), vertigem (1,3%), sonolência (1,3%)
Plantago	Agiolax sachê	Distúrbio hidroeletrolítico
Policabofila	Benestare cp	Fraqueza, fadiga
Polietilenoglicol	Munvilax	Sensação de ardor nos olhos
Pramipexol	Sifrol 0,25 e 1 mg cp	Sonolência (sono súbito), alucinação, hipotensão

GUIA PRÁTICO DO FARMACÊUTICO HOSPITALAR

Princípio ativo	Nome comercial mais conhecido	Reação adversa/incidência
Prazosina	Minipress Sr 1,2/4 mg cap	Tontura (10%), dor de cabeça (8%)
Prednisolona	Predsim sol oral 3 mg/mL	Tontura, hipotensão postural
Prednisona	Meticorten 5/20 mg cap	Tontura, hipotensão postural
Pregabalina	Lyrica 75 mg cap	Tonturas (9-42%), sonolência (10-35%)
Prometazina	Fenergan 25 mg cp/25 mg ap	Sedação, sonolência, tontura, hipotensão ortostática
Primidona	Primidon 50 e 100 mg cp	Tonturas, sonolência, fadiga
Procainamida	Procamide 100 mg/mL inj ap 5 mL	Tontura
Propafenona	Ritmonorm 300 mg cp	Tontura (12,5%), dor de cabeça (4,5%)
Propatilnitrato	Sustrate 10 mg cp	Tontura, dor de cabeça, hipotensão e síncope (altas doses)
Propranolol	Inderal 10 mg cp	Síncope, hipotensão postural
Protamina	Protamina cloridrato inj ap 5 mL	Síncope
Protirelina	TRH 200 μg/mL inj sp 1 mL	Síncope
Quetiapina	Seroquel 25/ 100/ 200 mg cp	Tontura (6%), sonolência (7%), hipotensão postural (5%)
Quinapril	Accupril 10/ 20 mg cp	Tontura (4,7%), dor de cabeça (6,9%)
Quinidina	Quinicardine 200 mg cp	Síncope (1-8%)
Quinina	Quinino bicloridrato 100 mg/mL inj ap 5 mL	Síncope, vertigem, dor de cabeça
Ramipril	Ramipril 5 mg cp	Tontura (2,2%), dor de cabeça (5,4%)

GUIA PRÁTICO DO FARMACÊUTICO HOSPITALAR

Princípio ativo	Nome comercial mais conhecido	Reação adversa/incidência
Ranitidina	Antak 150 mg cp; 50 mg inj	Dor de cabeça (1,8%), tontura, sonolência, vertigem
Remifentanil	Ultiva 1 mg inj fap	Tontura
Reserpina	Higroton Reserpina 12,5/ 25 mg	Vertigem, hipotensão postural, dor de cabeça
Ribavirina	Virazole 100 mg cap	Tontura
Risperidona	Risperdal 1 mg cp	Tontura (3-6%), dor de cabeça (2%), insônia (4-7%), sonolência (2-7%), síncope
Ritonavir	Norvir 100 mg cap	Síncope (abaixo de 2%), tontura (abaixo de 2%), dor de cabeça (abaixo de 2%), hipotensão postural
Rivastigmina	Exelon cap	Sonolência, dor de cabeça, tontura
Rofecoxibe	Vioxx 25 mg cp	Tontura (3%)
Rupivacaína	Naropin 2/ 7,5 e 10 mg ap	Hipotensão (+1%), dor de cabeça (+1%), tontura (+1%), tremor (+1%)
Saquinavir	Invirase 200 mg cap	Síncope (abaixo de 2%), tontura (abaixo de 2%), dor de cabeça (abaixo de 2%)
Salmeterol	Serevent 25 μg dose spray	Tontura, dor de cabeça
Salmeterol + fluticasona	Seretide fr	Dor de cabeça (acima de 12%), tontura
Senna	46 Almeida Prado	Distúrbios eletrolíticos e desequilíbrio
Seleginina	Selegilina 5 mg cp	Síncope, tontura, hipotensão postural
Sildenafil	Revatio 20 mg cp	Dor de cabeça (46%), tontura (4%), perturbações visuais
Sertralina	Zoloft 50 mg cp	Síncope, tontura, dor de cabeça
Sinvastatina	Sinvastatina 10 mg cp	Dor de cabeça (6,4%), tontura

Princípio ativo	Nome comercial mais conhecido	Reação adversa/incidência
Sorbitol + manitol	Purisole FR 2.000 mL	Hipotensão, vertigem
Sorbitol + laurilsulfato de sódio	Minilax sp	Hipotensão, vertigem
Sotalol	Sotacor 120 mg cp	Tontura (20%), dor de cabeça (8%), síncope
Sulfametoxazol	Bactrim cp, ss	Tontura, vertigem, dor de cabeça
Sulfassalazina	Azulfin 500 mg cp	Dor de cabeça (33%), tontura, vertigem
Sufentanila	Sufenta 5 μg/mL- 2 mL	Hipotensão (3-9%), sonolência (3-9%)
Sulfato de magnésio	Sulfato de magnésio	Hipotensão, rubor, depressão dos reflexos
Sulpirida	Dogmatil 50 e 200 mg cp	Sedação (25%), dor de cabeça, sonolência
Sumatriptana	Imigran 100 mg cp; 6 mg inj	Tontura
Tacrina	Tacrinal 10/ 20/ 30/ 40 mg cap	Tontura (12%), sonolência, confusão
Tansulosina	Tansulosina	Sonolência (3%), vertigem (< 1%), tontura (> 14%)
Temozolomida	Temodol 20/ 250/ 100 mg cp	Dor de cabeça (65%), tontura, sonolência
Tenoxicam	Tilatil 20 mg cp	Tontura (2-6%), dor de cabeça (2-6%), vertigem (2-6%)
Terazocina	Hytrin 2 mg/5 mg cp	Sonolência (5%), vertigem (1%)
Terbinafina	Lamisil cp	Tontura (abaixo de 5%), dor de cabeça (abaixo de 5%), vertigem (abaixo de 5%)
Temilsartana	Micardis 40 mg cp	Tontura (> 1%), fadiga (> 1%), cefaleia (> 1%)
Tiabendazol	Thiaben 500 mg cp	Tontura, dor de cabeça
Tiaprida	Tiaprida 100 mg cp/ 100 mg ap 2 mL	Hipotensão postural

GUIA PRÁTICO DO FARMACÊUTICO HOSPITALAR

Princípio ativo	Nome comercial mais conhecido	Reação adversa/incidência
Ticlopidina	Ticlid 250 mg cp	Tontura (1,1%)
Tiocolchicosídeo	Coltrax 4 mg ap/ 20 mg cp	Agitação, sonolência
Tioridazina	Melleril 10, 25, 50 e 100 mg cp	Sedação, sonolência, tontura
Tirofiban	Agrastat 12,5 mg inj fr 50 mL	Tontura (3%)
Tizanidina	Sirdalud 2 mg cp	Sedação (48%), insônia (6 a 16%), tontura, dor de cabeça, síncope
Topiramato	Topamax 25, 50 e 100 mg cp	Confusão, tontura, fadiga, sonolência
Tolterodina	Detrusitol 2 mg cp	Tontura (5%), dor de cabeça (7%), vertigem
Toxina botulínica A	Botox	Dor de cabeça, dor lombar (2-10%), olho secos (6%)
Tramadol	Tramal 100 mg sup, cp, gt; 50 mg/mL inj	Tontura (abaixo de 25%), dor de cabeça (abaixo de 25%), síncope, hipotensão postural
Trazodona	Donaren 50 mg cp	Dor de cabeça (acima de 1%), síncope, tontura, hipotensão postural
Tretinoína	Vesanoid 10 mg cp	Insônia (14%), tontura (20%), dor de cabeça (85%)
Trifluoperazina	Stelazina 2 e 5 mg cp	Sonolência, vertigem, tremores
Trimetazidina	Vastarel 35 mg MR	Incidência de tonturas
Trometamina	Toradol 30 mg inj fap	Sonolência, vertigem, tonturas, hipotensão, dor de cabeça
Valaciclovir	Valtrex 500/1.000 mg cp	Tontura (3%), dor de cabeça (14 a 38%)
Valproato de sódio/ Ác. valproico	Depakote 250 e 500 mg cp/Depakene 250 e 500 mg cp	Sedação, tremores, tontura, confusão (terapia combinada)
Valsartana	Diovan HCT 80/160 mg cap	Dor de cabeça (9,8%), tontura (3,6%), hipotensão postural

Princípio ativo	Nome comercial mais conhecido	Reação adversa/incidência
Venlafaxina	Efexor 37,5 mg cp/ 75 mg cap	Insônia (14%), tontura, dor de cabeça
Verapamil	Dilacoron 80 mg cp	Síncope, tontura
Vigabatrina	Sabril 500 mg cp	Confusão (4%), visão turva (5-7%), sonolência (6-45%)
Vimblastina	Velban 10 mg inj	Dor de cabeça, hipotensão postural, tontura
Zidovudina	Retrovir 100/250 mg cap	Insônia, tontura, dor de cabeça, sonolência
Zolpiden	Lioram 10 mg cp	Queda, confusão
Zopidona	Imovane 7,5 mg cp	Tontura, dor de cabeça
Zuclopentixol	Clopixol 10/25 mg cp	Sedação, tontura

Legenda: ap: ampola; cap: cápsula; col: colírio; cp: comprimido; dg: drágea; fap: frasco-ampola; fr: frasco; g: grama; gt: gotas; inj: injetável; IV: intravenoso; µg: micrograma; mg: miligrama; mL: mililitro; sol: solução; sup: supositório

Bibliografia consultada

- Micromedex® 2.0, (electronic version). Truven Health Analytics, Greenwood Village, Colorado, USA. Disponível em: <http://www.micromedexsolutions.com/>. (cited: 20/09/2017)
- bulas dos medicamentos.
- World Health Organization. WHO Global Report on Falls Prevention in Older Age [Internet]. Genebra (CH): World Health Organization; 2017. Disponível em: <http://www.who.int/mediacentre/factsheets/fs344/en/>.
- Institute for Safe Medication Practices Canada. Medication Incidents that Increase the Risk of Falls: A Multi-Incident Analysis. ISMP. Canada Safety Bulletin [Internet]. 2015 Dec 30;15(12):1-5. Disponível em: <https://www.ismp-canada.org/download/safetyBulletins/2015/ISMPCSB2015-12Falls.pdf>. Acessado em: jul. 2017
- Instituto para práticas seguras no uso do medicamento. Medicamentos associados ao risco de queda. ISSN: 2317-2312.V6. n°1. fev 2017. <http://www.ismp-brasil.org/site/boletins/>.Acessado em: jul. 2017.

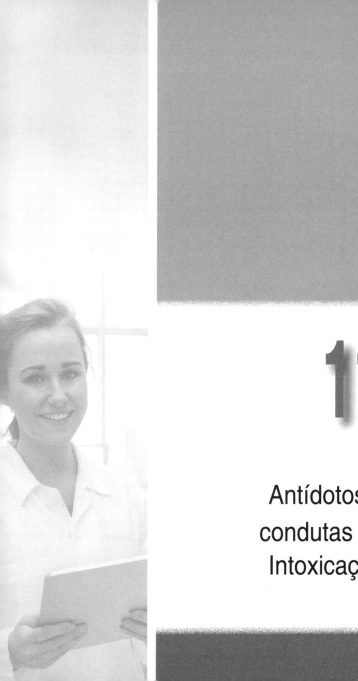

11

Antídotos e condutas na Intoxicação

Antídotos

Agente Tóxico	Antídoto	Dose	Orientações para Administração
Intoxicação atropínica	Fisostigmina	**Adultos: IM e IV:** Dose inicial: 0.5-2 mg, podendo repetir a cada 10-30 minutos até obter resposta satisfatória. **Crianças: IM e IV:** Dose inicial: 0,02 mg/kg, podendo repetir a cada 5-10 minutos até obter resposta satisfatória (dose máxima total: 2 mg)	**Adultos:** Quando administrado via IV, não ultrapassar 1 mg/min. **Crianças:** Quando administrado via IV, não ultrapassar 0,5 mg/min. A administração rápida pode resultar em bradicardia, dificuldade de respirar e convulsões
Adsorção de tóxicos no estômago e trato gastrointestinal	**Carvão ativado**	**Adultos:** Dose inicial: 25-100 g/Dose manutenção: 20-50 g a cada 2-6 h **Crianças:** **< 1 ano:** 10-25 g ou 0,5-1 g/kg. Metade da dose inicial pode ser repetida a cada 2-6 h S/N: **1-12 anos:** 25-50 g ou 1-2 g/kg. Metade da dose inicial pode ser repetida a cada 2-6 h S/N: **> 12 anos:** dose adultos	Diluir 20-30 g em 240 mL de água. Tempo ideal para administração: primeiros 60 min após a ingestão do tóxico. NÃO repetir na ausência de sons no intestino. Produtos **não** adsorvidos pelo carvão ativado: álcoois, hidrocarbonetos, derivados do petróleo, ácidos e álcalis, potássio, ferro e outros metais, lítio, diclorodifeniletano (DDT)
Benzodiazepínicos	Flumazenil	**Adultos:** Dose usual: 0,2 mg, IV, repetindo a cada 30 a 60 segundos até o paciente acordar. Dose máxima: 3 mg, IV. **Crianças:** Dose usual: 0,01 mg/kg, IV, inicialmente 0,01 mg/kg a cada minuto, até o paciente acordar. Dose máxima: 1 mg, IV ou 0,05 mg/kg (total) ou 0,2 mg/dose	Compatível com SF ou SG 5%. IV direto: 15-30 segundos, não exceder 0,2 mg/min. Estabilidade após diluído: 24 h

Agente Tóxico	Antídoto	Dose	Orientações para Administração
Betabloqueadores	Glucagon	**Adultos:** 3-15 mg EV <u>ou</u> 0,05-0,15 mg/kg em *bolus*, seguido de uma infusão de 3-15 mg/h <u>ou</u> 0,05-0,1 mg/kg/h. **Crianças:** 30-150 µg/kg em *bolus*, seguido de uma infusão de 70 µg/kg/h (máximo: 5 mh/h)	*Bolus* em 3 a 5 minutos
Cianeto	Nitrito de sódio	**Adultos: IV:** administrar primeiramente o nitrito de sódio 300 mg (10 mL de uma solução a 3%, seguido imediatamente pelo tiossulfato de sódio 12,5 g (50 mL da solução 25%). Metade da dose original pode se repetir se os sintomas de intoxicação retornarem. **Crianças: IV:** administrar primeiramente o nitrito de sódio 6 mg/kg (0,2 mL/kg de uma solução a 3%), seguido imediatamente pelo tiossulfato de sódio. Metade da dose original pode ser repetir se os sintomas de intoxicação retornarem. **Dose máxima:** 300 mg (10 mL de uma solução 10%). **Menores de 25 kg:** dose incial de acordo com a concentração de hemoglobina: 5,8-11,6 mg/kg	Lento: 2,5-5 mL/min (diminuir taxa de infusão se ocorrer hipotensão, vômitos e náusea). Recomendação para adultos e crianças: monitorar o paciente por 24-48 h. Se sintomas retornarem, repetir a metade da dose original do nitrito de sódio e tiossulfato de sódio

GUIA PRÁTICO DO FARMACÊUTICO HOSPITALAR

Agente Tóxico	Antídoto	Dose	Orientações para Administração
Cianeto	Tiossulfato de sódio	**Nota:** Usualmente é administrado em conjunto com nitrito de sódio, em adultos e crianças. **Adultos:** Administrar nitrito de sódio primeiro (300 mg), seguido imediatamente pela administração do tiossulfato de sódio IV 12,5 g (50 mL da solução a 25%); pode-se repetir metade da dose original de ambos em 30 a 60 minutos, se necessário. **Crianças:** Dose inicial de acordo com a concentração de hemoglobina: 0,95-1,95 mL/kg. Dose usual: administrar primeiramente o nitrito de sódio 6 mg/kg (0,2 mL/kg de uma solução a 3%) seguido imediatamente por 250 mg/kg IV de tiossulfato de sódio (1 mL/kg da solução a 25%). Dose máxima: 12,5 g (50 mL da solução a 25%); pode-se repetir metade da dose original se os sintomas de intoxicação retornarem	Administração lenta em 10 minutos. Crianças: 0,625-1,25 g/min ou 2,5-5 mL/min (máximo 50 mL). Recomendação para adultos e crianças: monitorar o paciente por 24-48 h, se sintomas retornarem, repetir a metade da dose original do nitrito de sódio e tiossulfato de sódio
Chumbo	EDTA	**Nível sérico < 70 µg/dL e paciente assintomático:** IV, IM 1.000 mg/m²/dia. Infusão IV durante 8-12 h ou IM em doses divididas a cada 8-12 h; tratar por 5 dias, parar de 2-4 dias e repetir, se necessário. Não exceder a dose diária recomendada. **Nível sérico 20-70 µg/dL com encefalopatia por chumbo:** 1.000 mg/ m²/dia IM em doses divididas a cada 8-12 h por 5 dias, parar 2 a 4 dias e repetir o curso S/N	Administração IM: dividir a dose total em cada 8-12 h para redução a dor da injeção. Para redução da dor pode-se adicionar lidocaína ou procaína ao edetato dissódico de cálcio. Administração EV: SF ou SG 5%. Infusão EV por 8-12 h ou continua por 24 h

Agente Tóxico	Antídoto	Dose	Orientações para Administração
		Nível sérico ≥ 70 µg/dL ou intoxicação sintomática: IM, IV 1.000 mg/m²/dia ou 25-50 mg/kg/dia por 5 dias. Dose máxima: 3.000 mg. Encefalopatia por chumbo: IM, IV 1.500 mg/m²/dia ou 50-75 mg/kg/dia por 5 dias. Dose máxima: 3.000 mg Doses pediátricas: Nível sérico < 70 µg/dL e assintomático: IM, IV, 1.000 mg/m²/dia por 5 dias ou 50 mg/kg/dia. Dose máxima: 1.000 mg/dia por 5 dias. Nível sérico ≥ 70 µg/dL ou intoxicação sintomática: IM, IV 1.000 mg/m²/dia ou 25-50 mg/kg/dia. Dose máxima: 1.000 mg/dia por 5 dias Encefalopatia por chumbo: IM, IV, 1.500 mg/m²/dia ou 50-75 mg/kg/dia. Dose máxima: 1.000 mg/dia por 5 dias	
Cobre	Penicilamina	Adultos: 1-1,4 g/dia, de 6/6 h Crianças: 10-15 mg/kg/dia 6/6 h	Ingerir com o estômago vazio, pelo menos 1 h antes das refeições ou 2 h após – isso permitirá absorção máxima e reduzirá o risco de inativação por ligação metálica
Carbamatos	Atropina	Adultos: 1-3 mg EV Crianças: 0,02 mg/kg EV. Se a resposta não for satisfatória após 3-5 min da administração inicial, dobrar a dose. Continuar administrando esta dose EV a cada 3-5 min, quantas vezes for necessário para secar as secreções pulmonares. Quando as secreções forem controladas, a infusão deve ser mantida com 10-20% da dose incial, a cada 1 h	Administrar sem diluir. EV direto rápido. Administração lenta pode resultar em bradicardia. Monitorar efeitos colinérgicos ou toxicidade à atropina

Agente Tóxico	Antídoto	Dose	Orientações para Administração
Efeitos extrapiramidais por medicamentos	Biperideno	**Adultos:** IV – 2 mg, que pode ser repetido a cada 30 min até a resolução dos sintomas. Dose máxima: 4 doses em 24 h. **VO** – 2 mg VO 1-3 x/dia. **Crianças** (não aprovado pela FDA): 1-2 mg EV lento	—
Etilenoglicol	Álcool absoluto (100%)	**Dose de ataque:** 0,8 g/kg (8 mL/kg de uma solução a 10%). **Dose de manutenção:** 80-150 mg/kg/h (0,8-1,3 mL/kg/h de uma solução a 10% para pacientes não alcoólatras e 1,5 mL/kg/h para alcoólatras crônicos)	Cada ampola de 10 mL contém 10 g de etanol. **Diluição:** SG 5% em quantidade suficiente para resultar em uma solução a 10%. Administrar em via central. **Dose de ataque:** infundir em 20-60 min
Ferro	Mesilato de deferoxamina	**Adultos: Intoxicação aguda:** IV – 15 mg/kg/h em infusão contínua; **IM** – 1 g inicialmente, seguido por 500 mg a cada 4 h por 2 doses, e doses subsequentes de 500 mg a cada 4 ou 12 h, como necessário. **Dose máxima:** 6 g IM ou 40 mg/kg/h IV a cada 24 h. **Intoxicação crônica: IM** – 0,5 a 1 g, 1 vez ao dia. **IV** – 40-50 mg/kg/dia por 5 a 7 dias. **Dose máxima: IM** – 1 g/dia; **IV** – 60 mg/kg/dia. **Crianças ≥ 3 anos: Intoxicação aguda: IM** – 50 mg/kg/dose a cada 6 h. **IV** – 15 mg/kg/h. **Dose máxima:** 6 g IM ou 35 mg/kg/h IV a cada 24 h. **Intoxicação crônica: IV** – 20-40 mg/kg/dia. **Dose máxima:** 40 mg/kg/dia IV	**Reconstituição:** 5 mL – diluente próprio. **Diluição:** 150 mL SF ou SG 5%. **Infusão:** 15 mg/kg/h. Estabilidade após diluição: 24 h TA

Agente Tóxico	Antídoto	Dose	Orientações para Administração
Ferro	Desferasirox	**Adultos e crianças: VO – Dose inicial:** 20 mg/kg 1 x/dia. **Dose máxima: 40 mg/kg/dia. Dose de manutenção:** ajustes de dose com acréscimo de 5 a 10 mg/kg/dia a cada 3 a 6 meses podem ser necessários e devem ser baseados em respostas clínicas e objetivos. Doses de até 40 mg/kg podem ser consideradas quando houver carência de controle com doses de 30 mg/kg (nível de ferritina persistentemente > 2.500 μg/L); se nível de ferritina atingir valores < 500 μg/L, a interrupção temporária do tratamento deverá ser considerada	Dissolver o comprimido em 100 a 200 mL de água ou suco de laranja/maçã (não macerar) e tomar pelo menos 30 minutos antes da refeição
Heparina	**Protamina cloridrato**	**Dose usual:** 1 mL de protamina neutraliza 1.000 UI de heparina. **Dose máxima:** 50 mg, IV, em infusão por 10 min	Administrar 10 mg/mL (1.000 UI) EV direto de 1 a 3 min. Dose máxima infusão em 10 min. Preparar no momento da administração. Nota: 1.000 UI equivalem a 10 mg
Hipertermia maligna por isoflurano	Dantrolene	2,5 mg/kg EV em *bolus*, com doses subsequentes de 1 mg/kg EV até que os sintomas sejam controlados. Dose máxima: 10 mg/kg	**Reconstituição:** diluente próprio (60 mL). Estabilidade após reconstituição: 6 h. SF 0,9% e SG 5% não são compatíveis. Deve ser administrado rapidamente (preferencialmente em acesso central). Na maioria dos casos, o uso de dantrolene reverte os sintomas em questão de minutos. A utilização de doses maiores é incomum e o médico deve considerar outro diagnóstico se o paciente não apresentar rápida resposta

Agente Tóxico	Antídoto	Dose	Orientações para Administração
Isoniazida	Piridoxina	**Deficiência de vit. B_6 devida à isoniazida:** 100 mg/dia IV por 3 semanas, seguidos pela dose de manutenção VO. **Tratamento de convulsão e/ou coma induzidos por isoniazida (*off-label*): ingestão aguda de quantidade conhecida (adultos e crianças):** a dose total de piridoxina IV é igual à quantidade de isoniazida ingerida (dose máxima: 5 g) em uma taxa de infusão de 0,5-1 g/min até as convulsões cesarem ou a dose máxima inicial ter sido administrada; pode-se repetir a cada 5-10 minutos como necessário para controlar convulsões persistentes e/ou intoxicação do SNC Se as convulsões cessarem antes do fim da administração da dose inicial calculada, infundir a piridoxina restante em 4-6 h. **Ingestão aguda de quantidade desconhecida: Adultos:** iniciar com 5 g IV, 0,5-1 g/min, pode-se repetir a cada 5-10 min como necessário para controlar as convulsões e/ou intoxicação do SNC. **Crianças:** iniciar com 70 mg/kg IV (dose máxima 5 g), 0,5-1 g/min, pode-se repetir a cada 5-10 min como necessário para controlar as convulsões e/ou intoxicação do SNC	Compatível com SF e SG 5%. Velocidade de infusão: 0,5-1 g/min
Metanol	Álcool absoluto (100%)	**Dose de ataque:** 0,8 g/kg (8 mL/kg de uma solução a 10%). **Dose de manutenção:** 80-150 mg/kg/h (0,8-1,3 mL/kg/h de uma solução a 10% para pacientes não alcoólatras e 1,5 mL/kg/h para alcoólatras crônicos)	Cada ampola de 10 mL contém 10 g de etanol. **Diluição:** SG 5% em quantidade suficiente para resultar em uma solução a 10%. Administrar em via central. **Dose de ataque:** infundir em 20-60 min

Agente Tóxico	Antídoto	Dose	Orientações para Administração
Metemoglobinemia induzida pelo uso de drogas	Azul de metileno	**Adultos e crianças: IV:** 1 a 2 mg/kg (0,1 a 0,2 mL/kg de uma solução 1%) IV bem lento (5-10 min). A dose pode ser repetida em 1 h se o nível de metemoglobina ainda permanecer alto após a dose inicial. Doses acima de 7 mg/kg podem ser tóxicas	IV direto em 5-10 minutos. Pode ser utilizado como infusão contínua na concentração de 50 mg/500 mL (100 μg/mL). Evitar infusão rápida. A administração por via venosa rápida e o uso de doses acima das recomendadas podem provocar dor torácica, dispneia, hipertensão, diaforese e aumentar paradoxalmente a fMetHb (fração de metemoglobina). Acima de 15 mg/kg ocorre lesão direta da hemácia e hemólise com corpos de Heinz
Metotrexato	Folinato cálcico	**Superdosagem com metotrexato:** 10 mg/m² a cada 6 h, até que os níveis séricos de metotrexato estejam abaixo 10-8 μmol/L. **Pacientes com câncer recebendo altas doses de metotrexato, basear-se no nível de metotrexato após 48 h da dose inicial: Nível de metotrexato:** $\geq$ 80 μmol/L: 1.000 mg/m² a cada 6 h; $\geq$ 8 a < 80 μmol/L: 100 mg/m² a cada 3 h; $\geq$ 2 a < 8 μmol/L: 10 mg/m² a cada 3 h; $\geq$ 0,1 a < 2 μmol/L: 10 mg/m² a cada 6 h	Compatível com SF ou SG 5%. Administrar EV direto lento ou, em caso de infusão: 15 min a 2 h. Não se deve ultrapassar a taxa de 160 mg/min devido à quantidade de cálcio na solução. Estabilidade após diluído: 24 h quando armazenado entre 2-8°C e protegido da luz. A dose de ácido folínico deve ser igual ou maior que a dose de metotrexato e deve ser administrada dentro de 1 h após a administração do metotrexato. Se houver eliminação diminuída do metotrexato, a terapia com ácido folínico deve ser iniciada dentro de 24 h após a administração do metotrexato

Agente Tóxico	Antídoto	Dose	Orientações para Administração
Opioides	Naloxona	**Superdosagem de opioides** **Adultos: IV, IM, SC: Dose inicial:** 0.4-2 mg; repetir a cada 2-3 min S/N. **Dose máxima:** 10 mg; se não houver resposta outras causas de depressão respiratória devem ser consideradas. **Crianças: < 5 anos ou ≤ 20 kg:** IV, IM – 0,1 mg/kg/dose, repetir a cada 2-3 min S/N. **Dose máxima:** 2 mg. **≥ 5 anos ou > 20 kg:** IV, IM – 2 mg: repetir a cada 2-3 min S/N. **Dose máxima:** 10 mg. **Reversão de depressão respiratória com doses terapêuticas de opioides.** **Adultos: IV, IM, SC: Dose inicial:** 0.04-0,4 mg; pode repetir até a resposta desejada ser alcançada. **Dose máxima:** 2,0 mg. Se não houver resposta, outras causas de depressão respiratória devem ser consideradas. **Crianças: IV:** 0,001-0,015 mg/kg/dose, a dose pode ser repetida se necessário	Compatível com SF e SG 5%. Concentração recomendada: 2 mg em 500 mL – 0,004 mg/mL para infusão contínua. EV direto acima de 30 segundos. Se infusão: taxa de infusão ajustada de acordo com resposta do paciente. Estabilidade após diluição: 24 h TA
Organofosforados	Atropina	**Adultos:** 1-3 mg EV. **Crianças:** 0.02 mg/kg EV. Se a resposta não for satisfatória após 3-5 min da administração inicial, dobrar a dose. Continuar administrando esta dose EV a cada 3-5 min, quantas vezes for necessário para secar as secreções pulmonares. Quando as secreções forem controladas, a infusão deve ser mantida com 10-20% da dose incial, a cada 1 h	Administrar sem diluir. EV direto rápido. Administração lenta pode resultar em bradicardia. Monitorar efeitos colinérgicos ou toxicidade à atropina

Agente Tóxico	Antídoto	Dose	Orientações para Administração
Organofosforados	Pralidoxima	**Adultos: IV:** Dose inicial: 1-2 g (*bolus*). Dose de manutenção: infusão de 8 mg/kg/h. ou repetir o *bolus* (1-2 g) 1 h após a dose inicial. Sendo necessário, o *bolus* pode ser repetido a cada 10-12 h. **IM:** 600 mg. Repetir S/N a cada 15 minutos, com dose máxima de 1.800 mg. **Crianças: IV:** Dose inicial: 20-50 mg/kg em *bolus* (dose máxima 2 g/dose). Dose de manutenção: infusão de 10-20 mg/kg/h ou repetir o *bolus* (20-50 mg/kg) 1 h após a dose inicial. Sendo necessário, o *bolus* pode ser repetido a cada 10-12 h. **IM:** 15 mg/kg/dose, repetir se necessário, até a dose máxima de 45 mg/kg	Administrar em conjunto com a atropina (os efeitos da atropina devem ser estabelecidos antes da administração de pralidoxima). A via EV é a preferencial. **Reconstituição:** 20 mL AD. **Diluição:** Quando administrado por infusão IV, diluir com SF 0,9% até a concentração de 10-20 mg/mL (concentração máxima: 50 mg/mL). Infundir em 15-30 min, não ultrapassar 200 mg/min
Paracetamol	Acetilcisteína	**VO, adulto e crianças:** Dose inicial: 140 mg/kg. **Dose de manutenção:** 70 mg/kg a cada 4 h por 17 doses (72 h de tratamento) iniciando 4 h após a dose inicial. **IV,** Uma dose máxima de 300 mg/kg deve ser administrada durante 21 h, em três administrações: **IV – peso ≥ 40 kg:** dose de ataque – 10 mg/kg em 200 mL/60 min, em seguida 50 mg/kg em 500 mL/4 h e após 100 mg/kg em 1.000 mL/16 h. **IV – peso 20-40 kg:** dose de ataque – 150 mg/kg em 100 mL/60 min, em seguida 50 mg/kg em 250 mL/4 h e após 100 mg/kg em 500 mL/16 h. **IV – peso ≤ 20 kg:** dose de ataque – 150 mg/kg em 3 mL/kg de solução em 60 min, em seguida 50 mg/kg em 7 mL/kg de solução em 4 h e após 100 mg/kg em 14 mL/kg de solução em 16 h	Compatível com SG 5%. Infusão EV > 1 h. Estabilidade após diluição: 24 h TA. Recomendação para administração VO: repetir a dose se êmese ocorrer dentro de 1 h após administração

Agente Tóxico	Antídoto	Dose	Orientações para Administração
Pirimetamina	Folinato cálcico	VO – 5-15 mg/dia (adulto e pediátrico)	—
Rocurônio	Sugamadex	**Adultos: Recomendação:** uso de monitoração da junção neuromuscular para avaliação da profundidade do bloqueio. **Reversão de rotina: bloqueio profundo** (TOF = 0 e contagem pós-tetânica em 1-2 respostas). Dose: 4 mg/kg; **bloqueio moderado** (quando reaparece T2). Dose: 2 mg/kg. **Reversão imediata:** necessidade clínica de reversão imediata após administração de rocurônio. Dose: 16 mg/kg	Compatível com SF e SG 5%. Para pacientes pediátricos pode ser utilizado SF a uma concentração de 25 mg/mL. A injeção em *bolus* deve ser rápida, dentro de 10 segundos. Estabilidade após diluído: 48 h 2-25°C
Hipertermia maligna por sevoflurano	Dantrolene	2,5 mg/kg EV em *bolus*, com doses subsequentes de 1 mg/kg EV até que os sintomas sejam controlados. Dose máxima: 10 mg/kg	Reconstituição: diluente próprio (60 mL). Estabilidade após reconstituição: 6 h. SF 0,9% e SG 5% não são compatíveis. Deve ser administrado rapidamente (preferencialmente em acesso central). Na maioria dos casos, o uso de dantrolene reverte os sintomas em questão de minutos. A utilização de doses maiores é incomum e o médico deve considerar outro diagnóstico se o paciente não apresentar rápida resposta

Agente Tóxico	Antídoto	Dose	Orientações para Administração
Hipertermia maligna por suxametônio	Dantrolene	2,5 mg/kg EV em *bolus*, com doses subsequentes de 1 mg/kg EV até que os sintomas sejam controlados. Dose máxima: 10 mg/kg	Reconstituição: diluente próprio (60 mL). Estabilidade após reconstituição: 6 h. SF 0,9% e SG 5% não são compatíveis. Deve ser administrado rapidamente (preferencialmente em acesso central). Na maioria dos casos, o uso de dantrolene reverte os sintomas em questão de minutos. A utilização de doses maiores é incomum e o médico deve considerar outro diagnóstico se o paciente não apresentar rápida resposta
Trimetoprima	Folinato cálcico	VO – 5-15 mg/dia (adulto e pediátrico)	–
Varfarina	Vitamina K$_1$	**Reversão da ação do anticoagulante:** IV e SC: 2,5-2 mg, se o tempo de protrombina não estiver satisfatório dentro de 6-8 h, repetir dose. **Hemorragias graves:** Dose usual: 10-20 mg, IV, em dose única. Dose de manutenção: 10 mg, IV, em intervalos de 30 dias. **Crianças: Intoxicação por anticoagulante oral:** Dose usual: 0,5 a 10 mg/dose, IV, essa dose pode ser repetida 12-48 h após, se necessário	Compatível com SF ou SG 5%. IV direto: > 30 segundos. Infusão: não exceder 1 mg/min (3 mg/m²/min em crianças)
Vecurônio	Sugamadex	**Adultos: Recomendação:** uso de monitoração da junção neuromuscular para avaliação da profundidade do bloqueio. **Reversão de rotina: bloqueio profundo** (TOF = 0 e contagem pós-tetânica em 1-2 respostas). Dose: 4 mg/kg. **bloqueio moderado** (quando reaparece T2). Dose: 2 mg/kg. **Reversão imediata:** Necessidade clínica de reversão imediata após administração de rocurônio. Dose: 16 mg/kg	Compatível com SF e SG 5%. Para pacientes pediátricos pode ser utilizado SF em uma concentração de 25 mg/mL. A injeção em *bolus* deve ser rápida, dentro de 10 segundos. Estabilidade após diluído: 48 h 2-25°C

Bibliografia consultada

- Micromedex® Solutions [Internet]. Truven Health Analytics. 2017 [cited 2017 Sep].
- Lexi-Comp Interaction Monograph [Internet]. UpToDate c2017 [cited 2017 Sep].

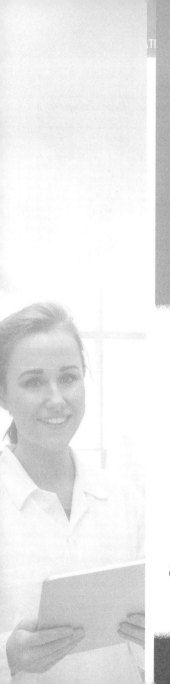

12

Comparativo de potência dos analgésicos opioides

Comparativo de potência dos analgésicos opioides

Agonista opioide		Dose equianalgésica (mg)	Duração da ação (h)
Morfina	IV/IM/SC	10	4 a 6
	Oral	30	4
	Oral CR•*	30	8 a 12
	Oral SR•**	30	12 a 24
	Retal•	10	4 a 24***
Codeína	IM/SC•	120 a 130	4 a 6
	Oral	200	4 a 6
Fentanil	IV	0,1	1 a 2
	Oral (transmucosa)•	0,2 a 0,4	Menos que 1
	Transdérmico•	12.5 $\mu g/h$	48 a 72
Meperidina****	IM/SC•	75 a 100	2 a 4
	Oral•	300	3 a 4
Metadona	IM/SC•	5 a 10	3 a 8
	Oral	2,5 a 15••	2 a 10 •••
Oxicodona	Oral	20	4 a 6
	Oral CR•	□	12
Tramadol	Oral	300	4 a 6
	IV	100	4 a 6

••: Proporção de dosagem pode aumentar à medida que a dose de morfina aumenta.
•••: Aumenta com a administração repetida.
*CR: Liberação controlada.
**SR: Liberação sustentada – Permite uma rápida liberação de uma fração do princípio ativo, seguida de uma liberação gradual da dose restante por um período de tempo prolongado.
***: Supositórios IR têm durações ligeiramente mais longas do que a morfina por via oral; supositórios CR podem ter 12 ou 24 h de duração.
****: Não recomendado em adultos para a dor severa; não é recomendado em crianças.

Bibliografia consultada

- Lexi-Comp Interaction Monograph [Internet]. UpToDate c2017 [cited 2017 Sep]. Disponível em: Acessado em:
- Micromedex® Solutions [Internet]. Truven Health Analytics. 2017 [cited 2017 Sep]. Disponível em: Acessado em:
- Sweetman SC, ed. Martindale: The Complete Drug Reference 36. London: Pharmaceutical Press; 2009.

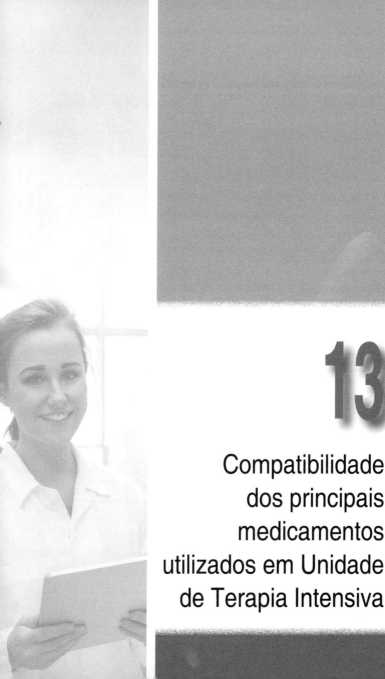

13

Compatibilidade dos principais medicamentos utilizados em Unidade de Terapia Intensiva

Compatibilidade entre medicamentos e eletrólitos

Medicamentos	Potássio	Magnésio	Gluconato Cálcio	Cloreto Cálcio
Amicacina	C	C	C	C
Amplacilina®	V	V	V	V
Atlansil®	V	V	V	C
Bactrim®	I	V	I	I
Cancidas®	C	C	C	C
Cipro®	C	I	C	S/E
Clindamicina	C	C	C	C
Cubicin®	C	C	C	C
Dobuta	C	C	C	C
Dopamina	C	C	C	C
Dormonid®	C	C	C	C
Ecalta®	C	I	C	C
Fentanil®	C	C	C	C
Fortaz®	C	C	C	I
Garamicina®	C	C	C	C
Heparina	C	C	C	C
Insulina R	C	C	C	C
Kefazol®	C	V	C	I
Klaricid®	C	S/E	S/E	S/E
Levaquin®	C	S/E	C	S/E
Maxcef®	S/E	I	C	S/E
Meronem®	C	S/E	V	S/E
Mycamine®	C	C	C	C
Nipride®	C	C	C	C
Nora	C	C	C	C
Oxacilina	C	V	I	I
Polimixina	C	C	C	C

GUIA PRÁTICO DO FARMACÊUTICO HOSPITALAR

Medicamentos	Potássio	Magnésio	Gluconato Cálcio	Cloreto Cálcio
Precedex®	C	C	C	C
Propofol	C	V	C	I
Rocefin / Keftron	C	S/E	I	I
Targocid®	S/E	S/E	S/E	S/E
Tazocin®	C	C	C	C
Tienam®	C	C	V	V
Tygacil®	C	C	C	C
Vancomicina	C	C	C	C
Vfend®	C	C	C	C
Zinacef®	C	I	C	I
Zoltec®	C	C	V	C
Zovirax®	C	C	C	C
Zyvox®	C	C	C	C

Legenda: C = Compatível
I = Incompatível
V = Variável (consultar farmacêutico)
S/E = Sem estudos

Compatibilidade entre medicamentos de uso em infusão

	Nipride®	Atlansil®	Heparina	Dobuta	Nora	Dopamina	Insulina R	Fentanil®	Dormonid®	Precedex®	Propofol®	Thiopentax®	Dimorf®
Nipride®		V	C	V	C	C	C	C	C	C	C	S/E	C
Atlansil®	V		I	V	V	C	V	V	C	C	S/E	I	C
Heparina	C	I		V	C	C	V	C	C	C	C	C	C
Dobuta	V	V	V		C	C	V	C	V	C	V	I	C
Nora	C	V	C	C		C	V	C	C	C	C	I	C
Dopamina	C	C	C	C	C		V	C	C	C	V	I	C
Insulina R	C	V	V	V	V	V		C	V	C	C	S/E	V
Fentanil®	C	V	C	C	C	C	C		C	C	C	C	C
Dormonid®	C	C	C	V	C	C	V	C		C	V	I	C
Precedex®	C	C	C	C	C	C	C	C	C		C	C	C
Propofol®	C	S/E	C	V	C	V	C	C	V	C		V	V
Thiopentax®	S/E	I	C	I	I	I	S/E	C	I	C	V		V
Dimorf	C	C	C	C	C	C	V	C	C	C	V	V	

Legenda: C = Compatível
I = Incompatível
V = Variável (consultar farmacêutico)
S/E = Sem estudos

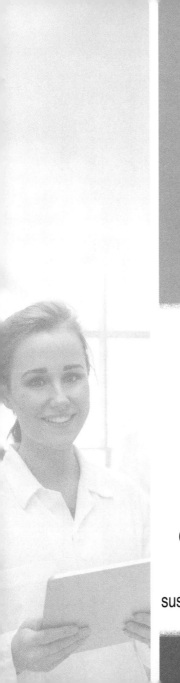

14

Tabela de medicamentos que contêm corantes em sua composição

suspensão, solução e comprimidos

Tabela de medicamentos que contém corantes em sua composição: suspensão, solução e comprimidos

Suspensão						
Princípio ativo	Apresentação comercial	Laboratório	Possui algum corante?		Observações	Classificação terapêutica
			Sim	Não		
Ácido clavulânico + amoxicilina	Clavulin 250 mg Fr 100 mL	GSK		X	Não contém corante	Penicilina
Ácido clavulânico + amoxicilina	Clavulin BD 400 + 57 mg/5 mL	GSK		X	Não contém corante	Penicilina
Amoxicilina	Amoxicilina 250 mg/5 mL Susp 150 mL genérico	Eurofarma	X		Corante vermelho FDC nº 3	Penicilina
Azitromicina	Azitromicina 600 mg (40 mg/mL) genérico	Prati		X	Não contém corante	Macrolídeo
Carbamazepina	Tegretol 20 mg/mL Fr 100 mL	Novartis		X	Não contém corante	Anticonvulsivante
Cefadroxila	Cefadroxila 250 mg/5 mL Fr 100 mL genérico	Eurofarma		X	Não contém corante	Cefalosporina 1ª geração
Cefalexina	Cefalexina 250 mg/5 mL Fr 100 mg genérico	Teuto		X	Não contém corante	Cefalosporina 1ª geração

Suspensão

Princípio ativo	Apresentação comercial	Laboratório	Possui algum corante?		Observações	Classificação terapêutica
			Sim	Não		
Cefalexina	Keflex 250 mg Fr 100 mL	Bagó	X		Amarelo FD&C com laca de alumínio (amarelo crepúsculo), Amarelo FD&C n° 5 com laca de alumínio (tartrazina)	Cefalosporina 1ª geração
Cefuroxima	Zinnat 250 mg Fr 50 mL	Glaxo		X	Não contém corante	Cefalosporina 2ª geração
Claritromicina	Klaricid 250 mg/5 mL fr 60 mL	Abbott		X	Não contém corante	Macrolídeo
Domperidona	Motilium Fr 100 mL	Janssen		X	Não contém corante	Antiemético
Fenoximetilpenicilina potássica	Pen-ve-oral Fr 60 mL	Eurofarma	X		Corante amarelo e corante vermelho	Penicilina
Hidróxido de alumínio + hidróxido de magnésio + dimeticona	Mylanta Plus Fr 240 mL sabor menta	Johnson & Johnson		X	Não contém corante	Redutor da acidez gástrica

Suspensão

Princípio ativo	Apresentação comercial	Laboratório	Possui algum corante?		Observações	Classificação terapêutica
			Sim	Não		
Hidróxido de magnésio	Leite de magnésia Philips Fr 120 mL	GSK		X	Não contém corante	Laxante
Metronidazol	Benzoilmetronidazol 4% suspensão oral Fr 80 mL	Prati	X		Corante vermelho eritrosina	Antiparasitário
Nistatina	Nistatina 100.000/mL sol. oral Fr 50 mL genérico	Cristalia		X	Não contém corante	Antifúngico
Oxcarbamazepina	Trileptal 6% Fr 100 mL	Novartis		X	Não contém corante	Anticonvulsivante
Pamoato de pirvínio	Pyr-Pam Fr 40 mL	Uci-farma		X	Não contém corante	Antiparasitário sistêmico
Sulfametoxazol + trimetoprima	Bactrim® 200 + 40 mg/5 mL Fr 100 mL	Roche		X	Não contém corante	Sulfa sistêmica

Bibliografia consultada

- Amoxicilina: Amoxicilina [bula de remédio]. Responsável técnico Maria Benedita Pereira. São Paulo: Eurofarma Laboratórios S/A; 2017.
- Azitromicina: Azitromicina [bula de remédio]. Responsável técnico Luiz Donaduzzi. Toledo-PR: Prati Donaduzzi & Cia Ltda; 2016.
- Bactrim®: Sulfametoxazol + trimetoprima [bula de remédio]. Responsável técnico Tatiana Tsiomis Díaz. Rio de Janeiro: Produtos Roche Químicos e Farmacêuticos S/A.; 2017.
- Benzoilmetronidazol: Metronidazol [bula de remédio]. Responsável técnico Luiz Donaduzzi. Toledo-PR: Prati Donaduzzi & Cia Ltda; 2014.
- Clavulin® BD: Ácido clavulânico/amoxicilina [bula de remédio]. Responsável técnico Edinilson da Silva Oliveira. Rio de Janeiro: GlaxoSmithKline Brasil Ltda; 2017.
- Clavulin®: Amoxicilina [bula de remédio]. Responsável técnico Edinilson da Silva Oliveira. Rio de Janeiro: GlaxoSmithKline Brasil Ltda; 2017.
- Keflex®: Cefalexina [bula de remédio]. Responsável técnico Andrea de Souza Caliari. Colatina-ES: Laboratórios Bagó do Brasil Ltda; 2016.
- Klaricid®: Claritromicina [bula de remédio]. Responsável técnico Ana Paula Antunes Azevedo. São Paulo: Abbott Laboratórios do Brasil Ltda; 2017.
- Leite de Magnésia®-Phillps: Hidróxido de magnésio [bula de remédio].Responsável técnico Edinilson da Silva Oliveira. Rio de Janeiro: GlaxoSmithKline Brasil Ltda; 2015.
- Motilium®: Domperidona [bula de remédio]. Responsável técnico Marcos R. Pereira. São Paulo: Janssen-Cilag Farmacêutica Ltda; 2017.
- Mylanta Plus®: Hidróxido de alumínio + hidróxido de magnésio + dimeticona [bula de remédio]. Responsável técnico Patricia Meneguello da Silva Carvalho. São Jose dos Campos-SP: Johnson & Johnson Indústrial Ltda; 2017.
- Pen-Ve-Oral®: Fenoximetilpenicilina potássica [bula de remédio]. Responsável técnico Maria Benedita Pereira. São Paulo: Eurofarma Laboratórios S/A; 2015.
- Pyr-Pam®: Pamoato de pirvínio [bula de remédio]. Responsável técnico Claudio Roberto Mataruco. São Bernado do Campo-SP: Uci Farma Indústria Farmacêutica Ltda; 2017.
- Tegretol®: Carbamazepina [bula de remédio]. Responsável técnico Flavia Regina Pegorer. São Paulo: Novartis Biociências S/A.; 2017.
- Trileptal®: Oxcarbamazepina [bula de remédio]. Responsável técnico Flavia Regina Pegorer. São Paulo: Novartis Biociências S/A.; 2017.
- Zinnat®: Cefuroxima [bula de remédio]. Responsável técnico Edinilson da Silva Oliveira. Rio de Janeiro: GlaxoSmithKline Brasil Ltda; 2017.

Soluções

Princípio ativo	Apresentação Comercial	Laboratório	Possui algum corante?		Observações	Classificação terapêutica
			Sim	Não		
Ácido ascórbico	Redoxon 200 mg/mL gotas (frasco 20 mL)	Bayer		X	Não contém corante	Vitamina
Ácido fólico	Ácido fólico gotas (frasco 30 mL)	Formularium		X	Não contém corante	Vitamina
Adifenina + prometazina + dipirona	Lisador gotas (frasco 20 mL)	Farmasa	X		Corante amarelo mistura	Analgésico
Bromoprida	Digesan 4 mg/mL gotas (frasco 20 mL)	Sanofi		X	Não contém corante	Antiemético
Cafeína	Cafeína citrato 20 mg/mL (frasco 20 mL)	Artifice		X	Não contém corante	Broncodilatador
Colecalciferol	Adera D3 132 UI/GT (frasco 10 mL)	Farmasa		X	Não contém corante	Vitamina
Ciclosporina	Sandimmun neoral 100 mg/mL solução (frasco 50 mL)	Novartis		X	Não contém corante	Imunossupressor
Citrato de potássio + citrato de sódio + cloreto de sódio + glicose	Floralyte 45 com sabor (frasco 500 mL)	Merck	X		Corante caramelo	Repositor e solução hidroeletrolítica

Soluções

Princípio ativo	Apresentação Comercial	Laboratório	Possui algum corante? Sim	Possui algum corante? Não	Observações	Classificação terapêutica
Clonazepam	Rivotril 2,5 mg gotas (frasco 20 mL)	Roche		X	Não contém corante	Anticonvulsivante
Cloperastina	Seki (frasco 120 mL)	Zambom		X	Não contém corante	Antitussígeno
Clorpromazina	Amplictil 40 mg/mL gotas (frasco 20 mL)	Aventis		X	Não contém corante	Neuroléptico
Desloratadina	Desalex 0,5 mg/mL Fr (frasco 60 mL)	Mantecorp		X	Não contém corante	Antialérgico
Desloratadina	Desloratadina 0,5 mg/mL Fr (frasco 60 mL)	Biossintética		X	Não contém corante	Antialérgico
Dexametasona	Decadron 0,1 mg/mL elixir (frasco 120 mL)	Aché	X		Corante eritrosina	Anti-inflamatório não hormonal
Diclofenaco potássico	Cataflam 15 mg/mL gotas (frasco 20 mL)	Novartis		X	Não contém corante	Antinflamatório
Digoxina	Digoxina Elixir infantil (frasco 60 mL)	Prati/Aspen Farma	X		Corante amarelo de quinoleína	Cardiotônico
Dimenidrinato + piridoxina	Dramin B6 25 mg/mL gotas (frasco 20 mL)	Takeda	X		Corante vermelho	Antiemético

Soluções

Princípio ativo	Apresentação Comercial	Laboratório	Possui algum corante? Sim	Possui algum corante? Não	Observações	Classificação terapêutica
Dimeticona	Luftal 75 mg/mL gotas (frasco 15 mL)	Bristol	X		Corante FDC vermelho n°40	Antiflsético
Dipirona	Novalgina 500 mg/mL gotas (frasco 10 mL)	Sanofi	X		Corante amarelo de quinoleína	Analgésico/ Antipirético/ Antiinflamatório não Hormonal
Dipirona	Novalgina 50 mg/mL solução oral (frasco 100 mL)	Sanofi	X		Corante amarelo de tartrazina	Analgésico/ Antipirético/ Antiinflamatório não Hormonal
Escitalopram	Lexapro 10 mg/mL gotas (frasco 15 mL)	Lundbeck		X	Não contém corante	Antidepressivo
Escopolamina	Buscopan 10 mg/mL gotas (frasco 20 mL)	Boehringer		X	Não contém corante	Antiespasmódico
Escopolamina + dipirona	Buscopan Composto gotas (frasco 20 mL)	Boehringer		X	Não contém corante	Antiespasmódico
Fenobarbital	Gardenal infantil 40 mg/mL gotas (frasco 20 mL)	Sanofi	X		corante novoccina	Anticonvulsivante

GUIA PRÁTICO DO FARMACÊUTICO HOSPITALAR

Soluções

Princípio ativo	Apresentação Comercial	Laboratório	Possui algum corante?		Observações	Classificação terapêutica
			Sim	Não		
Fenoterol	Berotec 5 mg mL gotas (frasco 20 mL)	Boehringer		X	Não contém corante	Broncodilatador
Fenoterol	Fenoterol 5 mg/mL gotas (frasco 20 mL)	Prati		X	Não contém corante	Broncodilatador
Fosfato de codeína	Codein 3 mg/mL solução (frasco 120 mL)	Cristalia	X		Corante vermelho ponceau	Analgésico Opióide
Furosemida	Furosemida com adap. oral Pack (frasco 30 mL)	Health Tech		X	Não contém corante	Diurético
Haloperidol	Haldol 2 mg/mL gotas (frasco 20 mL)	Janssen		X	Não contém corante	Neuroléptico
Hidróxido ferroso	Noripurum 10 mg/mL xarope; 50 mg/mL gotas	Nycomed		X	Não contém corante	Antianêmico
Hidroxizina	Hixizine 2 mg/mL (frasco 120 mL)	Theraskin		X	Não contém corante	Antialérgico
Ibuprofeno	Alivium 50 mg/mL gotas (frasco 30 mL)	Mantecorp		X	Não contém corante	Analgésico/ Antipirético/ Antiinflamatório não Hormonal

Soluções

Princípio ativo	Apresentação Comercial	Laboratório	Possui algum corante?		Observações	Classificação terapêutica
			Sim	Não		
Lactulose	Duphalac 667 mg/mL (frasco 200 mL)	Abbott		X	Não contém corante	Laxante
Lamivudina	Epivir solução oral (frasco 240 mL)	GSK		X	Não contém corante	Antiretroviral
Levomepromazina	Neozine adulto 4% gotas (frasco 20 mL)	Sanofi		X	Não contém corante	Neuroléptico
Maleato de dexclorfeniramina	Polaramine 0,4 mg/mL solução oral (frasco 120 mL)	Mantecorp		X	Não contém corante	Antihistamínico/ Corticoesteróide
Metoclopramida	Plasil infantil 4 mg/mL gotas (frasco 10 mL)	Sanofi		X	Não contém corante	Antiemético
Metronidazol	Metronidazol 4% (frasco 80 mL)	Prati	X		Corante vermelho eritrosina	Antiparasitário Sistêmco
Midazolam	Dormire 2 mg/mL solução (frasco 120 mL)	Cristalia	X		Corante vermelho ponceau 4R	Ansiolítico/ Hipnótico
Paracetamol	Tylenol 200 mg/mL gotas (frasco 15 mL)	Janssen	X		Corante amarelo crepúsculo FDC 6.	Analgésico/ Antipirético
Paracetamol	Tylenol criança 160 mg/5 mL solução oral (frasco 60 mL)	Janssen	X		Corante FD&C vermelho n° 40.	Analgésico/ Antipirético

Soluções						
Princípio ativo	Apresentação Comercial	Laboratório	Possui algum corante?		Observações	Classificação terapêutica
			Sim	Não		
Picossulfato sódico	Guttalax 7,5 mg/mL gotas (frasco 30 mL)	Boehringer Ingelheim		X	Não contém corante	Laxante
Pidolato de magnésio	Pidolato de magnésio 150 mg/mL (frasco 10 mL)	Formularium		X	Não contém corante	Repositor e Solução Hidroeletrolítica
Prednisolona	Predsim solução oral 3 mg/mL (frasco 100 mL)	Mantecorp		X	Não contém corante	Antiinflamatório hormonal
Periciazina	Neuleptil adulto 4% gotas (frasco 20 mL)	Sanofi		X	Não contém corante	Neuroléptico
Periciazina	Neuleptil Infantil 1% gotas (frasco 20 mL)	Sanofi		X	Não contém corante	Neuroléptico
Ranitidina	Label 15 mg/mL solução oral (frasco 120 mL)	Aché		X	Não contém corante	Redutor da acidez gástrica
Retinol + colecalciferol (Vit. A + D)	Ad-til gotas (frasco 20 mL)	Nycomed		X	Não contém corante	Vitamina
Risperidona	Risperdal 1 mg solução (frasco 30 mL)	Janssen		X	Não contém corante	Neuroléptico

Soluções						
Princípio ativo	Apresentação Comercial	Laboratório	Possui algum corante?		Observações	Classificação terapêutica
			Sim	Não		
Tramadol	Tramal 100 mg/mL gotas (frasco 10 mL)	Pfizer		X	Não contém corante	Analgésico narcótico
Valproato de sódio	Depakene 50 mg/mL (frasco 100 mL)	Abbott	X		Corante vermelho	Anticonvulsivante
Valproato sódico	Valpakine 200 mg/mL gotas (frasco 40 mL)	Sanofi		X	Não contém corante	Anticonvulsivante
Vitamina D	Depura 200 UI/gt (frasco 20 mL)	Sanofi		X	Não contém corante	Vitamina
Vitamina D	Colecalciferol 1.000 UI/gotas (frasco 10 mL)	Health Tech		X	Não contém corante	Vitamina

Bibliografia consultada

- Ácido fólico [bula de remédio]. Responsável técnico Paula Molari Abdo. São Paulo: Pharmácia de Manipulação Formullarium; 2017.
- Addera® D3: Colecalciferol [bula de remédio]. Responsável técnico Fernando Costa Oliveira. Barueri-SP: Cosmed Indústria de Cosméticos e Medicamentos S/A.; 2017.
- Ad-til®: Retinol/Colecalciferol [bula de remédio]. Responsável técnico Carla A. Inpossinato. Jaguariuna –SP: Takeda Pharma Ltda; 2017.
- Alivium®: Ibuprofeno [bula de remédio]. Responsável técnico Fernando Costa Oliveira. Barueri-SP: Cosmed Indústria de Cosméticos e Medicamentos S/A.; 2016.
- Amplictil®: Clorpromazina [bula de remédio]. Responsável técnico Silvia Regina Brollo. São Paulo: Sanofi-Aventis Farmacêutica Ltda; 2017.
- Berotec®: Fenoterol [bula de remédio]. Responsável técnica Dímitra Apostolopoulou. Itapecirica da Serra-SP: Boehringer Ingelheim do Brasil Quím. e Farm. Ltda; 2016.
- Buscopan® Composto: Escopolamina/dipirona [bula de remédio]. Responsável técnica Dímitra Apostolopoulou. Itapecirica da Serra-SP: Boehringer Ingelheim do Brasil Quím. e Farm. Ltda; 2015.
- Buscopan®: Escopolamina [bula de remédio]. Responsável técnica Dímitra Apostolopoulou. Itapecirica da Serra-SP: Boehringer Ingelheim do Brasil Quím. e Farm. Ltda; 2017.
- Cafeína Citrato: [bula de remédio]. Responsável técnico Patricia Kans. São Paulo: Farmacia O Artifice Ltda; 2017.
- Cataflan®: Diclofenaco potássico [bula de remédio]. Responsável técnicoFlavia Regina Pegorer. São Paulo: Novartis Biociências S/A.; 2016.
- Codein®: Fosfato de codeína [bula de remédio]. Responsável técnico José Carlos Módolo. Itapira-SP: Cristália Prod. Quím. Farm. Ltda; 2016.
- Colecalciferol [bula de remédio]. Responsável técnico João Roberto Nakasone Teruya. São Paulo: Health Tech Farmácia de Manipulação; 2011.
- Decadron®: Dexametasona [bula de remédio]. Responsável técnico Gabriela Mallmann. São Paulo: Aché Laboratórios Farmacêuticos S/A.; 2017.
- Depakene®: Valproato de sódio [bula de remédio]. Responsável técnico Ana Paula Antunes Azevedo. São Paulo: Abbott Laboratórios do Brasil Ltda; 2017.
- Depura®: Vitamina D [bula de remédio]. Responsável técnico Silvia Regina Brollo. São Paulo: Sanofi-Aventis Farmacêutica Ltda; 2015.
- Desalex®: Desloratadina [bula de remédio]. Responsável técnico Fernando C. Lemos. Campinas-SP: Merck Sharp & Dohme Farmacêutica Ltda.; 2017.
- Digesan®: Bromoprida [bula de remédio]. Responsável técnico Silvia Regina Brollo. São Paulo: Sanofi-Aventis Farmacêutica Ltda; 2016.
- Digoxina [bula de remédio]. Responsável técnico Luiz Donaduzzi. Toledo-PR: Prati Donaduzzi &Cia Ltda; 2014.

- Dormire®: Midazolam [bula de remédio]. Responsável técnico José Carlos Módolo. Itapira-SP: Cristália Prod. Quím. Farm. Ltda; 2017.
- Dramin®: Dimenidrinato/Piridoxina [bula de remédio]. Responsável técnico-Carla A. Inpossinato. Jaguariuna –SP: Takeda Pharma Ltda; 2016.
- Duphalac®: Lactulose [bula de remédio]. Responsável técnico Ana Paula Antunes Azevedo. São Paulo: Abbott Laboratórios do Brasil Ltda; 2016.
- Epivir®: Lamivudina [bula de remédio]. Responsável técnicoEdinilson da Silva Oliveira. Rio de Janeiro: GlaxoSmithKline Pharmaceuticals S/A.; 2016.
- Fenoterol [bula de remédio]. Responsável técnico Luiz Donaduzzi. Toledo-PR: Prati Donaduzzi &Cia Ltda; 2016.
- Floralyte®: Citrato de potássio/citrato de sódio/cloreto de sódio/glicose [bula de remédio]. Responsável técnico Alexandre Canellas de Souza. Rio de Janeiro: Merck S/A.; 2016.
- Furosemida [bula de remédio]. Responsável técnico João Teruya. São Paulo: Health Tech Farmácia de Manipulação; 2017.
- Gardenal®: Fenobarbital [bula de remédio]. Responsável técnico Silvia Regina Brollo. São Paulo: Sanofi-Aventis Farmacêutica Ltda; 2017.
- Guttalax®:Picossulfato sódico [bula de remédio]. Responsável técnica Dímitra Apostolopoulou. Itapecirica da Serra-SP: Boehringer Ingelheim do Brasil Quím. e Farm. Ltda; 2017.
- Haldol®: Haloperidol [bula de remédio]. Responsável técnico Marcos R. Pereira. São José dos Campos – SP: Janssen-Cilag Farmacêutica Ltda; 2017.
- Hixizine®: Hidroxizina [bula de remédio]. Responsável técnico Rosa Maria Scavarell. São Bernardo do Campo – SP: Theraskin Farmacêutica Ltda; 2016.
- Label®: Ranitidina [bula de remédio]. Responsável técnico Gabriela Mallmann. São Paulo: Aché Laboratórios Farmacêuticos S/A.; 2017.
- Lexapro®: Escitalopram [bula de remédio]. Responsável técnico Michele Medeiros Rocha. Rio de Janeiro: Lundbeck Brasil Ltda; 2016.
- Lisador®: Adifenina/Prometazina/Dipirona [bula de remédio]. Responsável técnico Fernando Costa Oliveira. São Paulo: Cosmed Indústria de Cosméticos e Medicamentos S/A.; 2015.
- Luftal®: Dimeticona [bula de remédio]. Responsável técnico Fabiana Seung Ji de Queiroz. São Paulo: Reckitt Benckiser (Brasil) Ltda; 2017.
- Metronidazol [bula de remédio]. Responsável técnico Luiz Donaduzzi. Toledo-PR: Prati Donaduzzi &Cia Ltda; 2014.
- Neozine®: Levomepromazina [bula de remédio]. Responsável técnico Silvia Regina Brollo. São Paulo: Sanofi-Aventis Farmacêutica Ltda; 2017.
- Neuleptil®: Periciazina [bula de remédio]. Responsável técnico Silvia Regina Brollo. São Paulo: Sanofi-Aventis Farmacêutica Ltda; 2017
- Noripurun®: Hidróxido ferroso [bula de remédio]. Responsável técnico Carla A. Inpossinato. Jaguariuna –SP: Takeda Pharma Ltda; 2017.
- Novalgina®: Dipirona [bula de remédio]. Responsável técnico Silvia Regina Brollo. São Paulo: Sanofi-Aventis Farmacêutica Ltda; 2017.

- Pidolato de magnésio [bula de remédio]. Responsável técnico Paula Molari Abdo. São Paulo: Pharmácia de Manipulação Formularium; 2017.
- Plasil®: Metoclopramida [bula de remédio]. Responsável técnico Silvia Regina Brollo. São Paulo: Sanofi-Aventis Farmacêutica Ltda; 2014.
- Polaramine®: Maleato de dexclorfeniramina [bula de remédio]. Responsável técnico Fernando Costa Oliveira. Barueri-SP: Cosmed Indústria de Cosméticos e Medicamentos S/A.; 2016.
- Predsin®: Prednisolona dexclorfeniramina [bula de remédio]. Responsável técnico Fernando Costa Oliveira. Barueri-SP: Cosmed Indústria de Cosméticos e Medicamentos S/A.; 2017.
- Redoxon®: Ácido ascórbico [bula de remédio]. Responsável técnico Dirce Eiko Mimura. São Paulo: Bayer S/A.; 2016.
- Risperdal®: Risperidona [bula de remédio]. Responsável técnico Marcos R. Pereira. São José dos Campos – SP: Janssen-Cilag Farmacêutica Ltda; 2017.
- Rivotril®: Clonazepam [bula de remédio]. Responsável técnico Tatiana Tsiomis Díaz. Rio de janeiro: Produtos Roche Químicos e Farmacêuticos S/A.; 2017.
- Sandimmun® neoral: Ciclosporina [bula de remédio]. Responsável técnico Flavia Regina Pe. São Paulo: Novartis Biociências S/A.; 2014.
- Seki®: Cloperastina [bula de remédio]. Responsável técnico Juliana Paes de O. Rodrigues. São Paulo: Zambon Laboratórios Farmacêuticos Ltda; 2016.
- Tramal®: Tramadol [bula de remédio]. Responsável técnico Marcelo Mesquita. São Paulo: Grünenthal do Brasil Farmacêutica Ltda; 2017.
- Tylenol®: Paracetamol [bula de remédio]. Responsável técnico Marcos R. Pereira. São José dos Campos – SP: Janssen-Cilag Farmacêutica Ltda; 2017.
- Valpakine®: Valproato sódico [bula de remédio]. Responsável técnico Silvia Regina Brollo. São Paulo: Sanofi-Aventis Farmacêutica Ltda; 2016.

Comprimidos						
Princípio ativo	Apresentação Comercial	Laboratório	Possui algum corante?		Observações	Classificação Terapêutica
			sim	não		
Acetazolamida	Diamox 250 mg	União química		X	Não contém corante	Antiglaucoma, diurético
Aciclovir	Zovirax 200 mg	GSK		X	Não contém corante	Antiviral
Aciclovir	Aciclovir 200 mg	Biossintética		X	Não contém corante	Antiviral
Ácido acetilsalicílico	Somalgin 325 mg	E.M.S.		X	Não contém corante	Analgésico, anti-inflamatório, antipirético
Ácido acetilsalicílico	Aspirina Infantil 100 mg	Sanofi	X		Corante amarelo de tartrazina, laca amarela nº 6	Analgésico, antipirético, anti-inflamatório não hormonal, antiagregante plaquetário
Ácido acetilsalicílico	Aspirina Prevent 100 mg	Bayer		X	Não contém corante	Analgésicos e antipiréticos + antiagregantes plaquetários
Ácido aminocaproico	Ipsilon 1 g	Zydus		X	Não contém corante	Hemostático
Ácido tranexâmico	Transamin 250 mg	Zydus		X	Não contém corante	Hemostático
Alopurinol	Zyloric 100 mg	Aspen		X	Não contém corante	Antigotoso
Alprazolam	Frontal 0,25 mg	Pfizer		X	Não contém corante	Ansiolítico, hipnótico
Alprazolam	Frontal 0,5 mg	Pfizer	X		Corante amarelo crepúsculo	Ansiolítico, hipnótico
Amantadina	Mantidan 100 mg	Momenta Farmacêutica		X	Não contém corante	Antiparkinsoniano

Comprimidos

Princípio ativo	Apresentação Comercial	Laboratório	Possui algum corante? sim	Possui algum corante? não	Observações	Classificação Terapêutica
Amilorida + hidroclorotiazida	Moduretic 25 mg	MSD		X	Corante amarelo FD&C nº 6 laca alumínio	Diurético
Aminofilina	Aminofilina 100 mg	Teuto		X	Não contém corante	Broncodilatador
Amiodarona	Atlansil 100 mg/ 200 mg	Sanofi		X	Não contém corante	Antiarrítmico
Amitriptilina	Amytril 25 mg	Cristalia	X		Corante alumínio laca amarelo nº 10, corante amarelo crepúsculo laca de alumínio, corante alumínio laca azul nº 2	Antidepressivo, antienxaquecoso
Anlodipino	Norvasc 5 mg	Pfizer		X	Não contém corante	Anti-hipertensivo
Aprepitante	Emend 80/125 mg	MSD	X		Óxido de ferro vermelho e óxido de ferro amarelo	Antiemético
Atenolol	Atenol 25 mg	Astrazeneca		X	Não contém corante	Anti-hipertensivo
Atorvastatina	Lipitor 40 mg	Pfizer	X		Corante branco Opadry	Hipolipidêmico
Azatioprina	Imuran 50 mg	Aspen		X	Não contém corante	Imunossupressor

Comprimidos

Princípio ativo	Apresentação Comercial	Laboratório	Possui algum corante? sim	Possui algum corante? não	Observações	Classificação Terapêutica
Bamifilina	Bamifix 300 mg	Chiesi		X	Não contém corante	Broncodilatador
Benserazida + levodopa	Prolopa 250 mg/ 125 mg	Roche	X		Óxido de ferro vermelho (250 mg) e óxido de ferro vermelho (125 mg)	Antiparkinsoniano
Biperideno	Akineton 2 mg	Abbott		X	Não contém corante	Antiparkinsoniano
Bromazepam	Lexotan 3 mg	Roche	X		Laca de eritrosina	Ansiolítico, hipnótico
Bromocriptina	Parlodel 2,5 mg	Novartis		X	Não contém corante	Antiparkinsoniano
Buspirona	Ansitec 5 mg	Libbs	X		Óxido férrico amarelo, corante azul indigotina	Ansiolítico, hipnótico
Candesartana	Atacand 8 mg	Astrazeneca	X		Óxido férrico marrom-avermelhado	Anti-hipertensivo
Captopril	Captopril 12,5 mg/25 mg	E.M.S.		X	Não contém corante	Anti-hipertensivo
Carbamazepina	Tegretol 200 mg	Novartis		X	Não contém corante	Antiepiléptico
Carbamazepina	Tegretol CR 200 mg	Novartis	X		Óxido férrico vermelho, óxido férrico amarelo	Anticonvulsivante
Carbidopa + levodopa	Parkidopa 25/250 mg	Cristalia		X	Não contém corante	Antiparkinsoniano

Comprimidos

Princípio ativo	Apresentação Comercial	Laboratório	Possui algum corante? sim	Possui algum corante? não	Observações	Classificação Terapêutica
Carbonato de lítio	Carbolitium 300 mg	Eurofarma	X		Dióxido de titânio	Antidepressivo
Carvedilol	Cardilol 3,125 mg	Libbs	X		Óxido de ferro amarelo e óxido de ferro vermelho	Anti-hipertensivo
Carvedilol	Coreg 12,5 mg	Roche	X		Óxido de ferro amarelo e óxido de ferro vermelho	Anti-hipertensivo
Cefalexina	Keflex 500 mg	Bagó	X		Amarelo FD&C com laca de alumínio (amarelo crepúsculo), amarelo FD&C nº 5 com laca de alumínio (tartrazina)	Cefalosporina 1ª geração
Cefuroxima	Zinnat 250 mg	GSK	X		Dióxido de titânio	Cefalosporina 2ª geração
Citalopram	Cipramil 20 mg	Lundbeck	X		Dióxido de titânio	Antidepressivo
Clobazam	Frisium 10 mg	Sanofi		X	Não contém corante	Ansiolítico
Clomipramina	Anafranil 25 mg	Novartis	X		Óxido férrico amarelo	Antidepressivo

Comprimidos

Princípio ativo	Apresentação Comercial	Laboratório	Possui algum corante? sim	Possui algum corante? não	Observações	Classificação Terapêutica
Clonazepam	Rivotril 0,25 mg/ 0,5 mg/2 mg	Roche	X		(0,5 mg), óxido férrico	Anticonvulsivante, ansiolítico
Clonidina	Atensina 100 µg	Boehringer		X	Não contém corante	Anti-hipertensivo
Clopidogrel	Plavix 500 mg	Sanofi	X		Óxido de ferro vermelho	Antiagregante plaquetário
Cloridrato de difenidramina, cloreto de amônio e citrato de sódio	Benalet	Johnson & Johnson	X		Corante amarelo FD&C n° 5, corante amarelo FD&C n° 6, corante caramelo, corante vermelho FD&C n° 3 e corante amarelo FD&C n° 5, corante azul FD&C n° 1	Antisséptico
Clorpropamida	Diabinese 250 mg	Pfizer	X		Corante azul brilhante laca	Hipoglicemiante
Clortalidona	Higroton 25 mg	Novartis	X		Óxido férrico vermelho, óxido férrico amarelo	Diurético
Codeína + paracetamol	Tylex 30 mg/ 7,5 mg	Janssen		X	Não contém corante	Analgésico, antipirético

Comprimidos

Princípio ativo	Apresentação Comercial	Laboratório	Possui algum corante? sim	Possui algum corante? não	Observações	Classificação Terapêutica
Colchicina	Colchis 0,5 mg	Aspen	X		Corante vermelho Ponceau	Antigotoso
Cumarina + troxerrutina	Venalot 15 mg + 90 mg	Takeda	X		Corante amarelo laca D&C nº 10, corante laca amarelo crepúsculo	Antivaricoso
Darifenacina	Enablex 7,5 mg	Aspen		X	Não contém corante	Antiespasmódico urinário
Deferasirox	Exjade 125 mg	Novartis		X	Não contém corante	Antídoto
Deflazacorte	Calcort 6 mg/30 mg	Sanofi		X	Não contém corante	Anti-inflamatório hormonal
Desmopressina	DDAVP 0,1 mg	Ferring		X	Não contém corante	Hormônio androgênico
Desvenlafaxina	Pristiq 50 mg	Wyeth	X		Óxido de ferro vermelho, óxido de ferro amarelo	Antidepressivo
Dexametasona	Decadron 0,5 mg/4 mg	Achê		X	Não contém corante	Anti-inflamatório hormonal
Dexclorfeniramina	Polaramine 2 mg	Mantecorp	X		Corante FDC amarelo nº 6, corante Ponceau 4R	Antialérgico
Diazepam	Valium 5 mg	Roche	X		Óxido de ferro amarelo	Ansiolítico, hipnótico

GUIA PRÁTICO DO FARMACÊUTICO HOSPITALAR

Comprimidos

Princípio ativo	Apresentação Comercial	Laboratório	Possui algum corante?		Observações	Classificação Terapêutica
			sim	não		
Diclofenaco de sódio	Voltaren 50 mg	Novartis	X		Óxido férrico amarelo e óxido férrico vermelho	Analgésico, antipirético, anti-inflamatório não hormonal
Digoxina	Digoxina 0,25 mg	Pratti/Teuto	X		Pratti: corante amarelo nº 10 quinolina Teuto: Não contém corante	Estimulante cardíaco
Diltiazem	Cardizem 30 mg/ 60 mg	Boehringer		X	Não contém corante	Antianginoso
Dinitrato isossorbida	Isordil sublingual 2,5 mg/5 mg	E.M.S.	X		Corante alumínio laca vermelho 40	Antianginoso
Dipiridamol	Persantin 75 mg	Boehringer	X		Corante amarelo crepúsculo	Antianginoso + antitrombótico
Dipirona	Novalgina 500 mg	Sanofi		X	Não contém corante	Analgésico, antipirético
Dipirona + adifenida + prometazina	Lisador	Cosmed		X	Não contém corante	Analgésico
Domperidona	Motilium 10 mg	Janssen		X	Não contém corante	Antiemético
Donepezila	Eranz 5 mg	Wyeth	X		Corante Opadry branco	Alzheimer
Doxazosina	Carduram XL 4 mg	Pfizer	X		Óxido férrico vermelho	Anti-hipertensivo, hiperplasia benigna da próstata

Comprimidos						
Princípio ativo	Apresentação Comercial	Laboratório	Possui algum corante?		Observações	Classificação Terapêutica
			sim	não		
Enalapril	Renitec 5 mg/ 10 mg/20 mg	MSD	X		Óxido de ferro vermelho (10 mg) e óxido férrico amarelo (20 mg)	Anti-hipertensivo
Entacapone	Comtan 200 mg	Novartis	X		Óxido férrico amarelo, óxido férrico vermelho	Antiparkinsoniano
Entecavir	Baraclude 0,5 mg	Bristol	X		Dióxido de titânio e óxido de ferro vermelho	Antiviral
Escitalopram	Lexapro 10 mg	Lundbeck	X		Dióxido de titânio	Antidepressivo
Escopolamina	Buscopan 10 mg	Boehringer		X	Não contém corante	Antiespasmódico
Espironolactona	Aldactone 25 mg/ 100 mg	Pfizer		X	Não contém corante	Diurético
Everolimo	Certican 0,5 mg/ 0,75 mg	Novartis		X	Não contém corante	Imunossupressor
Ezetimiba	Zetia 10 mg	MSD		X	Não contém corante	Hipolipidêmico
Fenitoína	Hidantal 100 mg	Sanofi		X	Não contém corante	Antiepiléptico
Fenobarbital	Gardenal 100 mg	Sanofi		X	Não contém corante	Antiepiléptico

Comprimidos						
Princípio ativo	Apresentação Comercial	Laboratório	Possui algum corante?		Observações	Classificação Terapêutica
			sim	não		
Fexofenadina + pseudoefedrina	Allegra D	Sanofi		X	Não contém corante	Anti-histamínico, descongestionante
Finasterida	Finasterida 5 mg	EMS	X		Corante azul de indigotina, laca de alumínio	Hiperplasia benigna da próstata
Fludrocortisona	Florinefe 0,1 mg	Aspen		X	Não contém corante	Anti-inflamatório hormonal
Flunitrazepam	Rohypnol 1 mg	Roche	X		Óxido férrico	Ansiolítico, hipnótico
Flurazepam	Dalmadorm 30 mg	Valeant	X		Óxido de ferro amarelo	Ansiolítico, hipnótico
Furosemida	Lasix 40 mg	Sanofi		X	Não contém corante	Diurético
Gabapentina	Neurontin 300 mg	Pfizer	X		Óxido de ferro amarelo	Anticonvulsivante

Comprimidos

Princípio ativo	Apresentação Comercial	Laboratório	Possui algum corante? sim	Possui algum corante? não	Observações	Classificação Terapêutica
Galantamina	Reminyl ER 8 mg	Janssen	X		Dióxido de titânio	Produtos diversos
Genfibrozila	Lopid 600 mg	Pfizer	X		Opaspray branco (álcool, dióxido de titânio e hiprolose), opacode azul (esmalte farmacêutico, dióxido de titânio, álcool n-butílico, propilenoglicol, FD&C azul n° 1 alumínio laca, laca farmacêutica em álcool n-butílico)	Hipolipidémico
Gliclazida	Diamicron MR 30 mg	Servier		X	Não contém corante	Hipoglicemiante
Glimepirida	Amaryl 1 mg/2 mg	Sanofi	X		Óxido férrico vermelho	Hipoglicemiante
Glipizida	Minidiab 5 mg	Pfizer		X	Não contém corante	Hipoglicemiante
Hidralazina	Apresolina 25 mg	Novartis	X		Óxido férrico amarelo	Anti-hipertensivo

Comprimidos

Princípio ativo	Apresentação Comercial	Laboratório	Possui algum corante? sim	Possui algum corante? não	Observações	Classificação Terapêutica
Hidroclorotiazida	Clorana 25 mg	Sanofi		X	Não contém corante	Diurético
Hidroxizina	Hixizine 25 mg	Theraskin	X		Dióxido de titânio	Antialérgico
Imipramina	Tofranil 25 mg	Aspen	X		Óxido férrico vermelho	Antidepressivo
Isometepteno + cafeína + dipirona	Neosaldina	Takeda	X		Laca vermelha e pigmento marrom	Antienxaquecoso
Ivermectina	Revectina 6 mg	Abbott		X	Não contém corante	Antiparasitário
Lamivudina	Epivir 150 mg	GSK	X		Opadry ys-1-7706-g branco	Antiviral
Lamotrigina	Lamictal 50 mg	GSK	X		O óxido de ferro amarelo é excipiente usado como corante	Antiepiléptico
Levotiroxina	Synthroid 25 µg/100 µg	Abbott	X		Corante amarelo laca de alumínio FD&C nº 06 (25 µg) e corante amarelo laca de alumínio D&C nº 10 (100 µg)	Hormônio tireoidiano
Linezolida	Zyvox 600 mg	Pfizer	X		Opadry® branco	Antimicrobiano
Lisinopril	Zestril 10 mg	Astrazeneca	X		Óxido férrico	Anti-hipertensivo

GUIA PRÁTICO DO FARMACÊUTICO HOSPITALAR

Comprimidos

Princípio ativo	Apresentação Comercial	Laboratório	Possui algum corante?		Observações	Classificação Terapêutica
			sim	não		
Loperamida	Imosec 2 mg	Janssen		X	Não contém corante	Gastrointestinal
Loratadina	Claritin 10 mg	MSD		X	Não contém corante	Anti-histamínico
Lorazepam	Lorax 1 mg	Pfizer		X	Não contém corante	Ansiolítico
Losartana	Cozaar 50 mg	MSD		X	Não contém corante	Anti-hipertensivo
Megestrol	Megestat 160 mg	Bristol		X	Não contém corante	Hormônio sexual
Memantina	Ebix 10 mg	Lundbeck		X	Não contém corante	Antiparkisoniano
Mesalazina	Mesacol 400 mg	Takeda	X		Óxido de ferro amarelo e óxido de ferro vermelho	Anti-inflamatório intestinal
Metadona	Mytedon 10 mg	Cristalia	X		Corante azul FD&C nº 2 e corante amarelo FD&C nº 5	Analgésico
Metildopa	Aldomet 250 mg	Aspen	X		Amarelo quinolina laca de alumínio (corante amarelo D&C nº 10) e óxido de ferro vermelho (corante vermelho Mapico nº 347)	Anti-hipertensivo

Comprimidos

Princípio ativo	Apresentação Comercial	Laboratório	Possui algum corante? sim	Possui algum corante? não	Observações	Classificação Terapêutica
Metilergometrina	Methergin 0,125 mg	Novartis	X		Óxido férrico vermelho	Estimulante uterino
Metimazol	Tapazol 5 mg	Biolab		X	Não contém corante	Antitireoidiano
Metoclopramida	Plasil 10 mg	Sanofi		X	Não contém corante	Antiemético
Metoprolol	Seloken 25 mg/100 mg	Astrazeneca		X	Não contém corante	Anti-hipertensivo
Metronidazol	Flagyl 250 mg/400 mg	Sanofi		X	Não contém corante	Antiparasitário
Micofenolato de sódio	Myfortic 180 mg/360 mg	Novartis	X		Óxido férrico amarelo e óxido férrico vermelho	Imunossupressor
Micofenolato de mofetila	Cellcept 500 mg	Roche	X		Óxido de ferro vermelho	Imunossupressor
Midazolam	Dormonid 15 mg	Roche	X		Indigo carmim	Hipnótico e sedativo
Mitarzapina	Remeron Soltab 15 mg/30 mg	Schering-Plough		X	Não contém corante	Antidepressivo
Mononitrato de isossorbida	Monocordil 20 mg/40 mg	Baldacci		X	Não contém corante	Antianginoso

Comprimidos						
Princípio ativo	Apresentação Comercial	Laboratório	Possui algum corante?		Observações	Classificação Terapêutica
			sim	não		
Morfina	Dimorf 10 mg	Cristalia	X		Metabissulfito de sódio (corante azul FD&C nº 2 na apresentação de 30 mg)	Analgésico narcótico
Naproxeno	Flanax 500 mg	Bayer	X		Dióxido de titânio e laca azul	Antienxaquecoso
Nifedipino	Adalat Oros 30 mg	Bayer	X		Corante vermelho	Anti-hipertensivo
Nifedipino	Adalat retard 10 mg/20 mg	Bayer	X		Corante vermelho	Anti-hipertensivo
Nitrofurantoína	Macrodantina 100 mg	Cosmed		X	Não contém corante	Antimicrobiano – miscelânea
Olanzapina	Zyprexa 5 mg/ 10 mg	Eli Lilly	X		Azul FD&C nº 2	Antipsicótico
Olmesartana	Benicar 20 mg	Daiichi	X		Estearato de magnésio e dióxido de titânio	Anti-hipertensivo
Ondansetrona	Vonau Flash 4 mg	Biolab	X		Óxido de ferro vermelho	Antiemético

Comprimidos

Princípio ativo	Apresentação Comercial	Laboratório	Possui algum corante? sim	não	Observações	Classificação Terapêutica
Ondansetrona	Zofran 4 mg/ 8 mg	GSK	X		Opaspray amarelo (E171 e 172)	Antiemético
Oxcarbamazepina	Trileptal 300 mg	Novartis	X		Óxido férrico amarelo	Anticonvulsivante
Oxibutinina	Retemic 5 mg	Apsen	X		Corante azul brilhante laca de alumínio	Disfunção vesicoesfincteriana
Oxicodona	Oxycontin 10 mg/ 40 mg	Mundipharma	X		Opadry® branco, Opadry® amarelo, óxido de ferro amarelo	Analgésico narcótico
Paracetamol	Tylenol 750 mg	Janssen		X	Não contém corante	Analgésico, anti-inflamatório, antipirético
Paroxetina	Aropax 20 mg	GSK	X		Opadry YS-1-7003 (dióxido de titânio, hipromelose, polietilenoglicol e polissorbato 80)	Antidepressivo
Pinaverio	Dicetel 100 mg	Abbott	X		Corante amarelo crepúsculo	Antiespasmódico
Pindolol	Visken 5 mg	Novartis		X	Não contém corante	Anti-hipertensivo
Pioglitazona	Actos 15 mg	Takeda		X	Não contém corante	Hipoglicemiante

Comprimidos						
Princípio ativo	Apresentação Comercial	Laboratório	Possui algum corante?		Observações	Classificação Terapêutica
			sim	não		
Pioglitazona	Stanglit 15 mg	Libbs	X		Corante laca azul brilhante e amarelo quinolina	Hipoglicemiante
Pirimetamida	Daraprim 25 mg	Farmoquímica		X	Não contém corante	Antiparasitário
Pramipexol	Sifrol 0,125 mg	Boehringer		X	Não contém corante	Antiparkinsoniano
Prednisona	Meticorten 5 mg/20 mg	MSD		X	Não contém corante	Anti-inflamatório hormonal
Prometazina	Fenergam 25 mg	Sanofi	X		Riboflavina	Anti-histamínico
Propafenona	Ritmonorm 300 mg	Abbott		X	Não contém corante	Antiarrítmico
Propatilnitrato	Sustrate 10 mg	Farmoquímica		X	Não contém corante	Anti-hipertensivo
Propranolol	Propranolol	Medley		X	Não contém corante	Anti-hipertensivo, antienxaquecoso
Ramipril	Triatec 2,5 mg/ 5 mg	Sanofi	X		Óxido férrico amarelo (2,5 mg) e óxido férrico vermelho (5 mg)	Anti-hipertensivo
Repaglinida	Repaglinida 1 mg	Manipulado Formularium	X		Óxido de ferro vermelho	Hipoglicemiante

Comprimidos

Princípio ativo	Apresentação Comercial	Laboratório	Possui algum corante?		Observações	Classificação Terapêutica
			sim	não		
Residronato sódico	Actonel 35 mg	Sanofi	X		Óxido férrico amarelo	Inibidor do catabolismo ósseo
Rivastigmina	Exelon 1,5 mg/ 3 mg	Novartis	X		Óxido férrico amarelo	Alzheimer
Rosuvastatina	Crestor 10 mg	Astrazeneca	X		Óxido férrico amarelo e óxido férrico vermelho	Hipolipidêmico
Selegilina	Niar 5 mg	Abbott		X	Não contém corante	Antiparkinsoniano
Sertralina	Zoloft 50 mg	Pfizer	X		Opadry® branco e Opadry® transparente	Antidepressivo
Simeticona	Luftal 40 mg	Reckitt Benckiser		X	Não contém corante	Antifisético
Sinvastatina	Sinvastatina 10 mg	Sandoz	X		Óxido de ferro amarelo e óxido de ferro vermelho	Hipolipidêmico
Sinvastatina + ezetimiba	Vytorin 10/20 mg	MSD		X	Não contém corante	Antilipêmico
Sirolimus	Rapamune 1 mg	Wyeth	X		Não contém corante	Imunossupressor

Comprimidos						
Princípio ativo	Apresentação Comercial	Laboratório	Possui algum corante?		Observações	Classificação Terapêutica
			sim	não		
Sitagliptina	Januvia 50 mg	MSD	X		Óxido de ferro vermelho e óxido de ferro amarelo	Hipoglicemiante
Sotalol	Soltalol 120 mg/160 mg	Biossintética	X		Corante azul FDC nº 2 laca de alumínio	Antianginoso + anti-hipertensivo
Sumatrapina	Imigran 100 mg	GSK	X		Opadry rosa (hipromelose) e óxido de ferro vermelho	Antienxaquecoso
Telmisartana	Micardis 40 mg	Boehringer		X	Não contém corante	Anti-hipertensivo
Tenofovir	Viread 300 mg	United Medical	X		Opadry II Y-30-10671-A, o qual contém FD&C azul nº 2 laca de alumínio	Antiviral
Tenoxicam	Tilatil 20 mg	Meda Pharma	X		Óxido de ferro amarelo	Analgésico, antipirético, anti-inflamatório não hormonal
Tiabendazol	Thiaben 500 mg	Uci-Farma	X		Corante vermelho eritrosina	Antiparasitário
Topiramato	Topamax 25 mg	Janssen	X		Dióxido de titânio	Antiepiléptico
Tramadol + codeína	Ultracet 325 mg	Janssen	X		Óxido de ferro amarelo	Analgésico narcótico

Comprimidos

Princípio ativo	Apresentação Comercial	Laboratório	Possui algum corante? sim	não	Observações	Classificação Terapêutica
Trazodona	Donaren 50 mg	Apsen	X		Dióxido de titânio	Antidepressivo
Trimetazidina	Vastarel MR 35 mg	Servier	X		Óxido férrico vermelho	Antianginoso
Valaciclovir	Valtrex 500 mg	GSK		X	Não contém corante	Antiviral
Valganciclovir	Valcyte 450 mg	Roche	X		Óxido de ferro vermelho	Antiviral
Valproato de sódio	Depakote 250 mg	Abbott	X		Corante amarelo FD&C n° 6	Antiepiléptico
Valsartana	Diovan 40 mg/80 mg	Novartis	X		Óxido férrico vermelho, óxido férrico amarelo e óxido férrico preto (nos comprimidos de 40 mg, 160 mg e 320 mg)	Anti-hipertensivo
Varfarina	Marevan 2,5 mg /5 mg	Farmoquímica	X		Amarelo de quinolina/ corante vermelho Ponceau 4R	Anticoagulante
Verapamil	Dilacoron 80 mg	Abbott		X	Não contém corante	Antiarrítmico
Vigabatrina	Sabril 500 mg	Sanofi		X	Não contém corante	Antiepiléptico
Voriconazol	Vfend 200 mg	Pfizer	X		Opadry® branco	Antifúngico

Comprimidos						
Princípio ativo	Apresentação Comercial	Laboratório	Possui algum corante?		Observações	Classificação Terapêutica
			sim	não		
Zolpidem	Stilnox 10 mg	Sanofi	X		Óxido de ferro vermelho	Ansiolítico, hipnótico
Zopiclona	Imovane 7,5 mg	Sanofi		X	Não contém corante	Hipnótico e sedativo

Bibliografia consultada

- Aciclovir [bula de remédio]. Responsável técnico Alberto Jorge Garcia Guimarães. Guarulhos-SP: Aché Laboratórios Farmacêuticos S/A.; 2017.
- Actonel®: Residronato sódico [bula de remédio]. Responsável técnico Silvia Regina Brollo. São Paulo: Sanofi-Aventis Farmacêutica Ltda; 2016.
- Actos®: Pioglitazona [bula de remédio]. Responsável técnico Carla A. Inpossinato. Jaguariuna-SP: Takeda Pharma Ltda; 2015.
- Adalat® Oros: Nifedipino [bula de remédio]. Responsável técnico Dirce Eiko Mimura. São Paulo: Bayer S/A.; 2017.
- Adalat® Retard: Nifedipino [bula de remédio]. Responsável técnico Dirce Eiko Mimura. São Paulo: Bayer S/A.; 2017.
- Akineton®: Biperideno [bula de remédio]. Responsável técnico Andrea de Souza Caliar. Colatina-ES: Laboratórios Bago do Brasil S/A.; 2017.
- Aldactone®: Espironolactona [bula de remédio]. Responsável técnico Carolina C. S. Rizoli. Itapevi-SP: Laboratórios Pfizer Ltda; 2016.
- Aldomet®: Metildopa [bula de remédio]. Responsável técnico Juliana Aguirre M. Pinto. Serra-ES: Aspen Pharma Indústria Farmacêutica Ltda; 2014.
- Allegra® D: Fexofenadina/Pseudoefedrina [bula de remédio]. Responsável técnico Silvia Regina Brollo. São Paulo: Sanofi-Aventis Farmacêutica Ltda; 2017.
- Amaryl®: Glimepirida [bula de remédio]. Responsável técnico Silvia Regina Brollo. São Paulo: Sanofi-Aventis Farmacêutica Ltda; 2016.
- Aminofilina [bula de remédio]. Responsável técnico Andreia Cavalcante Silva. Anapolis-GO: Laboratório Teuto Brasileiro S/A; 2014.
- Amytril®: Amitriptilina [bula de remédio]. Responsável técnico José Carlos Módolo. Itapira-SP: Cristalia Produtos Químicos Farmacêuticos Ltda; 2017.
- Anafranil®: Clomipramina [bula de remédio]. Responsável técnico Flavia Regina Pegorer. São Paulo: Novartis Biociências S/A.; 2017.
- Ansitec®: Buspirona [bula de remédio]. Responsável técnico Cintia Delphino de Andrade. São Paulo: Libbs Farmacêutica Ltda; 2014.
- Apresolina®: Hidralazina [bula de remédio]. Responsável técnico Carolina C. S. Rizoli. Itapevi-SP: Laboratórios Pfizer Ltda; 2016.
- Aropax®: Paroxetina [bula de remédio]. Responsável técnico Edinilson da Silva Oliveira. Rio de Janeiro: GlaxoSmithKline Brasil Ltda; 2016.
- Aspirina® Prevent: Ácido acetilsalicílico [bula de remédio]. Responsável técnico Dirce Eiko Mimura. São Paulo: Bayer S/A.; 2016.
- Aspirina®: Ácido acetilsalicílico [bula de remédio]. Responsável técnico Dirce Eiko Mimura. São Paulo: Bayer S/A.; 2016.

- Atacand®: Candesartana [bula de remédio]. Responsável técnico Gisele H. V. C. Teixeira. Cotia-SP: AstraZeneca do Brasil Ltda; 2015.
- Atenol®: Atenolol [bula de remédio]. Responsável técnico Gisele H. V. C. Teixeira. Cotia-SP: AstraZeneca do Brasil Ltda; 2015.
- Atensina®: Clonidina [bula de remédio]. Responsável técnico Dímitra Apostolopoulou. Itapecirica da Serra-SP: Boehringer Ingelheim do Brasil Quím. e Farm. Ltda; 2013.
- Atlansil®: Amiodarona [bula de remédio]. Responsável técnico Silvia Regina Brollo. São Paulo: Sanofi-Aventis Farmacêutica Ltda; 2017.
- Bamifix®: Bamifilina [bula de remédio]. Responsável técnico C.M.H.Nakazaki. Santana de Parnaíba – SP: Chiesi Farmacêutica Ltda; 2017.
- Baraclude®: Entecavir [bula de remédio]. Responsável técnico Elizabeth M. Oliveira. São Paulo: Bristol-Myers Squibb Farmacêutica Ltda; 2015.
- Benalet®: Cloridrato de difenidramina/Cloreto de amônio/Citrato de sódio [bula de remédio]. Responsável técnico Patricia Meneguello da Silva Carvalho. São Jose dos Campos-SP: Johnson & Johnson Indústrial Ltda; 2017.
- Benicar®: Olmesartana [bula de remédio]. Responsável técnico Eduardo Mascari Tozzi. São Paulo: Daiichi Sankyo Brasil Farmacêutica Ltda; 2016.
- Buscopan®: Escopolamina [bula de remédio]. Responsável técnico Dímitra Apostolopoulou. Itapecirica da Serra-SP: Boehringer Ingelheim do Brasil Quím. e Farm. Ltda; 2017.
- Calcort®: Deflazacorte [bula de remédio]. Responsável técnico Silvia Regina Brollo. São Paulo: Sanofi-Aventis Farmacêutica Ltda; 2017.
- Captopril: [bula de remédio]. Responsável técnico Ronoel Caza de Dio. Hortolândia-SP: EMS S/A; 2016.
- Carbolitium®: Carbonato de lítio [bula de remédio]. Responsável técnico Maria Benedita Pereira Itapevi-SP: Eurofarma Laboratórios S/A; 2016.
- Cardilol®: Carvedilol [bula de remédio]. Responsável técnico Cintia Delphino de Andrade. São Paulo: Libbs Farmacêutica Ltda; 2015.
- Cardizen®: Diltiazem [bula de remédio]. Responsável técnico Dímitra Apostolopoulou. Itapecirica da Serra-SP: Boehringer Ingelheim do Brasil Quím. e Farm. Ltda; 2015.
- Cellcept®: Micofenolato de mofetila [bula de remédio]. Responsável técnico Tatiana Tsiomis Díaz. Rio de Janeiro: Produtos Roche Químicos e Farmacêuticos S/A.; 2017.
- Certican®: Everolimo Entacapone [bula de remédio]. Responsável técnico Flavia Regina Pegorer. São Paulo: Novartis Biociências S/A.; 2014.
- Cipramil®: Citalopram [bula de remédio]. Responsável técnico Michele Medeiros Rocha. Rio de Janeiro: Lundbeck Brasil Ltda; 2016.
- Claritin®: Loratadina [bula de remédio]. Responsável técnico Fernando C. Lemos. Campinas-SP: Merck Sharp & Dohme Farmacêutica Ltda; 2015.

- Clorana®: Hidroclorotiazida [bula de remédio]. Responsável técnico Silvia Regina Brollo. São Paulo: Sanofi-Aventis Farmacêutica Ltda; 2017.
- Colchis®: Colchicina [bula de remédio]. Responsável técnico Alexandre Tachibana Pinheiro. São Paulo: Apsen Farmacêutica Ltda; 2016.
- Comtan®: Entacapone [bula de remédio]. Responsável técnico Flavia Regina Pegorer. São Paulo: Novartis Biociências S/A.; 2016.
- Coreg®: Carvedilol [bula de remédio]. Responsável técnico Tatiana Tsiomis Díaz. Rio de Janeiro: Produtos Roche Químicos e Farmacêuticos S/A; 2015.
- Cozaar®: Losartana [bula de remédio]. Responsável técnico Fernando C. Lemos. Campinas-SP: Merck Sharp & Dohme Farmacêutica Ltda; 2017.
- Crestor®: Rosuvastatina [bula de remédio]. Responsável técnico Gisele H. V. C. Teixeira. Cotia-SP: AstraZeneca do Brasil Ltda; 2017.
- Dalmadorm®: Flurazepam [bula de remédio]. Responsável técnico Andreia Marini. Indaiatuba-SP: Valeant Farmacêutica do Brasil Ltda; 2017.
- Daraprim®: Pirimetamida [bula de remédio]. Responsável técnico Marcia Weiss I. Campos. Rio de Janeiro: Farmaquímica S/A; 2015.
- DDAVP®: Desmopressina [bula de remédio]. Responsável técnico Silvia Takahashi Viana. São Paulo: Laboratórios Ferring Ltda; 2017.
- Decadron®: Dexametasona [bula de remédio]. Responsável técnico Gabriela Mallmann. Guarulhos-SP: Aché Laboratórios Farmacêuticos S/A.; 2017.
- Depakote®: Valproato de sódio [bula de remédio]. Responsável técnico Ana Paula Antunes Azevedo. Rio de Janeiro: Abbott Laboratórios do Brasil Ltda; 2017.
- Diabnese®: Clorpropamida [bula de remédio]. Responsável técnico Edina S. M. Nakamura. São Paulo: Wyeth Indústria Farmacêutica Ltda; 2017.
- Diamicron®: Gliclazida [bula de remédio]. Responsável técnico Patrícia Kasesky de Avellar. Jacarepaguá-RJ: Laboratórios Servier do Brasil Ltda; 2016.
- Diamox®: Acetazolamida [bula de remédio]. Responsável técnico Florentino de Jesus Krencas. Embu-Guaçu – SP: União Química Farmacêutica Nacional Ltda; 2014.
- Dicetel®: Pinaverio [bula de remédio]. Responsável técnico Ana Paula Antunes Azevedo. Rio de Janeiro: Abbott Laboratórios do Brasil Ltda; 2016.
- Digoxina [bula de remédio]. Responsável técnico Luiz Donaduzzi. Toledo-PR: Prati, Donaduzzi & Cia Ltda; 2014.
- Dilacoron®: Verapamil [bula de remédio]. Responsável técnico Ana Paula Antunes Azevedo. Rio de Janeiro: Abbott Laboratórios do Brasil Ltda; 2016.
- Dimorf®: Morfina [bula de remédio]. Responsável técnico José Carlos Módolo. Itapira-SP: Cristalia Produtos Químicos Farmacêuticos Ltda; 2017.
- Diovan®: Valsartana [bula de remédio]. Responsável técnico Flavia Regina Pegorer. São Paulo: Novartis Biociências S/A.; 2015.

- Donaren®: Trazodona [bula de remédio]. Responsável técnico Alexandre Tachibana Pinheiro. São Paulo: Apsen Farmacêutica S/A; 2016.
- Dormoinid®: Midazolam [bula de remédio]. Responsável técnico Tatiana Tsiomis Díaz. Rio de Janeiro: Produtos Roche Químicos e Farmacêuticos S/A.; 2017.
- Ebix®: Memantina [bula de remédio]. Responsável técnico Michele Medeiros Rocha. Rio de Janeiro: Lundbeck Brasil Ltda; 2015.
- Emend®: Aprepitante [bula de remédio]. Responsável técnico Fernando C. Lemos. Campinas-SP: Merck Sharp & Dohme Farmacêutica Ltda; 2016.
- Enablex®: Darifenacina [bula de remédio]. Responsável técnico Juliana Aguirre M. Pinto. Serra-ES: Aspen Pharma Indústria Farmacêutica Ltda; 2014.
- Epivir®: Lamivudina [bula de remédio]. Responsável técnico Edinilson da Silva Oliveira. Rio de Janeiro: GlaxoSmithKline Brasil Ltda; 2016.
- Eranz®: Donepezila [bula de remédio]. Responsável técnico Edina S. M. Nakamura. São Paulo: Wyeth Indústria Farmacêutica Ltda; 2016.
- Exelon®: Rivastigmina [bula de remédio]. Responsável técnico Flavia Regina Pegorer. São Paulo: Novartis Biociências S/A.; 2017.
- Exjade®: Deferasirox [bula de remédio]. Responsável técnico Flavia Regina Pegorer. São Paulo: Novartis Biociências S/A.; 2017.
- Fenergan®: Prometazina [bula de remédio]. Responsável técnico Silvia Regina Brollo. São Paulo: Sanofi-Aventis Farmacêutica Ltda; 2015.
- Finasterida [bula de remédio]. Responsável técnico Adriano Pinheiro Coelho. Hortolandia-SP: E.M.S. S/A; 2016.
- Flagyl®: Metronidazol [bula de remédio]. Responsável técnico Silvia Regina Brollo. São Paulo: Sanofi-Aventis Farmacêutica Ltda; 2016.
- Flanax®: Naproxeno [bula de remédio]. Responsável técnico Dirce Eiko Mimura. São Paulo: Bayer S/A.; 2017.
- Florinefe®: Fludrocortisona [bula de remédio]. Responsável técnico Juliana Aguirre M. Pinto. Serra-ES: Aspen Pharma Indústria Farmacêutica Ltda; 2013.
- Frisium®: Clobazam [bula de remédio]. Responsável técnico Silvia Regina Brollo. São Paulo: Sanofi-Aventis Farmacêutica Ltda; 2016.
- Frontal®: Alprazolam [bula de remédio]. Responsável técnico Carolina C. S. Rizoli. Itapevi-SP: Laboratórios Pfizer Ltda; 2016.
- Gardenal®: Fenobarbital [bula de remédio]. Responsável técnico Silvia Regina Brollo. São Paulo: Sanofi-Aventis Farmacêutica Ltda; 2017.
- Hidantal®: Fenitoína [bula de remédio]. Responsável técnico Silvia Regina Brollo. São Paulo: Sanofi-Aventis Farmacêutica Ltda; 2017.
- Higroton®: Clortalidona [bula de remédio]. Responsável técnico Flavia Regina Pegorer. São Paulo: Novartis Biociências S/A.; 2015.

- Imigran®: Sumatrapina [bula de remédio]. Responsável técnico Edinilson da Silva Oliveira. Rio de Janeiro: GlaxoSmithKline Brasil Ltda; 2017.
- Imosec®: Loperamida [bula de remédio]. Responsável técnico Marcos R. Pereira. São Paulo: Janssen-Cilag Farmacêutica Ltda; 2017.
- Imovane®: Zopiclona [bula de remédio]. Responsável técnico Silvia Regina Brollo. São Paulo: Sanofi-Aventis Farmacêutica Ltda; 2016.
- Imuran®: Azatioprima [bula de remédio]. Responsável técnico Juliana Aguirre M. Pinto. Serra-ES: Aspen Pharma Indústria Farmacêutica Ltda; 2014.
- Ipsilon®: Ácido Aminocaproico [bula de remédio]. Responsável técnico Ana Luísa Coimbra de Almeida. Ilha do Governador-RJ: Zydus Nikkho Farmacêutica Ltda; 2017.
- Isordil®: Dinitrato Isossorbida [bula de remédio]. Responsáve ltécnico Adriano Pinheiro Coelho. Hortolandia-SP: E.M.S. S/A; 2016.
- Januvia®: Sitagliptina [bula de remédio]. Responsável técnico Fernando C. Lemos. Campinas-SP: Merck Sharp & Dohme Farmacêutica Ltda; 2017.
- Keflex®: Cefalexina [bula de remédio]. Responsável técnico Andrea de Souza Caliari. Colatina-ES: Laboratórios Bago do Brasil S/A; 2016.
- Lamictal®: Lamotrigina [bula de remédio]. Responsável técnico Edinilson da Silva Oliveira. Rio de Janeiro: GlaxoSmithKline Brasil Ltda; 2016.
- Lasix®: Furosemida [bula de remédio]. Responsável técnico Silvia Regina Brollo. São Paulo: Sanofi-Aventis Farmacêutica Ltda; 2017.
- Lexapro®: Escitalopram [bula de remédio]. Responsável técnico Michele Medeiros Rocha. Rio de Janeiro: Lundbeck Brasil Ltda; 2016.
- Lexotan®: Bromazepam [bula de remédio]. Responsável técnico Tatiana Tsiomis Díaz. Rio de Janeiro: Produtos Roche Químicos e Farmacêuticos S/A.; 2017.
- Lipitor®: Atorvastatina Responsável técnico Carolina C. S. Rizoli. Itapevi-SP: Laboratórios Pfizer Ltda; 2016.
- Lisador®: Dipirona /adifenida /prometazina [bula de remédio]. Responsável técnico Fernando Costa Oliveira. Barueri-SP: Cosmed Indústria de Cosméticos e Medicamentos S/A.; 2015.
- Lopid®: Genfibrozila [bula de remédio]. Responsável técnico Carolina C. S. Rizoli. Itapevi-SP: Laboratórios Pfizer Ltda; 2017.
- Lorax®: Lorazepam [bula de remédio]. Responsável técnico Carolina C. S. Rizoli. Itapevi-SP: Laboratórios Pfizer Ltda; 2017.
- Luftal®: Simeticona [bula de remédio]. Responsável técnico Fabiana Seung Ji de Queiroz. São Paulo: Reckitt Benckiser (Brasil) Ltda; 2017.
- Macrodantina®: Nitrofurantoína [bula de remédio]. Responsável técnico Fernando Costa Oliveira. Barueri-SP: Cosmed Indústria de Cosméticos e Medicamentos S/A.; 2015.

- Mantidan®: Amantadina [bula de remédio]. Responsável técnico Maria Bendita Pereira. São Paulo: Eurofarma Laboratórios S/A.; 2016.
- Marevan®: Varfarina [bula de remédio]. Responsável técnico Marcia Weiss I. Campos. Rio de Janeiro: Farmoquímica S/A; 2014.
- Megestat®: Megestrol [bula de remédio]. Responsável técnico Elizabeth M. Oliveira. São Paulo: Bristol-Myers Squibb Farmacêutica Ltda; 2016.
- Mesacol®: Mesalazina [bula de remédio]. Responsável técnico Carla A. Inpossinato. Jaguariuna-SP: Takeda Pharma Ltda; 2017.
- Methergin®: Metilergometrina [bula de remédio]. Responsável técnico Flavia Regina Pegorer. São Paulo: Novartis Biociências S/A.; 2015.
- Meticorten®: Prednisona: [bula de remédio]. Responsável técnico Fernando C. Lemos. Campinas-SP: Merck Sharp & Dohme Farmacêutica Ltda; 2017.
- Micardis®: Telmisartana [bula de remédio]. Responsável técnico Dímitra Apostolopoulou. Itapecirica da Serra-SP: Boehringer Ingelheim do Brasil Quím. e Farm. Ltda; 2013.
- Minidiab®: Glipizida [bula de remédio]. Responsável técnico Carolina C. S. Rizoli. Itapevi-SP: Laboratórios Pfizer Ltda; 2016.
- Moduretic®: Amilorida/hidroclorotiazida [bula de remédio]. Responsável técnico Fernando C. Lemos. Campinas-SP: Merck Sharp & Dohme Farmacêutica Ltda; 2017.
- Monocordil®: Mononitrato de isossorbida [bula de remédio]. Responsável técnico Diogo Mariano Nassif. São Paulo: Laboratórios Baldacci Ltda; 2017.
- Motilium®: Domperidona [bula de remédio]. Responsável técnico Marcos R. Pereira. São Paulo: Janssen-Cilag Farmacêutica Ltda; 2017.
- Myfortic®: Micofenolato de sódio [bula de remédio]. Responsável técnico Flavia Regina Pegorer. São Paulo: Novartis Biociências S/A.; 2016.
- Mytedon®: Metadona [bula de remédio]. Responsável técnico José Carlos Módolo. Itapira-SP: Cristalia Produtos Químicos Farmacêuticos Ltda; 2017.
- Neosaldina®: Isometepteno/cafeína/dipirona troxerrutina [bula de remédio]. Responsável técnico Carla A. Inpossinato. Jaguariuna-SP: Takeda Pharma Ltda; 2017.
- Neurontin®: Gabapentina [bula de remédio]. Responsável técnico Carolina C. S. Rizoli. Itapevi-SP: Laboratórios Pfizer Ltda; 2017.
- Niar®: Selegilina [bula de remédio]. Responsável técnico Ana Paula Antunes Azevedo. Rio de Janeiro: Abbott Laboratórios do Brasil Ltda; 2016.
- Norvasc®: Anlodipino [bula de remédio]. Responsável técnico Carolina C. S. Rizoli. Itapevi-SP: Laboratórios Pfizer Ltda; 2017.
- Novalgina®: Dipirona [bula de remédio]. Responsável técnico Silvia Regina Brollo. São Paulo: Sanofi-Aventis Farmacêutica Ltda; 2017.

- Oxycontin®: Oxicodona [bula de remédio]. Responsável técnico Kátia Esteves dos Santos. São Paulo: Mundipharma Brasil Produtos Médicos e Farmacêuticos Ltda; 2017.
- Parkidopa®: Levodopa/Carbidopa [bula de remédio]. Responsável técnico José Carlos Módolo. Itapira-SP: Cristalia Produtos Químicos Farmacêuticos Ltda; 2017.
- Parlodel®: Bromocriptina [bula de remédio]. Responsável técnico Flavia Regina Pegorer. São Paulo: Novartis Biociências S/A.; 2015.
- Persantin®: Dipiridamol [bula de remédio]. Responsável técnico Dímitra Apostolopoulou. Itapecirica da Serra-SP: Boehringer Ingelheim do Brasil Quím. e Farm. Ltda; 2016.
- Plasil®: Metoclopramida [bula de remédio]. Responsável técnico Silvia Regina Brollo. São Paulo: Sanofi-Aventis Farmacêutica Ltda; 2014.
- Plavix®: Clopidogrel [bula de remédio]. Responsável técnico Silvia Regina Brollo. São Paulo: Sanofi-Aventis Farmacêutica Ltda; 2017.
- Polaramine®: Dexclorfeniramina [bula de remédio]. Responsável técnico Fernando Costa Oliveira. Barueiri-SP: Cosmed Indústria de Cosméticos e Medicamentos S/A.; 2016.
- Pristiq®: Desvenlafaxina [bula de remédio]. Responsável técnico Edina S. M. Nakamura. São Paulo: Wyeth Indústria Farmacêutica Ltda; 2017.
- Prolopa®: Benserazida + levodopa [bula de remédio]. Responsável técnico Tatiana Tsiomis Díaz. Rio de Janeiro: Produtos Roche Químicos e Farmacêuticos S/A; 2016.
- Propranolol [bula de remédio]. Responsável técnico Tatiana de Campos. Campinas-SP: Medley Farmacêutica Ltda; 2016.
- Rapamune®: Sirolimus [bula de remédio]. Responsável técnico Edina S. M. Nakamura. São Paulo: Wyeth Indústria Farmacêutica Ltda; 2017.
- Remeron®: Mitarzapina [bula de remédio]. Responsável técnico Marcos C. Borgheti. São Paulo: Schering-Plough Indústria Farmacêutica Ltda; 2017.
- Reminyl®: Galantamina [bula de remédio]. Responsável técnico Marcos R. Pereira. São Paulo: Janssen-Cilag Farmacêutica Ltda; 2017.
- Renitec®: Enalapril [bula de remédio]. Responsável técnico Fernando C. Lemos. Campinas-SP: Merck Sharp & Dohme Farmacêutica Ltda; 2016.
- Repaglinida [bula de remédio]. Responsável técnico Paula Molari Abdo. São Paulo: Pharmácia de Manipulação Formularium; 2017.
- Retemic®: Oxibutinina [bula de remédio]. Responsável técnico Alexandre Tachibana Pinheiro. São Paulo: Apsen Farmacêutica S/A; 2015.
- Revectina®: Ivermectina [bula de remédio]. Responsável técnico Ana Paula Antunes Azevedo. Rio de Janeiro: Abbott Laboratórios do Brasil Ltda; 2013.

- Ritmonorm®: Propafenona [bula de remédio]. Responsável técnico Ana Paula Antunes Azevedo. Rio de Janeiro: Abbott Laboratórios do Brasil Ltda; 2016.
- Rivotril®: Clonazepam [bula de remédio]. Responsável técnico Tatiana Tsiomis Díaz. Rio de Janeiro: Produtos Roche Químicos e Farmacêuticos S/A.; 2017.
- Rohypnol®: Flunitrazepam [bula de remédio]. Responsável técnico Tatiana Tsiomis Díaz. Rio de Janeiro: Produtos Roche Químicos e Farmacêuticos S/A.; 2014.
- Sabril®: Vigabatrina [bula de remédio]. Responsável técnico Silvia Regina Brollo. São Paulo: Sanofi-Aventis Farmacêutica Ltda; 2017.
- Seloken®: Metoprolol [bula de remédio]. Responsável técnico Gisele H. V. C. Teixeira. Cotia-SP: AstraZeneca do Brasil Ltda; 2016.
- Sifriol®: Pramipexol escopolamina [bula de remédio]. Responsável técnico Dímitra Apostolopoulou. Itapecirica da Serra-SP: Boehringer Ingelheim do Brasil Quím. e Farm. Ltda; 2016.
- Sinvastatina [bula de remédio]. Responsável técnico Cláudia Larissa S. Montanher. Cambé-PR: Sandoz do Brasil Indústria Farmacêutica Ltda; 2016.
- Somalgim®: Ácido acetilsalicílico [bula de remédio]. Responsável técnico Adriano Pinheiro Coelho. Hortolandia-SP: E.M.S. Sigma Pharma Ltda; 2017.
- Stanglit®: Pioglitazona [bula de remédio]. Responsável técnico Cintia Delphino de Andrade. São Paulo: Libbs Farmacêutica Ltda; 2016.
- Stilnox®: Zolpidem [bula de remédio]. Responsável técnico Silvia Regina Brollo. São Paulo: Sanofi-Aventis Farmacêutica Ltda; 2016.
- Sustrate®: Propatilnitrato [bula de remédio]. Responsável técnico Marcia Weiss I. Campos. Rio de Janeiro: Farmoquímica S/A; 2017.
- Synthroid®: Levotiroxina [bula de remédio]. Responsável técnico Ana Paula Antunes Azevedo. Rio de Janeiro: Abbott Laboratórios do Brasil Ltda; 2016.
- Tapazol®: Metimazol [bula de remédio]. Responsável técnico Dante Alario Junior. Taboão da Serra-SP: Biolab Sanus Farmacêutica Ltda; 2016.
- Tegretol®: Carbamazepina [bula de remédio]. Responsável técnico Flavia Regina Pegorer. São Paulo: Novartis Biociências S/A.; 2017.
- Thiaben®: Tiabendazol [bula de remédio]. Responsável técnico Claudio Roberto Mataruco. São Bernardo do Campo – SP: Uci-Farma Indústria Farmacêutica Ltda; 2017.
- Tilatil®: Tenoxicam [bula de remédio]. Responsável técnico Nadia Ali El Hage. São Paulo: Meda Pharma Importação e Exportação de Produtos Farmacêuticos Ltda; 2017.
- Tofranil®: Imipramina [bula de remédio]. Responsável técnico Juliana Aguirre M. Pinto. Serra-ES: Aspen Pharma Indústria Farmacêutica Ltda; 2015.

- Topamax®: Topiramato [bula de remédio]. Responsável técnico Marcos R. Pereira. São Paulo: Janssen-Cilag Farmacêutica Ltda; 2017.
- Transamin®: Ácido tranexâmico [bula de remédio]. Responsável técnico Ana Luísa Coimbra de Almeida. Ilha do Governador-RJ: Zydus Nikkho Farmacêutica Ltda; 2017.
- Triatec®: Ramipril [bula de remédio]. Responsável técnico Silvia Regina Brollo. São Paulo: Sanofi-Aventis Farmacêutica Ltda; 2017.
- Trileptal®: Oxcarbamazepina [bula de remédio]. Responsável técnico Flavia Regina Pegorer. São Paulo: Novartis Biociências S/A.; 2017.
- Tylenol®: Paracetamol [bula de remédio]. Responsável técnico Marcos R. Pereira. São Paulo: Janssen-Cilag Farmacêutica Ltda; 2017.
- Tylex®: Codeína /Paracetamol [bula de remédio]. Responsável técnico Marcos R. Pereira. São Paulo: Janssen-Cilag Farmacêutica Ltda; 2017.
- Ultracet®: Tramadol /Codeína [bula de remédio]. Responsável técnico Marcos R. Pereira. São Paulo: Janssen-Cilag Farmacêutica Ltda; 2017.
- Valcyte®: Valganciclovir [bula de remédio]. Responsável técnico Tatiana Tsiomis Díaz. Rio de Janeiro: Produtos Roche Químicos e Farmacêuticos S/A.; 2017.
- Valium®: Diazepam [bula de remédio]. Responsável técnico Tatiana Tsiomis Díaz. Rio de Janeiro: Produtos Roche Químicos e Farmacêuticos S/A.; 2017.
- Valtrex®: Valaciclovir [bula de remédio]. Responsável técnico Edinilson da Silva Oliveira. Rio de Janeiro: GlaxoSmithKline Brasil Ltda; 2013.
- Vastarel®: Trimetazidina [bula de remédio]. Responsável técnico Patrícia Kasesky de Avellar. Jacarepaguá-RJ: Laboratórios Servier do Brasil Ltda; 2015.
- Venalot®: Cumarina/Troxerrutina [bula de remédio]. Responsável técnico Carla A. Inpossinato. Jaguariuna-SP: Takeda Pharma Ltda; 2016.
- VFend®: Voriconazol [bula de remédio]. Responsável técnico Carolina C. S. Rizoli. Itapevi-SP: Laboratórios Pfizer Ltda; 2016.
- Viread®: Tenofovir [bula de remédio]. Responsável técnico Gilson Hirata Kobori. São Paulo: United Medical Ltda; 2017.
- Visken®: Pindolol [bula de remédio]. Responsável técnico Flavia Regina Pegorer. São Paulo: Novartis Biociências S/A.; 2015.
- Voltaren®: Diclofenaco de sódio [bula de remédio]. Responsável técnico Flavia Regina Pegorer. São Paulo: Novartis Biociências S/A.; 2016.
- Vonau® Flash: Ondansetrona [bula de remédio]. Responsável técnico Dante Alario Junior. Taboão da Serra-SP: Biolab Sanus Farmacêutica Ltda; 2015.
- Vytorin®: Sinvastatina/Ezetimiba [bula de remédio]. Responsável técnico Fernando C. Lemos. Campinas-SP: Merck Sharp & Dohme Farmacêutica Ltda; 2017.
- Zestril®: Lisinopril [bula de remédio]. Responsável técnico Gisele H. V. C. Teixeira. Cotia-SP: AstraZeneca do Brasil Ltda; 2016.

- Zetia®: Ezetimiba [bula de remédio]. Responsável técnico Marcos C. Borgheti. São Paulo: Schering-Plough Indústria Farmacêutica Ltda; 2017.
- Zinnat®: Cefuroxima [bula de remédio]. Responsável técnico Edinilson da Silva Oliveira. Rio de Janeiro: GlaxoSmithKline Brasil Ltda; 2017.
- Zofran®: Ondansetrona [bula de remédio]. Responsável técnico Edinilson da Silva Oliveira. Rio de Janeiro: GlaxoSmithKline Brasil Ltda; 2017.
- Zoloft®: Sertralina [bula de remédio]. Responsável técnico Carolina C. S. Rizoli. Itapevi-SP: Laboratórios Pfizer Ltda; 2017.
- Zoviraz®: Aciclovir [bula de remédio]. Responsável técnico Edinilson da Silva Oliveira. Rio de Janeiro: GlaxoSmithKline Brasil Ltda; 2014.
- Zyloric®: Alopurinol [bula de remédio]. Responsável técnico Juliana Aguirre M. Pinto. Serra-ES: Aspen Pharma Indústria Farmacêutica Ltda; 2014.
- Zyprexa®: Olanzapina [bula de remédio]. Responsável técnico Marcia A Preda. São Paulo: Elly Lilly do Brasil Ltda; 2017.
- Zyvox®: Linezolida [bula de remédio]. Responsável técnico Carolina C. S. Rizoli. Itapevi-SP: Laboratórios Pfizer Ltda; 2016.

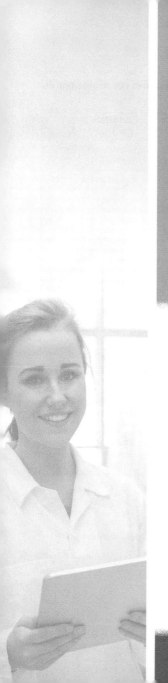

15

Validade de líquidos orais extemporâneos
(suspensões que necessitam de reconstituição)

Validade de líquidos orais extemporâneos (suspensões que necessitam de reconstituição)

Princípio ativo	Nome comercial	Laboratório	Estabilidade após reconstituição
Amoxicilina	Amoxicilina 250 mg suspensão	Eurofarma	14 dias em temperatura ambiente (15-30°C)
Amoxicilina + ácido clavulânico	Clavulin 250 mg suspensão	GlaxoSmithKline	7 dias sob refrigeração (2-8°C)
Amoxicilina + ácido clavulânico	Clavulin BD 400 mg suspensão	GlaxoSmithKline	7 dias sob refrigeração (2-8°C)
Azitromicina	Azitromicina 600 mg suspensão	Prati-Donaduzzi	5 dias em temperatura ambiente (15-30°C)
Cefadroxila	Cefadroxila 250 mg suspensão	Sandoz	14 dias em temperatura ambiente (15-30°C)
Cefuroxima	Zinnat 250 mg/5 mL suspensão	GlaxoSmithKline	10 dias sob refrigeração (2-8°C)
Claritromicina	Klaricid 125 mg suspensão	Abbott	14 dias em temperatura ambiente (15-30°C)
Fenoximetilpenicilina potássica	Pen-Ve suspensão 400.000 UI/5 mL	Eurofarma	7 dias em temperatura ambiente (15-30°C)
Oxcarbamazepina	Trileptal SS 6% (60 mg/mL) suspensão	Novartis	7 semanas (49 dias) em temperatura ambiente (15-30°C)
Pamoato de pirvinio	Pyr-pam 10 mg/mL suspensão	Uci-Farma	6 meses em temperatura ambiente (15-30°C)

Bibliografia consultada

- Amocixilina [bula de remédio]. Responsável técnico Maria Benedita Ferreira. São Paulo: Eurofarma Laboratórios S/A; 2016.
- Azitromicina [bula de remédio]. Responsável técnico Luiz Donaduzzi. Toledo-PR: Prati-Donaduzzi e CIA Ltda; 2016.
- Cefadroxila [bula de remédio]. Responsável técnico Cláudia Larissa S. Montanher. Cambé-PR: Sandoz do Brasil Indústria Farmacêutica Ltda; 2016.
- Clavulin® BD: Amoxicilina/Clavulanato [bula de remédio]. Responsável técnico Edinilson da Silva Oliveira. Rio de Janeiro: GlaxoSmithKline Brasil Ltda; 2016
- Clavulin®: Amoxicilina/Clavulanato [bula de remédio]. Responsável técnico Edinilson da Silva Oliveira. Rio de Janeiro: GlaxoSmithKline Brasil Ltda; 2016.
- Klaricid®: Claritromicina [bula de remédio]. Responsável técnico Ana Paula Antunes Azevedo. São Paulo: Abbott Laboratório do Brasil Ltda; 2017.
- Pen-Ve-Oral®: Fenoximetilpenicilina potássica [bula de remédio]. Responsável técnico Maria Benedita Pereira. São Paulo; Eurofarma Laboratórios S/A; 2015.
- Pyr-Pam®: Pamoato de pirvinio [bula de remédio]. Responsável técnico Claudio Roberto Mataruco. São Bernado do Campo – SP: Uci-Farma Indústria Farmacêutica Ltda; 2017.
- Trileptal®: Oxcarbamazepina [bula de remédio]. Responsável técnico Flavia Regina Pegorer. São Paulo: Novartis Biociências S/A; 2017.
- Zinnat®: Claritromicina [bula de remédio]. Responsável técnico técnico Edinilson da Silva Oliveira. Rio de Janeiro: GlaxoSmithKline Brasil Ltda; 2017.

176

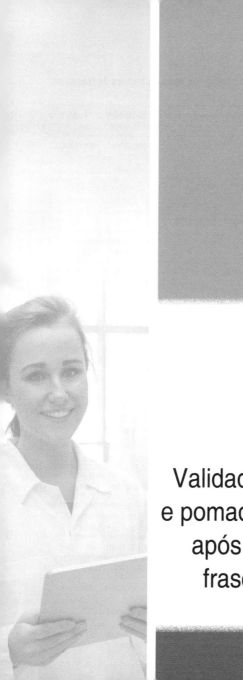

16

Validade dos colírios e pomadas oftálmicas após a abertura do frasco ou bisnaga

Validade dos colírios e pomadas oftálmicas após a abertura do frasco ou bisnaga

Princípio ativo	Nome comercial	Laboratório	Estabilidade após abertura do frasco/bisnaga
Ácido poliacrílico	Refresh gel 0,3% Tb 10 g	Allergan	Após aberto válido por 30 dias em temperatura ambiente (15-30°C)
Atropina	Atropina 0,5% Fr 5 mL	Allergan	Após aberto válido por 60 dias em temperatura ambiente (15-30°C)
Azul de trypan	Azul de trypan 0,1% ap 1 mL		Dose única, não há estabilidade depois de aberto
Carbacol	Ophtcol 0,1 mg/ mL fap 2 mL	Ophthalmos	Após a primeira abertura do frasco a solução deve ser utilizada imediatamente – Uso único não guardar
Carboximetilcelulose	Fresh Tears 0,5% fr 15 mL	Allergan	Após aberto válido por 120 dias em temperatura ambiente (15-30°C)
Cetorolaco de trometamina	Acular 0,5% fr 5 mL	Allergan	Após aberto válido por 60 dias em temperatura ambiente (15-30°C)
Ciclopentolato	Cicloplégico 1% fr 5 mL	Allergan	Após aberto válido por 90 dias em temperatura ambiente (15-30°C)
Ciprofloxacina	Ciloxan 0,5 mg/ mL fr 5 mL	Novartis	Após aberto válido por 28 dias em temperatura ambiente (15-30°C)
Ciprofloxacina + dexametasona	Cilodex 3,5 mg/ mL + 1 mg/mL fr 5 mL	Novartis	Após aberto válido por 28 dias em temperatura ambiente (15-30°C)
Cloranfenicol (associação)	Epitezan tb 3,5 g	Allergan	Após aberto válido por 28 dias em temperatura ambiente (15-30°C)
Dexametasona	Maxidex 1,0 mg/ mL fr 5 mL	Novartis	Após aberto válido por 28 dias em temperatura ambiente (15-30°C)

Princípio ativo	Nome comercial	Laboratório	Estabilidade após abertura do frasco/bisnaga
Dextrano 70 + hipromelose	Lacrima Plus fr 15 mL	Novartis	Após aberto válido por 60 dias em temperatura ambiente (15-30°C)
Dorzolamida + timolol	Cosopt fr 5 mL e 10 mL	Merck Sharp & Dohme	Após aberto válido por 28 dias em temperatura ambiente (15-30°C)
Fenilefrina	Fenilefrina 10% Fr 5 mL	Allergan	Após aberto válido por 60 dias em temperatura ambiente (15-30°C)
Fenilefrina	Fenilefrina 2,5%	Centro Paulista (manipulado)	Após aberto válido por 30 dias sob refrigeração (2-8°C)
Flurbiprofeno	Ocufen 0,03% fr 5 mL	Allergan	Após aberto válido por 60 dias em temperatura ambiente (15-30°C)
Gatifloxacino	Zymar 0,3% fr 5 mL	Allergan	Após aberto válido por 60 dias em temperatura ambiente (15-30°C)
Gatifloxacino + prednisolona	Zypred 0,3% + 1% fr 6 mL	Allergan	Após aberto válido por 30 dias em temperatura ambiente (15-30°C)
Hialuronato de sódio	Provisc sga 0,85 mL	Alcon	Não há prazo de validade após aberto. Produto de uso único
Hialuronato de sódio + sulfato de condroitina	Viscoat sga 0,5 mL	Alcon	Não há prazo de validade após aberto. Produto de uso único
Latanoprosta	Xalatan 50 μg/mL fr 2,5 mL	Pfizer	Após aberto válido por 10 semanas até 25°C
Metilcelulose	Metilcelulose 2% fr 10 mL	Citopharma (manipulado)	Após aberto válido por 30 dias em temperatura ambiente (15-30°C)
Moxifloxacino	Vigamox 5,45 mg/mL fr 5 mL	Novartis	Após aberto válido por 30 dias em temperatura ambiente (15-30°C)

Princípio ativo	Nome comercial	Laboratório	Estabilidade após abertura do frasco/bisnaga
Nafazolina + feniramina	Claril 0,25 mg/mL + 3 mg/mL	Novartis	Após aberto válido por 28 dias em temperatura ambiente de 15-30°C
Nitrato de prata	Nitrato de prata 1% fr 1 mL	Health Tech (manipulado)	Após aberto uso imediato
Olopatadina	Patanol 1,11 mg/mL fr 5 mL	Novartis	Após aberto válido por 30 dias em temperatura ambiente (15-30°C)
Pilocarpina	Pilocarpina 2% fr 10 mL	Allergan	Após aberto válido por 90 dias em temperatura ambiente (15-30°C)
Polividona	PVP Iodo 5%	Centro Paulista (manipulado)	Após aberto uso imediato
Proximetacaína	Anestalcon 5 mg/mL fr 5 mL	Novartis	Após aberto válido por 28 dias em temperatura ambiente
Tobramicina	Tobrex 3 mg/mL fr 5 mL	Novartis	Após aberto válido por 28 dias em temperatura ambiente de 15-30°C
Tobramicina	Tobrex 3 mg/g pomada Tb 3,5 g	Novartis	Após aberto válido por 28 dias em temperatura ambiente (15-30°C)
Tobramicina + dexametasona	Tobradex 3 mg/mL + 1 mg/mL fr 5 mL	Novartis	Após aberto válido por 28 dias em temperatura ambiente (15-30°C)
Tropicamida	Mydriacyl 10 mg/mL fr 5 mL	Novartis	Após aberto válido por 28 dias em temperatura ambiente de 15-30°C

Bibliografia consultada

- Acular®: Cetorolaco de trometamina [bula de remédio]. Responsável técnico Elizabeth Mesquita. São Paulo: Allergan Produtos Farmacêuticos Ltda; 2016.
- Anestalcon®: Proximetacaína [bula de remédio]. Responsável técnico André Luis Picoli. São Paulo: Novartis Biociências S/A; 2016.
- Atropina: [bula de remédio]. Responsável técnico Elizabeth Mesquita. São Paulo: Allergan Produtos Farmacêuticos Ltda; 2013.
- Cicloplégico®: Ciclopentolato [bula de remédio]. Responsável técnico Elizabeth Mesquita. São Paulo: Allergan Produtos Farmacêuticos Ltda; 2013.
- Cilodex®: Ciprofloxacina/Dexametasona [bula de remédio]. Responsável técnico André Luis Picoli. Novartis Biociências S/A; 2016.
- Ciloxan®: Ciprofloxacina [bula de remédio]. Responsável técnico André Luis Picoli. São Paulo: Novartis Biociências S/A; 2015.
- Claril®: Nafazolina/Feniramina [bula de remédio]. Responsável técnico André Luis Picoli. São Paulo: Novartis Biociências S/A; 2015.
- Cosopt®: Dorzolamida/Timolol [bula de remédio]. Responsável técnico Fernando C. Lemos. Campinas-SP: Merck Sharp & Dohme Farmacêutica Ltda; 2016.
- Epitezan®: Cloranfenicol (associação) [bula de remédio]. Responsável técnico Elizabeth Mesquita. São Paulo: Allergan Produtos Farmacêuticos Ltda; 2013.
- Fenilefrina®: [bula de remédio]. Responsável técnico Elizabeth Mesquita. São Paulo: Allergan Produtos Farmacêuticos Ltda; 2016.
- Fenilefrina®: [bula de remédio]. São Paulo: Centro Paulista de Desenvolvimento Farmacotécnico Ltda; 2013.
- Fresh Tears®: Carboximetilcelulose [bula de remédio]. Responsável técnico Elizabeth Mesquita. São Paulo: Allergan Produtos Farmacêuticos Ltda; 2013.
- Lacrima Plus®: Dextrano/Hipromelose [bula de remédio]. Responsável técnico André Luis Picoli. São Paulo: Novartis Biociências S/A; 2016.
- Maxidex®: Dexametasona [bula de remédio]. Responsável técnico André Luis Picoli. São Paulo: Novartis Biociências S/A; 2016.
- Metilcelulose®: [bula de remédio]. Belo Horizonte-MG: Citopharma Manipulação de Medicamentos Especiais Ltda; 2016.
- Mydriacyl®: Tropicamida [bula de remédio]. Responsável técnico André Luis Picoli. São Paulo: Novartis Biociências S/A; 2015.
- Nitrato de Prata: [bula de remédio]. Responsável técnico João Roberto Nakasone Teruya. São Paulo: Health Tech Farmácia de Manipulação; 2010.

- Ocufen®: Flurbiprofeno [bula de remédio]. Responsável técnico Elizabeth Mesquita. São Paulo: Allergan Produtos Farmacêuticos Ltda; 2013.
- Ophtcol®: Carbacol [bula de remédio]. Responsável técnico Acácio Alves de Souza Lima Filho. São Paulo: Ophthalmos S/A; 2014.
- Pilocarpina®: [bula de remédio]. Responsável técnico Elizabeth Mesquita. São Paulo: Allergan Produtos Farmacêuticos Ltda; 2015.
- Provisc®: Hialuronato de sódio [bula de remédio]. Responsável técnico Lygia C. Piazza. Barueri-SP: Alcon Laboratórios do Brasil Ltda; 2015.
- PVP Iodo®: Polividona [bula de remédio]. São Paulo: Centro Paulista de Desenvolvimento Farmacotécnico Ltda; 2013.
- Refresh® gel: Ácido Poliacrilico [bula de remédio]. Responsável técnico Elizabeth Mesquita. São Paulo: Allergan Produtos Farmacêuticos Ltda; 2015.
- Tobradex®: Tobramicina/Dexametasona [bula de remédio]. Responsável técnico André Luis Picoli. São Paulo: Novartis Biociências S/A; 2016.
- Tobrex®: Tobramicina [bula de remédio]. Responsável técnico André Luis Picoli. São Paulo: Novartis Biociências S/A; 2016.
- Vigamox®: Moxifloxacino [bula de remédio]. Responsável técnico André Luis Picoli. São Paulo: Novartis Biociências S/A; 2015.
- Viscoat®: Hialuronato de sódio/sulfato de condroitina [bula de remédio]. Responsável técnico Lygia C. Piazza. Barueri-SP: Alcon Laboratórios do Brasil Ltda; 2015.
- Xalatan®: Latanoprosta [bula de remédio]. Responsável técnico Carolina C. S. Rizoli. Itapevi-SP: Laboratórios Pfizer Ltda; 2017.
- Zymar®:Gatifloxacino [bula de remédio]. Responsável técnico Elizabeth Mesquita. São Paulo: Allergan Produtos Farmacêuticos Ltda; 2015.
- Zypred®: Gatifloxacino/Prednisolona [bula de remédio]. Responsável técnico Elizabeth Mesquita. São Paulo: Allergan Produtos Farmacêuticos Ltda; 2016.

17

Validade dos contrastes após abertura do frasco

Validade dos contrastes após abertura do frasco

Princípio ativo	Nome comercial	Estabilidade após abertura	Fabricante
Iotalamato de meglumina	Conray® 600 mg/mL	Não há estabilidade depois de aberto; as quantidades do meio de contraste não utilizadas devem ser descartadas	Mallinckrodt Pharmaceuticals
Ácido gatorérico	Dotarem® 0,5 mmol/mL	Não existem estudos relativos ao período de tempo que um frasco pode permanecer aberto. Esta condição deve ser evitada, pois é tecnicamente dependente do procedimento de manuseio e das medidas aplicadas que impedem a contaminação. O produto permanece estéril e sem contato com oxigênio (usa-se um gás neutro para envasar o produto) enquanto fechado e lacrado. Não podemos oferecer garantias destas características depois que o frasco (ou a ampola no caso do Lipiodol) é aberto, e a orientação oficial é para descartar eventuais sobras que não foram utilizadas logo após a abertura	Guerbet Produtos Radiológicos
Gadobutrol	Gadovist® 604,72 mg/mL	Após abertura do frasco permanece estável por 24 h em temperatura 20 a 25°C, deve ser descartado após esse período. Se a temperatura ambiente for superior a 25°C deve ser utilizado imediatamente após aberto	Bayer

Princípio ativo	Nome comercial	Estabilidade após abertura	Fabricante
Iobitridol	Henetix® 300 mg/mL 350 mg/mL	Não existem estudos relativos ao período de tempo que um frasco pode permanecer aberto. Esta condição deve ser evitada, pois é tecnicamente dependente do procedimento de manuseio e das medidas aplicadas que impedem a contaminação. O produto permanece estéril e sem contato com oxigênio (usa-se um gás neutro para envasar o produto) enquanto fechado e lacrado. Não podemos oferecer garantias destas características depois que o frasco é aberto; a orientação oficial é para descartar eventuais sobras que não foram utilizadas logo após a abertura	Guerbet Produtos Radiológicos
Gadopentetato dimeglumínico	Magnevistan® 469 mg/mL	Após abertura, o frasco permanece química, física e microbiologicamente estável em temperatura não superior a 30°C por 24 h, e deve ser descartado após esse período	Bayer
Gadoxetato dissódico	Primovist® 181,43 mg/mL	Quimicamente e fisicamente estável após aberto, do ponto de vista microbiológico, o produto deve ser utilizado imediatamente	Bayer
Ioxitalamato de meglumina	Telebrix® 350 mg/mL	Os frascos abertos devem ser mantidos em condições rígidas de higiene e esterilidade, além de proteção contra luz. Nestas condições, poderm ser armazenados até 24 h	Guerbet Produtos radiológicos
Iopromida	Ultravist® 623 mg/mL e 769 mg/mL	A solução remanescente deve ser descartada em 10 h após a primeira abertura do frasco	Bayer

Bibliografia consultada

- Conray®: Iotalamato de meglumina [bula de remédio]. Responsável técnico Giselle Priscila Parada Coelho. São Paulo: Mallinckrodt do Brasil Ltda; 2014.
- Dotarem®: Ácido gatorérico [bula de remédio]. Responsável técnico Fabio Bussinger. Rio de Janeiro: Guerbet Produtos radiológicos Ltda; 2015.
- Gadovist®: Gadobutrol [bula de remédio]. Responsável técnico Dirce Eiko Mimura. São Paulo: Bayer S/A; 2016.
- Henetix®: Iobitridol [bula de remédio]. Responsável técnico Fabio Bussinger. Rio de Janeiro: Guerbet Produtos radiológicos Ltda; 2017.
- Magnevistan®: Gadopentetato dimeglumínico [bula de remédio]. Responsável técnico Dirce Eiko Mimura. São Paulo: Bayer S/A; 2014.
- Primovist®: Gadoxetato dissódico [bula de remédio]. Responsável técnico Dirce Eiko Mimura. São Paulo: Bayer S/A; 2014.
- Telebrix®: Ioxitalamato de meglumina [bula de remédio]. Responsável técnico Fabio Bussinger. Rio de Janeiro: Guerbet Produtos radiológicos Ltda; 2017.
- Ultravist®: Iopromida [bula de remédio]. Responsável técnico Dirce Eiko Mimura. São Paulo: Bayer S/A; 2014.

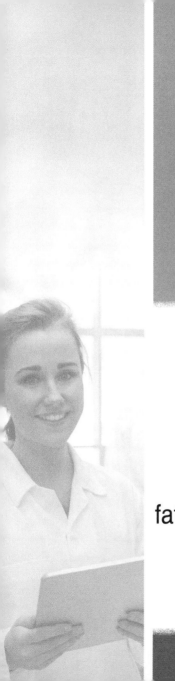

18

Características dos fatores de coagulação disponíveis no mercado

Características dos fatores de coagulação disponíveis no mercado

	Complexo Protrombínico (Fatores II, VII, IX E X)		Concentrados de Fator VIII + Fator de von Willebrand		Concentrados de Fator VIII		
	Beriplex®P/N	Prothromplex®	Haemate P® (Fator VIII 500 UI + von Willebrand 1.200 UI)	Immunate® S/D	Haemocomplet-tan® 1 g fap	Novoseven® 1 mg fap	Beriate P®
Fabri-cante	CSL Behring	Baxter	CSL Behring	Baxter	CSL Behring	Novo Nordisk	CSL Behring
Apre-senta-ção	1 fap com pó liofilizado, 1 fap de diluente com 20 mL, 1 dispositivo de transferência com filtro	1 fap contendo 600 UI, 1 fap contendo 20 mL de diluente, 1 conjunto de reconstituição e infusão	1 fap com pó liofilizado contendo 500 UI de fator VIII de coagulação e 1.200 UI de fator de von Willebrand, 1 frasco de diluente com 10 mL, 1 dispositivo de transferência com filtro	1 frasco contendo Immunate 250 UI/500 UI, 1 frasco contendo água estéril para injetáveis (5 mL), conjunto de reconstituição e infusão (1 conjunto de transferência/filtro, 1 seringa descartável de 5 mL, 1 agulha descartável, 1 conjunto de infusão rápida)	1 frasco-ampola com 1 g de pó liofilizado	1 frasco com 1 mg (50 kUI) de pó liofilizado 1 frasco com 1,1 mL de diluente	1 frasco-ampola de 250 UI + 1 ampola com 2,5 mL de diluente, 1 frasco-ampola 500 UI + 1 ampola com 5 mL de diluente, 1 frasco-ampola 1.000 UI + 1 ampola com 10 mL de diluente, 1 dispositivo de transferência com filtro

	Complexo Protrombínico (Fatores II, VII, IX E X)		Concentrados de Fator VIII + Fator de von Willebrand		Concentrados de Fator VIII		
	Beriplex®P/N	Prothromplex®	Haemate P® (Fator VIII 500 UI + von Willebrand 1.200 UI)	Immunate® S/D	Haemocomplettan® 1 g fap	Novoseven® 1 mg fap	Beriate P®
Composição	Cada frasco-ampola contém: fator II: 400-960 UI, fator VII: 200-500 UI, fator IX: 400-620 UI, fator X: 440-1.200 UI, proteína C: 300-900 UI, proteína S: 240-760 UI. Excipientes: heparina, albumina humana, antitrombina III, cloreto de sódio, citrato de sódio e HCl ou NaOH (em pequenas quantidades para ajuste de pH)	Cada frasco-ampola contém: fator II: 480-900 UI, fator: VII: 500 UI, fator IX: 600 UI, fator X: 600 UI. Excipientes: cloreto de sódio, citrato de sódio di-hidratado, heparina sódica, antitrombina III (15-30 UI por frasco ou 0,75-1,5 UI/mL) e água para injetáveis	Cada frasco-ampola de pó liófilo contém: fator de coagulação VIII 500 UI, fator de von Willebrand 1.200 UI. Excipientes: albumina humana, glicina, cloreto de sódio, citrato de sódio, hidróxido de sódio e ácido clorídrico	Cada frasco-ampola de 250 UI contém: fator VIII de coagulação (humano) 250 UI, fator von Willebrand: 190 UI. Cada frasco-ampola de 500 UI contém: fator VIII de coagulação (humano) 500 UI, fator von Willebrand: 375 UI. Excipientes: albumina humana, glicina, cloreto de sódio, citrato de sódio di-hidratado, cloridrato de lisina e cloreto de cálcio di-hidratado	Cada frasco-ampola contém: pó: 1.925-3.010 mg, fibrinogênio humano: 900-1300 mg, proteína total: 1.300-1.900 mg. Excipientes: cloreto de sódio cerca de 164 mg a cada 1 g de fibrinogênio	Cada frasco-ampola de liófilo contém: alfa-heptacogue ativado: 1 mg. Excipientes: cloreto de sódio, cloreto de cálcio di-hidratado, glicilglicina, polissorbato 80, manitol, sacarose, metionina, ácido clorídrico e hidróxido de sódio. Diluente: histidina, ácido clorídrico, hidróxido de sódio e água para injetáveis	Cada frasco-ampola pó de liófilo contém: fator VIII de coagulação 250 UI/500 UI/1.000 UI. Excipientes: glicina, cloreto de cálcio, sacarose, cloreto de sódio e água para injetáveis como diluente

	Complexo Protrombínico (Fatores II, VII, IX E X)		Concentrados de Fator VIII + Fator de von Willebrand		Concentrados de Fator VIII		
	Beriplex® P/N	Prothromplex®	Haemate P® (Fator VIII 500 UI + von Willebrand 1.200 UI)	Immunate® S/D	Haemocomplettan® 1 g fap	Novoseven® 1 mg fap	Beriate P®
Indicação	Profilaxia e tratamento de hemorragias causadas por deficiência congênita ou adquirida dos fatores de coagulação II, VII, IX e X (complexo protrombínico)	Profilaxia e tratamento de hemorragias causadas por deficiência congênita ou adquirida dos fatores de coagulação II, VII, IX e X (complexo protrombínico)	Profilaxia e tratamento de hemorragias por deficiência adquirida de fator VIII, doença de von Willebrand e hemofilia A	Profilaxia e tratamento da deficiência congênita ou adquirida do fator VIII da coagulação. Tratamento da hemofilia A e doença de Von Willebrand	Profilaxia e tratamento de diátese hemorrágica em hipofibrinogenemia, disfibrinogenemia, afibrinogenemia congênitas e hipofibrinogenemia adquirida	Profilaxia e tratamento de hemorragia em: hemofilia A (congênita ou adquirida), trombastenia hemorrágica (doença de Glanzmann)	Profilaxia e tratamento de hemorragia em: hemofilia A (deficiência congênita do fator VIII); deficiência adquirida do fator VIII

	Complexo Protrombínico (Fatores II, VII, IX E X)		Concentrados de Fator VIII + Fator de von Willebrand		Concentrados de Fator VIII		
	Beriplex®P/N	Prothromplex®	Haemate P® (Fator VIII 500 UI + von Willebrand 1.200 UI)	Immunate® S/D	Haemocomplettan® 1 g fap	Novoseven® 1 mg fap	Beriate P®
Cuidados no armazenamento	Conservar em temperatura ambiente não superior a 25°C Após reconstituído deve ser utilizado imediatamente	Conservar sob refrigeração (2-8°C) Após reconstituído deve ser utilizado imediatamente	Conservar sob refrigeração (2-8°C) Após reconstituído deve ser utilizado imediatamente	Conservar sob refrigeração (2-8°C) Após reconstituído deve ser utilizado imediatamente	Conservar sob refrigeração (2-8°C) Após reconstituído deve ser utilizado imediatamente	Conservar em temperatura ambiente (15-30°C). Após reconstituição armazenar por 6 h em temperatura de 15-30°C ou em até 24 h em 5°C	Conservar sob refrigeração (2-8°C), pode ser armazenado em temperatura até 25°C por um período cumulativo máximo de 1 mês. Após reconstituído pode ser armazenado por 8 h em 25°C

	Complexo Protrombínico (Fatores II, VII, IX E X)		Concentrados de Fator VIII + Fator de von Willebrand		Concentrados de Fator VIII		
	Beriplex®P/N	Prothromplex®	Haemate P® (Fator VIII 500 UI + von Willebrand 1.200 UI)	Immunate® S/D	Haemocomplet-tan® 1 g fap	Novoseven® 1 mg fap	Beriate P®
Re-cons-tituição	Reconstituir o fap com 20 mL (diluente próprio)	Reconstituir o fap com 20 mL (diluente próprio)	Deixar o diluente atingir temperatura ambiente e reconstituir o fap com 10 mL (diluente próprio)	Deixar o diluente atingir temperatura ambiente e reconstituir o fap com 5 mL (diluente próprio)	Deixar o fap atingir a temperatura ambiente e reconstituir em 50 mL de água destilada	Reconstituir com 1,1 mL do diluente próprio	Deixar o diluente atingir a temperatura ambiente e reconstituir com diluente próprio

Bibliografia consultada

- Beriate® P: Fator VIII de coagulação [bula de remédio]. Responsável técnico Cristina J. Nakai. São Paulo: CSL Behring Comércio de Produtos Farmacêuticos Ltda; 2017.
- Beriplex® PN: Concentrado de complexo protrombínico [bula de remédio]. Responsável técnico Cristina J. Nakai. São Paulo: CSL Behring Comércio de Produtos Farmacêuticos Ltda; 2017.
- Haemate®: Fator VIII de coagulação/fator de von Willebrand [bula de remédio]. Responsável técnico Cristina J. Nakai. São Paulo: CSL Behring Comércio de Produtos Farmacêuticos Ltda; 2017.
- Haemocomplettan® P: Fibrinogênio [bula de remédio]. Responsável técnico Cristina J. Nakai. São Paulo: CSL Behring Comércio de Produtos Farmacêuticos Ltda; 2017.
- Immunat®: Fator VIII de coagulação/fator de von Willebrand [bula de remédio]. Responsável técnico Jônia Gurgel Moraes. São Paulo: Baxalta Brasil Biociência Ltda; 2017.
- NovoSeven®: alfaeptacogue ativado/fator recombinante de coagulação VIIa [bula de remédio]. Responsável técnico Luciane M. H. Fernandes. Araucária – PR: Novo Nordisk Farmacêutica do Brasil Ltda; 2017.
- Prothromplex®: Concentrado de complexo protrombínico [bula de remédio]. Responsável técnico Jônia Gurgel Moraes. São Paulo: Baxalta Brasil Biociência Ltda; 2017.

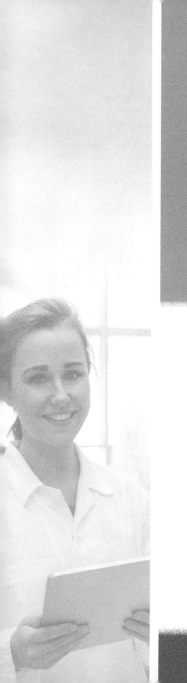

19

Ajuste de drogas em relação à função renal

Tabela de Ajuste Renal

Dosagem recomendada para pacientes com insuficiência renal

Aciclovir (Zovirax®)

Esquema posológico recomendado	
ClCr > 50 mL/min	Dose padrão (5-10 mg/kg EV peso corporal ou 500 mg/m²)[1] cd 8 h[1,2]
ClCr 25 a 50 mL/min	Dose padrão (5-10 mg/kg EV peso corporal ou 500 mg/m²)[1] cd 12 h[1-3] ou 24 h[4]
ClCr 10 a 25 mL/min	Dose padrão (5-10 mg/kg EV peso corporal ou 500 mg/m²)[1] cd 24 h[1-3]

HD/DPAC: ClCr < 10 mL/min 50%. Dose padrão (2,5-5 mg/kg[3] ou 5-10 mg/kg EV peso corporal ou 500 mg/m²)[1] cd 24 h[1-3], dose extra após HD[2,3].
CVVHDF: 5-10 mg/kg EV cd 12-24 h[3], 10 mg/kg EV cd 12 h por CVVHDF é recomendado para meningoencefalite viral e infecções pelo vírus varicela-zoster[3].

Dose padrão	ClCr 10-25 mL/min	ClCr < 10 mL/min	
800 mg VO cd 4 h	800 mg VO cd 8 h[2,3]	800 mg VO cd 12 h²	HD: Dose extra após HD. DPAC: 600-800 mg VO cd 24 h[2,3]
400 mg VO cd 12 h	Dose padrão²	200 mg VO cd 12 h[2,3]	HIV: 200 mg VO cd 12 h²
200 mg VO cd 4 h	Dose padrão²	200 mg VO cd 12 h[1-3]	

Cefepima (Maxcef®)

Esquema posológico recomendado			
Dose padrão	ClCr 30-60 mL/min	ClCr 11-29 mL/min	ClCr < 11 mL/min
500 mg cd 12 h	500 mg cd 24 h[2,3]	500 mg cd 24 h[2,3]	250 mg cd 24 h[2,3]
1 g cd 12 h	1 g cd 24 h[2,3]	500 mg cd 24 h[2,3]	250 mg cd 24 h[2,3]
2 g cd 12 h	2 g cd 24 h[2,3]	1 g cd 24 h[2,3]	500 mg cd 24 h[2,3]
2 g cd 8 h	2 g cd 12 h[2,3]	2 g cd 24 h[2,3]	1 g cd 24 h[2,3]

HD: 1 g (ataque), após manutenção 0,5 g[1,2,4] – 1 g[3,4] (Exceto: neutropenia febril fazer 1 g[1,2] cd 24 h após HD[1,2,4] ou 1-2 g cd 48-72 h ou 2 g 3 x/sem após HD[4].
CVVHDF: 2 g (ataque) manutenção 1 g cd 8 h ou 2 g cd 12 h[4]
(4 g/dia pseudomonas e infecções graves)[4].
DPAC: Dose padrão cd 48 h[1,2,4].

Ceftarolina (Zinforo®)

Esquema posológico recomendado			
ClCr > 50 mL/min	ClCr > 30-50 mL/min	ClCr 15-30 mL/min	ClCr < 15 mL/min
Dose padrão[2,5]	400 mg cd 12 h[2,5]	300 mg cd 12 h[2,5]	200 mg cd 12 h[2,5]
HD: 200 mg cd 12 h após HD[2,5]			

Ceftazidima (Fortaz®)

Esquema posológico recomendado				
ClCr > 50 mL/min	ClCr 50-31 mL/min	ClCr 30-16 mL/min	ClCr 15-6 mL/min	ClCr < 5 mL/min
Dose padrão[7]	1 g cd 12 h[2,3,7]	1 g cd 24 h[2,3,7]	0,5 g cd 24 h[2,3,7]	0,5 g cd 48 h[2,3,7]
HD: 1 g após HD[2]. 500-1 g cd 24 h3 ou 1-2 g cd 48-72 h3. DPAC: 1 g de ataque seguida de 500 mg cd 24 h[2,3] ou 1253-250 mg/2 L[2] da solução de HD[2,3,7].CVVHDF: 2 g dose de ataque, após 1 g cd 8 h ou 2 g cd 12 h3.				
ClCr > 50-90 mL/min	ClCr 10-50 mL/min	ClCr < 10 mL/min	–	–
2 g cd 8-12 h4	2 g cd 12-24 h4	2 g cd 24-48 h4	–	–

Ciprofloxacino (Cipro®)

Esquema posológico recomendado		
ClCr > 30 mL/min	ClCr < 30 mL/min	–
Dose padrão EV/VO[3,8] (infecção grave 750 mg VO cd 12 h)	250-500 mg/dia VO cd 18 h3 ou cd 24 h[2,8] e/ou 200-400 mg EV cd 18 h[2,3] ou cd 24 h[2,3,8]	–
ClCr > 50 mL/min	ClCr 10-50 mL/min	ClCr < 10 mL/min
500-750 mg VO ou 400 mg EV cd 12 h4	400 mg EV cd 24 h4	50% da dose4
HD: 250[3,4]-500 mg[3,8] VO cd 24 h após HD[3,4,8] ou 200[3,4]-400 mg3 EV cd 18 h3 24 h após HD[3,4].DPAC: 200 mg EV cd 8 h4 ou administrar 50 mg EV de ciprofloxacino/L cd 6 h8 ou 250 mg VO cd 8 h4 ou 500 mg VO cd 24 h8. CVVHDF: 50-75% da dose3 ou 200-400 mg EV cd 12-24 h3.		

Claritromicina (Klaricid®)

Esquema posológico recomendado		
ClCr > 50-90 mL/min	ClCr 10-50 mL/min	ClCr < 10 mL/min
500 mg cd 12 h[4]	500 mg cd 12-24 h[4]	500 mg cd 24 h[4]
ClCr > 30 mL/min	ClCr ≤ 30 mL/min	–
Dose padrão[2,3,9,10]	50% da dose padrão[2,3,9,10]	-

HD: 500 mg cd 24 h após HD[3,4].

Daptomicina (Cubicin®)

Esquema posológico recomendado		
ClCr ≥ 30 mL/min	Infecção complicada de pele e partes moles (IPPMC)	4 mg/kg cd 24 h[2,3,11]
ClCr < 30 mL/min		4 mg/kg cd 48 h[2,3,11]
ClCr ≥ 30 mL/min	Infecção de corrente sanguínea por S. aureus	6 mg/kg cd 24 h[2,3,11]
ClCr < 30 mL/min		6 mg/kg cd 48 h[2,3,11]

HD: 4-6 mg/kg cd 48 h após HD[2,3,11] ou 3 x/semana (se perídodo > 72 h aumentar dose em 50% após HD no dia intradialítico de 72 h)[2,3,11].CVVHDF: 4-6 mg/kg cd 24 h[3] ou 8 mg/kg cd 48 h[2,3].DPAC: 4-6 mg/kg IV cd 48 h[2,3,11].

Ertapenem (Invanz®)

Esquema posológico recomendado	
ClCr > 30 mL/min	ClCr ≤ 30 mL/min
Dose padrão[2-4,12]	500 mg cd 24 h[2-4,12]

HD: Recomenda-se administração de dose suplementar de 150 mg se medicação for administrada em período < 6 h antes da HD[2-4,12].DPAC: 500 mg cd 24 h[3].

Fluconazol (Zoltec®)

Esquema posológico recomendado	
ClCr > 50 mL/min	ClCr < 50 mL/min
100% da dose padrão[2-4,13]	50% da dose padrão[2-4,13]

HD: Dose padrão (100%) nos dias de HD[4,13] ou 50-400 mg (ataque) após HD e 50% da dose padrão em dias sem HD conforme ClCr[2]. Alternativa: 200-400 mg cd 48-72 h ou 100-200 mg cd 24 h[3].CVVHDF: 400-800 mg (ataque) seguido 400-800 mg cd 24 h ou 800 mg cd 24 h[3]. Dose mais elevadas de 500-600 mg cd 12 h podem ser utilizadas para tratar microrganismos. resistentes e/ou ao empregar ultrafiltração combinada e taxas de fluxo de diálise ≥ 2 L/h[3]DPAC: 50% da dose padrão[4].

Ganciclovir (Cymevene®)

Esquema posológico recomendado

	Dose de indução	Dose de manutenção
ClCr ≥ 70 mL/min	5 mg/kg EV cd 12 h[2-4,14]	5 mg/kg EV cd 24 h[1]
ClCr 50-69 mL/min	2,5 mg/kg EV cd 12 h[2-4,14]	2,5 mg/kg EV cd 24 h[2-4,14]
ClCr 25-49 mL/min	2,5 mg/kg EV cd 24 h[2-4,14]	1,25 mg/kg EV cd 24 h[2-4,14]
ClCr 10-24 mL/min	1,25 mg/kg EV cd 24 h[2-4,14]	0,625 mg/kg EV cd 24 h[2-4,14]
ClCr < 10 mL/min	1,25 mg/kg 3 x/sem. após HD[2-4,14]	0.625 mg/kg 3 x/sem após HD[2-4,14]

HD: Dose conforme ClCr < 10 mL/min[2] ou 48-72 h[3].CVVHDF: indução: 2,5 mg/kg cd 12 h e manutenção: 2,5 mg/kg cd 24 h[3].
DPAC: Dose conforme ClCr < 10 mL/min[3,4].

Imipenem/Cilastatina (Tienam®)

Esquema posológico recomendado

ClCr > 90 mL/min	ClCr 60-90 mL/min	ClCr 30-60 mL/min	ClCr 15-30 mL/min
500 mg cd 6 h	400 mg cd 6 h[2,3]	300 mg cd 6 h[2,3]	200 mg cd 6 h[2,3]
1 g cd 8 h	500 mg cd 6 h[2,3]	500 mg cd 8 h[2,3]	500 mg cd 12 h[2,3]
1 g cd 6 h	750 mg cd 8 h[2,3]	500 mg cd 6 h[2,3]	500 mg cd 12 h[2,3]

Obs.: Se ClCr < 15 mL/min não iniciar terapia, a menos que a HD comece dentro de 48 h[2,3].Dose extra após HD[2-4,15].

Dose usual	ClCr 41-70 mL/min	ClCr 21-40 mL/min	ClCr < 20 mL/min
1 g cd 24 h	250 mg cd 8 h[15]	250 mg cd 12 h[15]	250 mg cd 12 h[15]
1,5 g cd 24 h	250 mg cd 6 h[15]	250 mg cd 8 h[15]	250 mg cd 12 h[15]
2 g cd 24 h	500 mg cd 8 h[15]	250 mg cd 6 h[15]	250 mg cd 12 h[15]
3 g cd 24 h	500 mg cd 6 h[15]	500 mg cd 8 h[15]	500 mg cd 12 h[15]

CVVHDF: 1 g (ataque), seguido 250-500 mg cd 6 h[4] ou 8 h[2].
DPAC: dose < 10 mL/min[4].

Dose usual	ClCr 50-90 mL/min	ClCr 10-50 mL/min	ClCr < 10 mL/min
500 mg cd 6 h	250-500 mg cd 6-8 h[4]	250 cd 6-12 h[4]	125-250 mg cd 12 h[4]

Levofloxacino (Levaquin®)

Esquema posológico recomendado

Dose padrão	ClCr 20-49 mL/min	ClCr 10-19 mL/min
750 mg cd 24 h	750 mg cd 48 h[2,4,16,17]	750 mg (ataque) Após 500 mg cd 48 h[2,4,16,17]
500 mg cd 24 h	500 mg (ataque) Após 250 mg cd 24 h[2,3] ou 48 h[2,16] (750-1.000 mg 3 x/sem[2])	500 mg (ataque) Após 250 mg cd 48 h[2,3,16,17]
250 mg cd 24 h	Não precisa de ajuste[2,3,16,17]	250 mg cd 48 h[1-3] (exceto ITU não complicada)[3]

HD: Dose para ClCr < 20 mL/min[2,4,16,17] ou 750-1.000 mg 3 x/sem[2,3].CVVHDF: Dose para ClCr < 20 mL/min[3,4].DPAC: Dose para ClCr < 20 mL/min[2,4,16,17].

Meropenem (Meronem®)

Esquema posológico recomendado

ClCr > 50 mL/min	ClCr 26-50 mL/min	ClCr 10-25 mL/min	ClCr < 10 mL/min
1 unidade de dose cd 8 h[2,3,18]	1 unidade de dose cd 12 h[2,3,18]	1/2 unidade de dose cd 12 h[2,3,18]	1/2 unidade de dose cd 24 h[2,3,18]

HD: Dose extra após HD[2,18] ou 500 mg cd 24 h após HD[3].
CVVHDF: 1 g cd 12 h[2] ou 1 g (ataque), após 500 mg cd 6-8 h ou 1 g cd 8-12 h[3].
DPAC: Conforme ClCr, dose recomendada cd 24 h[3].

Oseltamivir (Tamiflu®)

Esquema posológico recomendado

–	ClCr > 60 mL/min	ClCr > 30-60 mL/min	ClCr 10-30 mL/min
Tratamento	Dose padrão[2,3,19]	30 mg cd 12 h[2,3,19]	30 mg cd 24 h[2,3,19]
Profilaxia	Dose padrão[2,3,19]	30 mg cd 24 h[2,3,19]	30 mg cd 48 h[2,19] ACM[19] ou cd 24 h[2]
–	ClCr > 30-50 mL/min	ClCr < 30 mL/min	–
–	30 mg cd 12 h[4]	75 mg cd 24 h[4]	–

HD: 30 mg antes e após HD[2,19] (30 mg antes do início da HD se sintomas de gripe aparecerem entre as sessões dentro de 48 h)[19].
DPAC: 30 mg cd 24 h e após HD (tratamento)[3] e 30 mg cd 7 dias (profilaxia)[3].

Piperacilina + Tazobactam (Tazocin®)

Esquema posológico recomendado

ClCr > 40 mL/min	Dose padrão[2,4,20]
ClCr 20-40 mL/min	4,5 g cd 8 h[20] ou 2,25 g cd 6 h[2,3] (3,375 g cd 6 h PNM)[2,3]
ClCr < 20 mL/min	4,5 g cd 12 h[20] ou 2,25 g cd 8 h[2,3] (2,25 g cd 6 h PNM)[2,3]

HD: 4,5 g cd 12 h (2,25 g após HD)[20] ou 2,25 g cd 12 h (2,25 g cd 8 h PNM)[2,3].
DPAC: 2,25 g cd 12 h (2,25 g cd 8 h PNM)[2,3] ou 4, 5g cd 12 h[4].CVVHDF: 3.375 g cd 6 h[3].

Sulfametoxazol + Trimetoprima (Bactrim®)

Esquema posológico recomendado

ClCr > 30 mL/min	ClCr 15-30 mL/min	ClCr < 15 mL/min	–
Dose padrão[2,3,21,22]	Metade da dose padrão[2,3,21,22]	Não recomendado[2,3,21,22]	–

Obs: O regime de dose é dependente da indicação clínica. Pacientes críticos com pneumonia por P. jirovecii podem necessitar de doses maiores que 10 mg/kg cd 12 h[3].HD: 5-10 mg/kg TMP cd 24 h[21,22].
CVVHDF: 2,5-7,5 mg/kg de TMP cd 12 h[3].DPAC: 5-10 mg/kg TMP cd 24 h[3].

Tratamento (Baseado em Trimetoprima)

ClCr > 50-90 mL/min	ClCr 30-50 mL/min	ClCr 10-29 mL/min	ClCr < 10 mL/min
Dose padrão (5-20 mg/kg/dia cd 6-12 h)[4]	Dose padrão[4]	Reduzir dose em 50%[4]	Não recomendado, porém usado: 5-10 mg/kg x dose cd 24 h[4]

Profilaxia			
> 50-90 mL/min	10-50 mL/min	< 10 mL/min	–
1 comp. VO cd 24 h ou 3 x/semana[4]	1 comp. VO cd 24 h ou 3 x/semana[4]	1 comp. VO cd 24 h ou 3 x/semana[4]	–

HD: Não recomendado; usado: 5-10 mg/kg a cd 24 h[3,4].
CVVHDF: 5-7,5 mg/kg cd 8 h[4].

Voriconazol (Vfend®)

Esquema posológico recomendado	
ClCr < 50 mL/min	–
Utilizar preferencialmente formulação oral de voriconazol, exceto quando a avaliação de risco-benefício justificar o uso EV. Monitorar creatinina rigorosamente e caso aumento, deve ser considerada a mudança para tratamento por via oral[2-4,24]	CVVHDF: 400 mg VO cd 12 h por 24 h, após 200 mg VO cd 12 h[3]. HD/DPAC: Sem necessidade de ajuste[2,3]

Teicoplanina (Targocid®)

Esquema posológico recomendado		
ClCr 40-60 mL/min	ClCr < 40 mL/min	–
50% da dose de manutenção (utilizando a dose de manutenção a cd 2 dias ou 50% desta dose cd 24 h)[23]	1/3 da dose de manutenção (utilizando esta dose a cada 3 dias ou 1/3 da dose cd 24 h)[23]	–
ClCr 30-80 mL/min	ClCr < 30 mL/min	–
Após 4º dia, diminuir 50% da dose de manutenção, aumentar o intervalo cd 2 dias ou 50% da dose regular cd 24 h[2]	Após 4º dia, diminuir 75% da dose de manutenção, aumentar o intervalo cd 3 dias ou 1/3 da dose regular cd 24 h[2]	–
ClCr > 50-90 mL/min	ClCr 10-50 mL/min	ClCr < 10 mL/min
6 mg/kg cd 24 h[4]	6 mg/kg cd 48 h[4]	6 mg/kg cd 72 h[4]
HD: Conforme ClCr < 30 mL/min[2] ou 6 mg/kg cd 72 h após HD[4]. DPAC: 6 mg/kg cd 72 h[4] ou dose 400 mg (ataque), após administrar 20 mg/L por bolsa na 1ª semana, 20 mg/L em bolsas alternadas na 2ª semana, e 20 mg/L na bolsa que permanece durante a noite na 3ª semana[23].		

Abreviações

HD	Hemodiálise
DPAC	Diálise peritoneal ambulatorial contínua
CVVHDF	Hemodiafiltração venovenosa contínua
cd	Cada
ClCr	*Clearance* de creatinina

Drogas cuja Dosagem não precisa ser alterada para pacientes com IR		
Antibacteriano		*Antifúngico*
Azitromicina	Metronidazol	Anidulafungina
Ceftriaxona	Moxifloxacino	Caspofungina
Clindamicina	Pirimetamina	Micafungina
Cloranfenicol	Polimixina B	–
Doxiciclina	Tigeciclina	–
Linezolida	–	–

Referências bibliográficas

1. Zovirax®: Aciclovir [bula de remédio]. Responsável técnico Edinilson da Silva Oliveira. Rio de Janeiro: GlaxoSmithKline Brasil; 2014.
2. Micromedex Solutions. Disponível em www.micromedexsolutions.com
3. Uptodate. Disponível em www.uptodate.com
4. Guia Sanford para Terapia Antimicrobiana 2015/David N. Gilbert [et al]. ; 45ª ed – São Paulo: A.C. Farmacêutica, 2015.
5. Maxcef®: cefepima [bula de remédio]. Responsável técnico Elizabeth M. Oliveira. São Paulo: Bristol-Myers Squibb Farmacêutica S/A; 2013.
6. Zinforo®: ceftarolina [bula de remédio]. Responsável técnico Gisele H. V. C. Teixeira. Cotia: AstraZeneca do Brasil Ltda; 2015.
7. Fortaz®: ceftazidima [bula de remédio]. Responsável técnico Edinilson da Silva Oliveira. Rio de Janeiro: GlaxoSmithKline Brasil; 2013.
8. Cipro®: ciprofloxacino [bula de remédio]. Responsável técnico Dirce Eiko Mimura. São Paulo: Bayer S/A; 2014.
9. Klaricid®: claritromicina [bula de remédio]. Responsável técnico Fabio Bussinger da Silva. Rio de Janeiro: Abbott Laboratórios do Brasil Ltda; 2017.
10. Claritromicina [bula remédio]. Responsável técnico Tatiana de Campos. Campinas: Medley Farmacêutica Ltda; 2015.
11. Cubicin®: daptomicina [bula de remédio]. Responsável técnico Bárbara Santos de Sousa. São Paulo: Novartis Biociências S/A; 2017.
12. Invanz®: ertapenem [bula de remédio]. Responsável técnico Fernando C. Lemos. Campinas: Merck Sharp & Dohme Farmacêutica Ltda; 2015.
13. Zoltec®: fluconazol [bula de remédio]. Responsável técnico Raquel Oppermann. Guarulhos: Laboratórios Pfizer Ltda; 2013.

14. Cymevene®: ganciclovir [bula de remédio]. Responsável técnico Guilherme N. Ferreira. Rio de Janeiro: Produtos Roche Químicos e Farmacêuticos S/A; 2017.
15. Tienam®: imipeném/cilastatina [bula de remédio]. Responsável técnico Fernando C. Lemos. Campinas: Merck Sharp & Dohme Farmacêutica Ltda; 2009.
16. Levaquin®: levofloxacino [bula de remédio]. Responsável técnico Marcos R. Pereira. São José dos Campos: Janssen-Cilag Farmacêutica Ltda; 2013.
17. Levofloxacino [bula de remédio]. Responsável técnico Kerusa Gurgel Tamiarana. Eusébio: Isofarma Indústrial Farmacêutica Ltda; 2015.
18. Meronem®: meropeném [bula de remédio]. Responsável técnico Gisele H. V. C. Teixeira. Cotia: AstraZeneca do Brasil Ltda; 2015.
19. Tamiflu®: Fosfato de oseltamivir [bula de remédio]. Responsável técnico Tatiana Tsiomis Díaz. Rio de Janeiro: Roche Químicos e Farmacêuticos S/A.; 2015.
20. Piperacilina sódica + Tazobactam sódico [bula de remédio]. Responsável técnico Sônia Albano Badaró. São Paulo: Eurofarna Laboratórios S/A; 2015.
21. Bac Sulfitrim IV®: sulfametoxazol + trimetoprima [bula de remédio]. Responsável técnico Marco Aurélio Limirio G.Filho. Anápolis: Neolatina comércio e indústria Farmacêutica S/A ; 2014.
22. Bactrim®: sulfametoxazol + trimetoprima [bula de remédio]. Responsável técnico Tatiana Tsiomis Díaz. Rio de Janeiro: Roche Químicos e Farmacêuticos S/A; 2017.
23. Targocid®: Teicoplanina [bula de remédio]. Responsável técnico Silvia Regina Brollo. Suzano: Sanofi Aventis Farmacêutica Ltda; 2016.
24. Vfend®: Voriconazol [bula de remédio]. Responsável técnico José Cláudio Bumerad. Guarulhos: Laboratórios Pfizer Ltda; 2013.

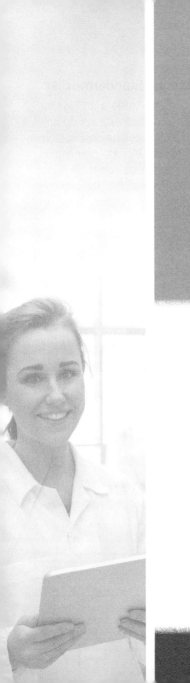

20

Lista de medicamentos para uso via hipodermóclise

Lista de medicamentos para uso via hipodermóclise

A hipodermóclise é conhecida também como a administração de fluidos pela via subcutânea. Essa prática está sendo utilizada em pacientes que apresentam diagnósticos de desidratação moderada devida a quadros de disfagias severas, demências, obstrução do intestino por conta de neoplasias, além de haver a possibilidade de administração de medicamentos para aqueles pacientes que não apresentam condições para se puncionar um acesso venoso periférico.

A seguir relacionamos os medicamentos possíveis de serem administrados por esta via

Medicamentos utilizados pela via hipodermóclise

Medicamento	Diluição	Tempo de infusão	Comentários
Ampicilina	SF 50 mL	60 min	Seguir padrão de 1 mL/min ou 62,5 mL/h
Ceftriaxona	SF 100 mL	60 min	Caso necessário, pode-se seguir o padrão 62,5 mL/h ou 1 mL/min
Cefepime	SF 100 mL	60 min	Caso necessário, pode-se seguir o padrão 62,5 mL/h ou 1 mL/min
Dexametasona	SF 50 mL	60 min	Via exclusiva
Dipirona	SF 20 mL	20 min	Seguir o padrão de 1 mL/min
Escopolamina	SF 50 mL	50 min	Seguir padrão de 1 mL/min ou 62,5 mL/h
Ertapenem	SF 50 mL	60 min	Seguir padrão de 1 mL/min ou 62,5 mL/h
Fenobarbital	SF 100 mL	60 min	Via exclusiva; máximo 600 mg/24 h
Fentanila	SF	Infusão contínua a critério médico	Diluir 4 ampolas de 50 μg/mL em SF 210 mL

GUIA PRÁTICO DO FARMACÊUTICO HOSPITALAR

Medicamento	Diluição	Tempo de infusão	Comentários
Furosemida	SF		Diluir 1 ampola de 20 mg em SF 10 mL, seguir padrão de 1 mL/min ou infusão contínua para volumes maiores
Metoclopramida	SF 50 mL	50 min	Pode causar irritação local
Midazolam	SF 100 mL a 1.000 mL	Infusão contínua a critério médico	Pode causar irritação local
Morfina	SF		Aplicação em bolus para doses de resgate ou infusão contínua a critério médico
Ondasentrona	SF 50 mL	50-60 min	Seguir padrão de 1 mL/min ou 62,5 mL/h
Tramadol	SF 100 mL	120 min	Infusão lenta, seguir padrão de 1 mL/min ou 62,5 mL/h
Ranitidina	SF 50 mL	50 min	Seguir padrão de 1 mL/min ou 62,5 mL/h
Meropenem	SF 100 mL	100 min	Seguir padrão de 1 mL/min ou 62,5 mL/h
Metadona	SF	60 mL/h	Irritante, variar o local de punção a cada 24 h
Soros			
SF	Máximo 1.500 mL em 24 h por sítio		Volume de infusão máximo 62,5 mL/h
SGF	Máximo 1.500 mL em 24 h por sítio		Volume de infusão máximo 62,5 mL/h
SG 5%	Máximo 1.000 mL em 24 h por sítio		Volume de infusão máximo 62,5 mL/h

Medicamento	Diluição	Tempo de infusão	Comentários
Eletrólitos			
NaCl 20%	Sempre diluído em SF ou SG 5% – volume superior a 100 mL		Volume de infusão máximo 62,5 mL/h
KCl 19,1%	Sempre diluído em SF ou SG 5% – volume superior a 100 mL		Até 40 mEq/L – volume de infusão máximo 62,5 mL/h

Legenda: SF: soro fisiológico; SG 5%: soro glicosado a 5%; NaCl: cloreto de sódio; KCl: cloreto de potássio.

Bibliografia consultada

- Azevedo DL. O uso da via subcutânea em geriatria e cuidados paliativos -Um guia da SBGG e da ANCP para profissionais. Rio de Janeiro: SBGG; 2016.
- Bruno VG. Hipodermóclise: revisão de literatura para auxiliar a prática clínica. Einstein. 2015;1391:122-8.
- Pereira I. Cuidado Paliativo. Conselho Regional de Medicina do Estado de São Paulo- CREMESP. Hipodermóclise. São Paulo: CREMESP; 2008. p. 260-272.
- Ministério da Saúde, Instituto Nacional de Câncer (INCA).Serie Cuidados Paliativos. Terapia Subcutânea no Câncer Avançado. Rio de Janeiro; INCA; 2009; p. 9-27.

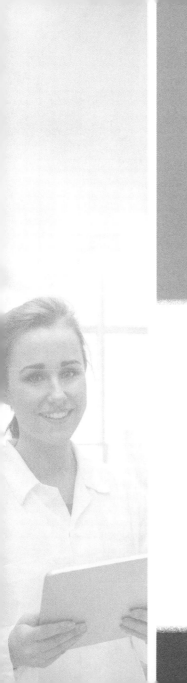

21

Tabela de medicamentos que contêm lactose

Tabela de medicamentos que contêm lactose

Princípio Ativo	Nome Comercial	Laboratório	Contém Lactose Sim	Contém Lactose Não
Acetazolamida	Diamox 250 mg cp	União Química		x
Acetilcisteína	Fluimucil 600 mg cp	Zambon		
Aciclovir	Zovirax 200 mg cp	GSK	x	
Ácido acetilsalicílico	AAS inf 100 mg cp	Sanofi	x	
Ácido acetilsalicílico	Aspirina prevent 100 mg cp	Bayer		x
Ácido acetilsalicílico	Somalgin cardio 100 mg cp	E.M.S.		x
Ácido acetilsalicílico	Somalgin cardio 325 mg cp	E.M.S.		x
Ácido acetilsalicílico	Somalgin cardio 81 mg cp	E.M.S		x
Ácido aminocaproico	Ipsilon 500 mg cp	Zydus		x
Ácido clavulânico/ amoxicilina	Clavulin 500 mg cp	GSK		x
Ácido fólico	Endofolin 5 mg cp	Marjan	x	
Ácido tranexâmico	Transamin 250 mg cp	Nikkho		x
Ácido ursodesoxicólico	Ursacol 150 mg cp	Zambon	x	
Ácido ursodesoxicólico	Ursacol 50 mg cp	Zambon	x	
Adifenina/ prometazina/dipirona	Lisador cp	Cosmed		x
Agomelatina	Valdoxan 25 mg cp	Servier	x	
Alendronato sódico	Fosamax 70 mg cp	MSD	x	
Alopurinol	Zyloric 100 mg cp	Aspen	x	
Alprazolam	Apraz 0,5 mg cp	Cosmed	x	
Alprazolam	Frontal 0,25 mg e 0,5 mg cp	Pfizer	x	
Amantadina	Mantidan 100 mg cp	Eurofarma	x	
Amilorida/ hidroclorotiazida	Moduretic 25 mg cp	MSD	x	

GUIA PRÁTICO DO FARMACÊUTICO HOSPITALAR

Princípio Ativo	Nome Comercial	Laboratório	Contém Lactose	
			Sim	Não
Aminoácidos + análogos	Ketosteril cp	Fresenius		x
Aminofilina	Aminofilina 100 mg cp	Hipolabor		x
Amiodarona	Amiodarona 200 mg cp	Ranbaxy	x	
Amiodarona	Ancoron 100 mg e 200 mg cp	Libbs	x	
Amiodarona	Atlansil 100 mg e 200 mg cp	Sanofi	x	
Amitriptilina	Amytril 25 mg cp	Cristália	x	
Amoxicilina + clavulanato de potássio	Clavulin bd 875 mg cp	GSK		x
Ampicilina	Ampicilina 500 mg cp	Eurofarma	x	
Anastrazol	Arimidex 1 mg cp	AstraZeneca	x	
Anastrozol	Anastrolibbs 1 mg cp	Libbs	x	
Anlodipino	Norvasc 5 mg cp	Pfizer		x
Apixabana	Eliquis 2,5 mg cp	Bristol	x	
Atenolol	Atenol 25 mg cp	AstraZeneca		x
Atorvastatina	Atorvastatina 10 mg e 40 mg cp	Sandoz		x
Atorvastatina	Citalor 10 mg cp	Pfizer	x	
Atorvastatina	Lipitor 40 mg cp	Pfizer	x	
Azatioprina	Imuran 50 mg cp	Aspen	x	
Baclofeno	Lioresal 10 mg cp	Novartis		x
Benserazida/levodopa	Prolopa 125 mg cp disp	Roche		x
Benserazida/levodopa	Prolopa 200/50 mg cp	Roche		x
Betaistidina	Betaserc 16 mg e 24 mg cp	Abbot		x
Betaistina	Labirin 8 mg cp	Aspen	x	
Bicalutamida	Casodex 50 mg cp	AstraZeneca	x	

GUIA PRÁTICO DO FARMACÊUTICO HOSPITALAR

Princípio Ativo	Nome Comercial	Laboratório	Contém Lactose Sim	Contém Lactose Não
Biperideno	Akineton 2 mg cp	Bagó	x	
Bisoprolol	Concor 2,5 mg cp	MSD		x
Bromazepam	Lexotan 3 mg cp	Roche	x	
Bromocriptina	Parlodel 2,5 mg cp	Novartis	x	
Bupropiona	Bup 150 mg cp	Eurofarma		x
Bupropiona	Zyban 150 mg cp	GSK	x	x
Buspirona	Ansitec 5 mg cp	Libbs	x	
Cabergolina	Dostinex 0,5 mg cp	E.M.S.	x	
Candesartan	Atacand 8 mg cp	AstraZeneca	x	
Capecitabina	Xeloda 500 mg cp	Roche	x	
Captopril	Captopril 12,5 mg e 25 mg cp	Teuto	x	
Carbamazepina	Carbamazepina 200 mg cp	União Química		x
Carbamazepina	Tegretol 200 mg cp	Novartis		x
Carbamazepina	Tegretol cr 200 mg cp	Novartis		x
Carbidopa/levodopa	Parkidopa 250/25 mg cp	Cristalia		x
Carbonato cálcio/ vitamina D	Os-cal d 500 mg +400 cp	Sanofi		x
Carbonato de lítio	Carbolitium cr 450 mg cp	Eurofarma	x	
Carbonato de lítio	Carbolitium 300 mg cp	Eurofarma		x
Carvedilol	Cardilol 3,125 mg cp	Libbs	x	
Cefuroxima	Zinnat 250 mg cp	GSK		x
Cetorolaco trometamina	Toragesic 10 mg cp sl	E.M.S.	x	
Ciclobenzaprina	Miosan 5 mg cp	Apsen	x	
Ciclofosfamida	Genuxal 50 mg cp	Baxter	x	
Cilostazol	Cebralat 50 mg e 100 mg cp	Libbs		x
Cinarizina	Stugeron 25 mg e 75 mg cp	Janssen	x	

Princípio Ativo	Nome Comercial	Laboratório	Contém Lactose	
			Sim	Não
Ciprofibrato	Lipless 100 mg cp	Biolab	x	
Ciprofloxacina	Cipro 500 mg cp	Bayer		x
Citalopram	Cipramil 20 mg cp	Lundbeck	x	
Citalopram	Procimax 20 mg cp	Libbs	x	
Clobazam	Frisium 10 mg cp	Sanofi	x	
Clomipramina	Anafranil sr 75 mg cp	Novartis	x	
Clonazepam	Rivotril 0,25 mg cp sl	Roche		x
Clonazepam	Rivotril 0,5 mg e 2 mg cp	Roche	x	
Clonidina	Atensina 100 μg cp	Boehringer	x	
Clopidogrel	Clopidogrel 75 mg	Eurofarma		x
Clopidogrel	Plavix 75 mg cp	Sanofi	x	
Cloridrato de donepezila	Donepezila 10 mg cp	Aché	x	
Clortalidona	Clortalidona 25 mg cp	Germed		x
Clortalidona	Higroton 25 mg cp	Novartis		x
Colchicina	Colchis 0,5 mg cp	Aspen	x	
Darifenacina	Enablex 7,5 mg cp	Aspen		x
Dasatinibe	Sprycel (dasatinibe) 20 mg cp	Bristol	x	
Dasatinibe	Sprycel (dasatinibe) 50 mg cp	Bristol	x	
Deferasirox	Exjade 250 mg cp	Novartis	x	
Deflazacorte	Calcort 6 mg e 30 mg cp	Sanofi	x	
Desmopressina	DDAVP 0,1 mg cp	Ferring	x	
Desogestrel	Cerazette	Schering	x	
Desogestrel + etinilestradiol	Mercilon	Schering	x	
Desogestrel + etinilestradiol	Microdiol cp	Schering	x	

Princípio Ativo	Nome Comercial	Laboratório	Contém Lactose	
			Sim	Não
Desvenlafaxina	Pristiq 50 mg cp	Pfizer		x
Dexametasona	Decadron 0,5 mg e 4 mg cp	Aché	x	
Dexclorfeniramina	Polaramine 2 mg cp	Mantecorp	x	
Diazepam	Valium 5 mg cp	Roche	x	
Digoxina	Digoxina 0,25 cp	Teuto	x	
Diltiazem	Cardizem 30 mg e 60 mg cp	Boehringer	x	
Dimenidrinato/ vitamina B_6	Dramin B6 cp	Takeda		x
Dinitrato de isossorbida	Isordil 5 mg cp sl	E.M.S.	x	
Diosmina	Daflon 500 mg cp	Servier		x
Dipirona	Novalgina 500 mg cp	Sanofi		x
Docusato de sódio + bisacodil	Humectol d cp	Cosmed	x	
Domperidona	Motilium 10 mg cp	Janssen	x	
Donepezil	Eranz 5 mg cp	Wyeth	x	
Doxazocina	Carduran xl 4 mg cp	Pfizer		x
Duloxetina	Duloxetina 30 mg e 60 mg cp	Aché		x
Eltrombopague olamina	Revolade 50 mg cp	Novartis		x
Enalapril	Renitec 5 mg, 10 mg e 20 mg cp	MSD	x	
Entacarpone	Comtan 200 mg cp	Novartis		x
Entecavir	Baraclude 0,5 mg cp	Bristol	x	
Ergometrina	Ergotrate 0,2 mg cp	Biolab		x
Escitalopram	Escitalopram 10 mg cp	Medley		x
Escitalopram	Lexapro 10 mg cp	Lundbeck		x

GUIA PRÁTICO DO FARMACÊUTICO HOSPITALAR

Princípio Ativo	Nome Comercial	Laboratório	Contém Lactose Sim	Contém Lactose Não
Escopolamina/ dipirona	Buscopam composto cp	Boehringer	x	
Esomeprazol	Nexium 20 mg e 40 mg cp	AstraZeneca		x
Espironolactona	Aldactone 100 mg cp	Pfizer		x
Everolimo	Afinitor 5 mg cp	Novartis	x	
Everolimo	Certican 0,5 mg e 0,75 mg cp	Novartis	x	
Ezetimiba/ sinvastatina	Vytorin 10/20 cp	MSD	x	
Ezetimibe	Zetia 10 mg cp	Boehringer	x	
Fenitoína	Hidantal 100 mg cp	Sanofi	x	
Fenobarbital	Gardenal 50 e 100 mg cp	Sanofi		x
Ferro	Neutrofer 300 mg	E.M.S.	x	
Ferro	Noripurum 100 mg cp mast	Takeda		x
Fexofenadina	Allegra 60 e 120 mg cp	Sanofi		x
Fexofenadina + pseudoefedrina	Allegra d cp	Sanofi		x
Flunitrazepam	Rohypnol 1 mg cp	Roche	x	
Flurazepam	Dalmadorm 30 mg cp	Valeant		x
Furosemida	Lasix 40 mg cp	Sanofi	x	
Genfibrozila	Lopid 600 mg cp	Pfizer		x
Gliclazida	Diamicron mr 30 mg e 60 mg cp	Servier	x	
Glimepirida	Amaryl 1 mg e 2 mg cp	Sanofi	x	
Haloperidol	Haldol 1 mg cp	Janssen	x	
Haloperidol	Haldol 5 mg cp	Janssen	x	
Hidroclorotiazida	Clorana 25 mg cp	Sanofi	x	
Hidroxicloroquina	Plaquinol 400 mg cp	Sanofi		x
Hidroxizina	Hixizine 25 mg cp	Theraskin	x	

Princípio Ativo	Nome Comercial	Laboratório	Contém Lactose	
			Sim	Não
Ibuprofeno	Alivium 600 mg cp	Cosmed		x
Imatinib	Glivec 400 mg cp	Novartis		x
Isoxsuprina	Inibina 10 mg cp	Aspen	x	
Ivabradina	Procoralan 5 mg cp	Servier	x	
Ivermectina	Revectina 6 mg cp	Abbott		x
Lactobionato e carbonato de cálcio	Calcium Sandoz f 500 mg cp ef	GSK		x
Lactobionato e carbonato de cálcio	Calcium Sandoz ff 1.000 mg cp ef	GSK		x
Lamivudina	Epivir 150 mg cp	GSK		x
Lamivudina/ zidovudina	Biovir cp rev	GSK		x
Lamotrigina	Lamictal 50 mg cp	GSK		x
Lapatinibe	Tykerb 250 mg cp	Novartis		x
Letrozol	Femara 2,5 mg cp	Novartis	x	
Levanlodipino	Novanlo 2,5 mg cp	Biolab		x
Levetiracetam	Keppra 250 mg cp	UCB		x
Levofloxacina	Levaquin 500 mg cp	Janssen		x
Levotiroxina	Synthroid 100 µg cp	Abbott	x	
Levotiroxina	Synthroid 112 µg cp	Abbott	x	
Levotiroxina	Synthroid 25 µg cp	Abbott	x	
Levotiroxina	Synthroid 88 µg cp	Abbott	x	
Linezolida	Zyvox 600 mg cp	Pfizer		x
Lisinopril	Zestril 10 mg cp	AstraZeneca		x
Loperamida	Imosec 2 mg cp	Janssen	x	
Lopinavir + ritonavir	Kaletra 200/50 mg cp	Abbvie		x
Loratadina	Claritin 10 mg cp	MSD	x	

Princípio Ativo	Nome Comercial	Laboratório	Contém Lactose Sim	Contém Lactose Não
Lorazepam	Lorax 1 mg cp	Wyeth	x	
Losartan	Aradois 25 mg cp	Biolab	x	
Losartan	Cozaar 50 mg cp	MSD	x	
Lutein assoc	Neovite lutein cp	Bausch & Lomb		x
Magnésio + piridoxina	Magnen b6 cp	Marjan		x
Meclizina	Meclin 25 mg cp	Apsen	x	
Megestrol	Megestat 160 mg cp	Bristol	x	
Melfalan	Alkeran 2 mg cp	Aspen		x
Memantine	Ebix 10 mg cp	Lundbeck	x	
Mercaptopurina	Purinethol 50 mg cp	Aspen	x	
Mesna	Mitexan 400 mg cp	Baxter	x	
Metadona	Mytedom 10 mg cp	Cristalia	x	
Metformina	Glifage 500 mg cp	Merck		x
Metformina	Glifage 850 mg cp	Merck		x
Metformina	Glifage xr 500 mg cp	Merck		x
Metildopa	Aldomet 250 mg cp	Aspen		x
Metilfenidato	Ritalina 10 mg cp	Novartis	x	
Metimazol	Tapazol 5 mg cp	Biolab	x	
Metoclopramida	Plasil 10 mg cp	Sanofi	x	
Metoprolol succinato	Selozok 25 mg cp	AstraZeneca	x	
Metoprolol tartarato	Seloken 100 mg cp	AstraZeneca	x	
Metronidazol	Flagyl 250 mg cp	Sanofi		x
Metronidazol	Flagyl 400 mg cp	Sanofi	x	
Micofenolato mofetil	Cellcept 500 mg cp	Roche		x
Micofenolato sódico	Myfortic 180 mg cp	Novartis	x	

Princípio Ativo	Nome Comercial	Laboratório	Contém Lactose	
			Sim	Não
Micofenolato sódico	Myfortic 360 mg x	Novartis	x	
Midazolam	Dormonid 15 mg cp	Roche	x	
Mirtazapina	Remeron soltab 15 mg cp	Schering-Plough		x
Mirtazapina	Remeron soltab 30 mg cp	Schering-Plough		x
Mirtazapina	Remeron soltab 45 mg cp	Schering-Plough		x
Misoprostol	Prostokos 200 μg cp	Infan	x	
Misoprostol	Prostokos 25 μg cp	Infan	x	
Mononitrato de isossorbida	Monocordil 20 mg cp	Baldacci	x	
Mononitrato de isossorbida	Monocordil 40 mg cp	Baldacci	x	
Montelucaste	Piemonte 5 mg cp	Eurofarma	x	
Montelucaste	Singulair 10 mg cp	MSD	x	
Montelucaste	Singulair 5 mg cp	MSD	x	
Morfina	Dimorf 10 mg cp	Cristália		x
Moxifloxacina	Avalox 400 mg cp	Bayer	x	
Naproxeno	Flanax 550 mg cp	Bayer		x
Nifedipino	Adalat oros 30 mg cp	Bayer		x
Nifedipino	Adalat retard 10 mg cp	Bayer	x	
Nifedipino	Adalat retard 20 mg cp	Bayer	x	
Nitazoxanida	Annita 500 mg cp	Farmoquímica		x
Norfloxacina	Norfloxacino 400 mg cp	Biossintética	x	
Olanzapina	Olanzapina 5 mg cp	Medley	x	
Olanzapina	Zyprexa 5 mg cp	Lilly		x
Olanzapina	Zyprexa zydis 5 mg cp	Lilly		x

Princípio Ativo	Nome Comercial	Laboratório	Contém Lactose	
			Sim	Não
Olmesartana	Benicar 20 mg cp	Daiinchi Sankyo	x	
Omeprazol	Losec mups 10 mg cp	AstraZeneca		x
Omeprazol	Losec mups 20 mg cp	AstraZeneca		x
Omeprazol	Omeprazol 20 mg cp	Biossintética		x
Ondansetron	Nausedron 8 mg cp	Cristalia	x	
Ondansetron	Vonau flash 4 mg cp	Biolab		x
Ondansetron	Zofran 4 mg cp	Novartis	x	
Ondansetron	Zofran 8 mg cp	Novartis	x	
Oxcarbazepina	Trileptal 300 mg cp	Novartis		x
Oxibutinina	Retemic 5 mg cp	Aspen	x	
Oxicodona	Oxycontin 10 mg cp	Mundipharma		x
Pantoprazol	Pantoprazol 20 mg cp	Sandoz		x
Pantoprazol	Pantozol 20 mg cp	Takeda		x
Paracetamol	Paracetamol 750 mg cp	Medley		x
Paracetamol	Tylenol 750 mg cp	Janssen		x
Paracetamol/codeína	Tylex 30 mg cp	Janssen		x
Paracetamol/codeína	Tylex 7,5 mg cp	Janssen		x
Paroxetina	Aropax 20 mg cp	GSK		x
Paroxetina	Paroxetina 20 mg cp	Eurofarma		x
Pazopanibe	Votrient(pazopanibe) 400 mg cp	Novartis		x
Pentoxifilina	Vascer 400 mg cp	União Química		x
Pinaverio	Dicetel 50 mg cp	Abbott	x	
Pinaverio	Dicetel 100 mg cp	Abbott	x	
Pindolol	Visken 5 mg cp	Novartis		x
Pioglitazona	Actos 15 mg cp	Abbott	x	

Princípio Ativo	Nome Comercial	Laboratório	Contém Lactose	
			Sim	Não
Pioglitazona	Stanglit 15 mg cp	Libbs	x	
Piridostigmina	Mestinon 60 mg cp	Valeant	x	
Pirimetamina	Daraprim 25 mg cp	Farmoquímica	x	
Piroxicam	Feldene sl 20 mg cp	Pfizer	x	
Polivitamínico	Cobavital cp	Abbott		x
Polivitamínico com minerais	Centrum cp	Wyeth	x	
Polivitamínico com minerais	Materna cp	Wyeth		x
Pramipexol	Pramipexol 0,125 cp	Aché		x
Pramipexol	Sifrol 0,125 mg cp	Boehringer		x
Pramipexol	Sifrol 0,25 mg cp	Boehringer		x
Prasugrel	Effient 10 mg cp	Daiichi Sankyo	x	
Prednisolona	Predsim 20 mg cp	Mantecorp	x	
Prednisona	Meticorten 20 mg cp	MSD	x	
Prednisona	Meticorten 5 mg cp	MSD	x	
Prometazina	Fenergan 25 mg cp	Sanofi	x	
Propafenona	Ritmonorm 300 mg cp	Abbott		x
Propatilnitrato	Sustrate 10 mg cp sl	Farmoquímica	x	
Propranolol	Propranolol 10 mg cp	Medley	x	
Propranolol	Propranolol 40 mg cp	Medley	x	
Prucaloprida	Resolor 1 mg cp	Janssen	x	
Quetiapina	Quetiapina 100 mg cp	Biossintética	x	
Quetiapina	Quetiapina 25 mg cp	Biossintética	x	
Quetiapina	Seroquel 100 mg cp	AtraZeneca	x	
Quetiapina	Seroquel 25 mg cp	AstraZeneca	x	
Rabeprazol	Pariet 20 mg cp	Janssen		x

Princípio Ativo	Nome Comercial	Laboratório	Contém Lactose	
			Sim	Não
Ramipril	Naprix 2,5 mg e 5 mg cp	Libbs		x
Ranitidina	Antak 150 mg cp	GSK		x
Ranitidina	Ranitidina 150 mg cp	Medley		x
Risedronato	Actonel Chronos 35 mg	Sanofi	x	
Risperidona	Risperdal 1 mg cp	Janssen	x	
Risperidona	Risperdal 2 mg cp	Janssen	x	
Risperidona	Risperidon 1 mg cp	Cristalia	x	
Risperidona	Risperidona 1 mg cp	Sandoz	x	
Rivaroxabana	Xarelto 10 mg. Cprs.anticoag	Bayer	x	
Rivaroxabana	Xarelto 15 mg cp	Bayer	x	
Rivastigmina	Rivastigmina 6 mg cp	Biossintética		x
Rosuvastatina	Crestor 10 mg cp	AstraZeneca	x	
Rosuvastatina	Crestor 5 mg cp	AstraZeneca	x	
Secnidal	Secnidal 1.000 mg cp	Sanofi		x
Selegilina	Niar 5 mg cp	Abbott	x	
Sertralina	Sertralina 50 mg cp	Medley		x
Sertralina	Sertralina 50 mg cp	Medley		x
Sertralina	Zoloft 50 mg cp	Pfizer		x
Sildenafil	Revatio 20 mg cp	Pfizer		x
Sildenafil	Viagra 25 mg cp	Pfizer		x
Simeticona	Flagass 40 mg cp	Aché	x	
Simeticona	Luftal 40 mg cp	Reckitt Benckiser		x
Sinvastatina	Sinvastatina 10 mg cp	Medley	x	
Sitagliptina	Januvia 50 mg cp	MSD		x
Solifenacina	Vesicare 5 mg cp	Astellas	x	

Princípio Ativo	Nome Comercial	Laboratório	Contém Lactose	
			Sim	Não
Sotalol	Sotalol (cloridrato) 120 mg cp	Biossintética	x	
Sotalol	Sotalol (cloridrato) 160 mg cp	Biossintética	x	
Sulfadiazina	Suladrin 500 mg cp	Catarinense		x
Sulfametoxazol + trimetoprima	Bactrim cp	Roche		x
Sulfametoxazol + trimetoprima	Bactrim f cp	Roche		x
Sulfassalazina	Azulfin 500 mg cp	Apsen	x	
Sumatriptano	Sumax 100 mg cp	Libbs		x
Tamoxifeno	Nolvadex 10 mg cp	AstraZeneca	x	
Tamoxifeno	Nolvadex d 20 mg cp	Astrazeneca	x	
Tamsulosina	Secotex adv 0,4 mg cp	Boehringer		x
Telmisartana	Micardis 40 mg cp	Boehringer Ingelheim		x
Tenofovir	Viread 300 mg cp	United Medical	x	
Tenoxicam	Tilatil 20 mg cp	Meda Pharma	x	
Tiabendazol	Thiaben 500 mg cp	Uci Farma		x
Ticagrelor	Brilinta 90 mg cp	AstraZeneca		x
Tizanidina	Sirdalud 2 mg cp	Novartis	x	
Tolterodina	Detrusitol la 4 mg cp	Wyeth		x
Topiramato	Topamax 100 mg cp	Janssen	x	
Topiramato	Topamax 25 mg cp	Janssen	x	
Tramadol	Tramadol 50 mg cp	Sandoz	x	x
Tramadol + paracetamol	Ultracet 37,5/325 mg cp	Janssen		x
Trazodona	Donaren 50 mg cp	Apsen	x	
Trimetazidina	Vastarel mr 35 mg cp	Servier		x
Valaciclovir	Valtrex 500 mg cp	GSK		x

Princípio Ativo	Nome Comercial	Laboratório	Contém Lactose	
			Sim	Não
Valganciclovir	Valcyte 450 mg cp	Roche		x
Valproato de sódio	Depakote er 250 mg cp rev	Abbott	x	x
Valproato de sódio	Depakote er 500 mg cp	Abbott	x	
Valsartan	Diovan 320 mg cp	Novartis		x
Valsartan	Diovan 40 mg cp	Novartis		x
Valsartan	Diovan 80 mg cp	Novartis		x
Varfarina	Marevan 2,5 mg cp	Farmoquímica	x	
Varfarina	Marevan 5 mg cp	Farmoquímica	x	
Venlafaxina	Efexor xr 75 mg cp	Wyeth		x
Verapamil	Dilacoron 80 mg cp	Abbott		x
Vigabatrina	Sabril 500 mg cp	Sanofi		x
Vitamina B_1	Benerva 300 mg cp rev	Bayer		x
Vitamina C	Cewin 500 mg cp	Sanofi	x	
Vitamina D_3	Addera D3 1.000 UI cp	Cosmed	x	
Voriconazol	Vfend 200 mg cp	Pfizer	x	
Zolpidem	Patz sl 5 mg cp	E.M.S.		x
Zolpidem	Stilnox 10 mg cp	Sanofi	x	
Zolpidem	Zolpidem 10 mg cp	Sandoz	x	
Zopiclona	Imovane 7,5 mg cp	Sanofi	x	

Bibliografia consultada

- AAS®: Ácido acetilsalicílico [bula de remédio]. Responsável técnico Silvia Regina Brollo. São Paulo: Sanofi-Aventis Farmacêutica Ltda; 2014.
- Afinitor®: Everolimo [bula de remédio]. Responsável técnico Flavia Regina Pegorer. São Paulo: Novartis Biociências S/A; 2017.
- Akineton®: Biperideno [bula de remédio]. Responsável técnico Andrea de Souza Caliar. Colatina-ES: Laboratórios Bago do Brasil S/A; 2017.
- Aldactone®: Espironolactona [bula de remédio]. Responsável técnico Carolina C. S. Rizoli. Itapevi-SP: Laboratórios Pfizer Ltda; 2016.

- Allegra® D: Fexofenadina/pseudoefedrina [bula de remédio]. Responsável técnico Silvia Regina Brollo. São Paulo: Sanofi-Aventis Farmacêutica Ltda; 2017.
- Allegra®: Fexofenadina [bula de remédio]. Responsável técnico Silvia Regina Brollo. São Paulo: Sanofi-Aventis Farmacêutica Ltda; 2017.
- Amaryl®: Glimepirida [bula de remédio]. Responsável técnico Silvia Regina Brollo. São Paulo: Sanofi-Aventis Farmacêutica Ltda; 2016.
- Aminofilina [bula de remédio]. Responsável técnico Andreia Cavalcante Silva. Anapolis-GO: Laboratório Teuto Brasileiro S/A; 2014.
- Ampicilina: Ampicilina [bula de remédio]. Responsável técnico Maria Benedita Pereira. São Paulo: Eurofarma Laboratórios S/A; 2017.
- Amytril®: Amitriptilina [bula de remédio]. Responsável técnico José Carlos Módolo. Itapira-SP: Cristalia Produtos Químicos Farmacêuticos Ltda; 2017.
- Anafranil®: Clomipramina [bula de remédio]. Responsável técnico Flavia Regina Pegorer. São Paulo: Novartis Biociências S/A; 2017.
- Anastrolibbs®: Anastrozol [bula de remédio]. Responsável técnico Cintia Delphino de Andrade. São Paulo: Libbs Farmacêutica Ltda; 2013.
- Ancoron®: Amiodarona [bula de remédio]. Responsável técnico Cintia Delphino de Andrade. São Paulo: Libbs Farmacêutica Ltda; 2017.
- Ansitec®: Buspirona [bula de remédio]. Responsável técnico Cintia Delphino de Andrade. São Paulo: Libbs Farmacêutica Ltda; 2014.
- Apraz®: Alprazolam [bula de remédio]. Responsável técnico Fernando Costa Oliveira. Barueri-SP: Cosmed Indústria de Cosméticos e Medicamentos S/A; 2017.
- Arimidex: Anastrazol [bula de remédio]. Responsável técnico Gisele H. V. C. Teixeira. Cotia-SP: AstraZeneca do Brasil Ltda; 2015.
- Aspirina®: Ácido Acetilsalicílico [bula de remédio]. Responsável técnico Dirce Eiko Mimura. São Paulo: Bayer S/A; 2016.
- Atacand®: Candesartana [bula de remédio]. Responsável técnico Gisele H. V. C. Teixeira. Cotia-SP: AstraZeneca do Brasil Ltda; 2015.
- Atenol®: Atenolol [bula de remédio]. Responsável técnico Gisele H. V. C. Teixeira. Cotia-SP: AstraZeneca do Brasil Ltda; 2015.
- Atensina®: Clonidina [bula de remédio]. Responsável técnico Dímitra Apostolopoulou. Itapecirica da Serra-SP: Boehringer Ingelheim do Brasil Quím. e Farm. Ltda; 2013.
- Atlansil®: Amiodarona [bula de remédio]. Responsável técnico Silvia Regina Brollo. São Paulo: Sanofi-Aventis Farmacêutica Ltda; 2015.
- Atorvastatina: Atorvastatina [bula de remédio]. Responsável técnico Cláudia Larissa S. Montanher. Cambé-PR: Sandoz do Brasil Indústria Farmacêutica Ltda; 2016.

- Baraclude®: Entecavir [bula de remédio]. Responsável técnico Elizabeth M. Oliveira. São Paulo: Bristol-Myers Squibb Farmacêutica Ltda; 2015.
- Betaserc®: Betaistidina [bula de remédio]. Responsável técnico Ana Paula Antunes Azevedo. Rio de Janeiro: Abbott Laboratórios do Brasil Ltda; 2016.
- Bup®: Brupopiona [bula de remédio]. Responsável técnico Maria Benedita Pereira. São Paulo: Eurofarma Laboratórios S/A; 2017.
- Buscopan® Composto: Escopolamina/Dipirona [bula de remédio]. Responsável técnico. Dímitra Apostolopoulou. São Paulo: Boehringer Ingelheim do Brasil Quím. e Farm. Ltda; 2013.
- Calcort®: Deflazacorte [bula de remédio]. Responsável técnico Silvia Regina Brollo. São Paulo: Sanofi-Aventis Farmacêutica Ltda; 2017.
- Captopril: [bula de remédio]. Responsável técnico Ronoel Caza de Dio. Hortolândia-SP: EMS S/A; 2016.
- Carbamazepina: Carbamazepina [bula de remédio]. Responsável técnico Florentino de Jesus Krencas. Embu-Guaçu – SP: União Química Farmacêutica Nacional Ltda; 2014.
- Carbolitium®: Carbonato de lítio [bula de remédio]. Responsável técnico Maria Benedita Pereira Itapevi-SP: Eurofarma Laboratórios S/A; 2016.
- Cardilol®: Carvedilol [bula de remédio]. Responsável técnico Cintia Delphino de Andrade. São Paulo: Libbs Farmacêutica Ltda; 2015.
- Cardizen®: Diltiazem [bula de remédio]. Responsável técnico Dímitra Apostolopoulou. Itapecirica da Serra-SP: Boehringer Ingelheim do Brasil Quím. e Farm. Ltda; 2015.
- Carduran®: Doxazocina [bula de remédio]. Responsável técnico Carolina C. S. Rizoli. Itapevi-SP: Laboratórios Pfizer Ltda; 2016.
- Casodex®: Bicalutamida [bula de remédio]. Responsável técnico Gisele H. V. C. Teixeira. Cotia-SP: AstraZeneca do Brasil Ltda; 2017.
- Cebralat®: Cilostazol [bula de remédio]. Responsável técnico Cintia Delphino de Andrade. São Paulo: Libbs Farmacêutica Ltda; 2017.
- Cerazete®: Desogestrel [bula de remédio]. Responsável técnico Marcos C. Borgheti. São Paulo: Schering-Plough Indústria Farmacêutica Ltda; 2017.
- Certican®: Everolimo entacapone [bula de remédio]. Responsável técnico Flavia Regina Pegorer. São Paulo: Novartis Biociências S/A; 2014.
- Cipramil®: Citalopram [bula de remédio]. Responsável técnico Michele Medeiros Rocha. Rio de Janeiro: Lundbeck Brasil Ltda; 2016.
- Cipro®: Ciprofloxacino [bula de remédio]. Responsável técnico Dirce Eiko Mimura. São Paulo: Bayer S/A; 2014.
- Citalor®: Atorvastatina [bula de remédio]. Responsável técnico Carolina C. S. Rizoli. Itapevi-SP: Laboratórios Pfizer Ltda; 2016.

- Clavulin® BD: Ácido clavulânico/amoxicilina [bula de remédio]. Responsável técnico Edinilson da Silva Oliveira. Rio de Janeiro: GlaxoSmithKline Brasil Ltda; 2017.
- Clavulin®: Amoxicilina/Clavulanato [bula de remédio]. Responsável técnico Edinilson da Silva Oliveira. Rio de Janeiro: GlaxoSmithKline Brasil Ltda; 2016.
- Clopidogrel: Clopidogrel [bula de remédio]. Responsável técnico Maria Benedita Pereira. São Paulo: Eurofarma Laboratórios S/A; 2017.
- Clortalidona: Clortalidona [bula de remédio]. Responsável técnico Ronoel Caza de Dio. Hortolândia-SP: EMS S/A; 2017.
- Colchis®: Colchicina [bula de remédio]. Responsável técnico Alexandre Tachibana Pinheiro. São Paulo: Apsen Farmacêutica Ltda; 2016.
- Comtan®: Entacapone [bula de remédio]. Responsável técnico Flavia Regina Pegorer. São Paulo: Novartis Biociências S/A; 2016.
- Concor®: Bisoprolol [bula de remédio]. Responsável técnico Alexandre Canellas de Souza. Rio de Janeiro: Merck S/A; 2016.
- Daflon®: Diosmina [bula de remédio]. Responsável técnico Patrícia Kasesky de Avellar. Jacarepaguá-RJ: Laboratórios Servier do Brasil Ltda; 2016.
- Dalmadorm®: Flurazepam [bula de remédio]. Responsável técnico Andreia Marini. Indaiatuba-SP: Valeant Farmacêutica do Brasil Ltda; 2016.
- DDAVP®: Desmopressina [bula de remédio]. Responsável técnico Silvia Takahashi Viana. São Paulo: Laboratórios Ferring Ltda; 2017.
- Decadron®:Dexametasona [bula de remédio]. Responsável técnico Gabriela Mallmann.Guarulhos- SP: Aché Laboratórios Farmacêuticos S/A 2017.
- Diamicron®: Gliclazida [bula de remédio]. Responsável técnico Patrícia Kasesky de Avellar. Jacarepaguá-RJ: Laboratórios Servier do Brasil Ltda; 2016.
- Diamox®: Acetazolamida [bula de remédio]. Responsável técnico Florentino de Jesus Krencas. Embu-Guaçu – SP: União Química Farmacêutica Nacional Ltda; 2014.
- Digoxina: Digoxina [bula de remédio]. Responsável técnico Andreia Cavalcante Silva. Anapolis-GO: Laboratório Teuto Brasileiro S/A; 2014.
- Donepezila: Donepezila[bula de remédio]. Responsável técnico Gabriela Mallmann. Guarulhos-SP: Aché Laboratórios Farmacêuticos S/A; 2016.
- Dostinex®: Cabergolina [bula de remédio]. Responsável técnico Carolina C. S. Rizoli. Itapevi-SP: Laboratórios Pfizer Ltda; 2016.
- Dramin®: Dimenidrinato [bula de remédio]. Responsável técnico Carla A. Inpossinato. Jaguariuna –SP: Takeda Pharma Ltda; 2016.
- Duloxetina: Duloxetina [bula de remédio]. Responsável técnico Gabriela Mallmann. Guarulhos-SP: Aché Laboratórios Farmacêuticos S/A; 2016.
- Eliquis®: Apixabana [bula de remédio]. Responsável técnico Elizabeth M. Oliveira. São Paulo: Bristol-Myers Squibb Farmacêutica Ltda; 2015.

- Enablex®: Darifenacina [bula de remédio]. Responsável técnico Juliana Aguirre M. Pinto. Serra-ES: Aspen Pharma Indústria Farmacêutica Ltda; 2014.
- Endofolin®: Ácido fólico [bula de remédio]. Responsável técnico Regina Helena Vieira de Souza Marques. São Paulo: Marjan Indústria e Comércio Ltda; 2015.
- Eranz®: Donepezila [bula de remédio]. Responsável técnico Edina S. M. Nakamura. São Paulo: Wyeth Indústria Farmacêutica Ltda; 2016.
- Ergotrate®: Ergometrina [bula de remédio]. Responsável técnico Dante Alario Junior. Taboão da Serra-SP: Biolab Sanus Farmacêutica Ltda; 2015.
- Escitalopram: Escitalopram [bula de remédio]. Responsável técnico Tatiana de Campos. Campinas-SP: Medley Farmacêutica Ltda; 2016.
- Exjade®: Deferasirox [bula de remédio]. Responsável técnico Flavia Regina Pegorer. São Paulo: Novartis Biociências S/A; 2017.
- Fluimucil: Acetilcisteína [bula de remédio]. Responsável técnico Erica Maluf. São Paulo: ZAMBON Laboratórios Farmacêuticos Ltda; 2014.
- Fosamax®: Alendronato de sódio [bula de remédio]. Responsável técnico Fernando C. Lemos. Campinas-SP: Merck Sharp & Dohme Farmacêutica Ltda; 2017.
- Frisium®: Clobazam [bula de remédio]. Responsável técnico Silvia Regina Brollo. São Paulo: Sanofi-Aventis Farmacêutica Ltda; 2016.
- Frontal®: Alprazolam [bula de remédio]. Responsável técnico Carolina C. S. Rizoli. Itapevi-SP: Laboratórios Pfizer Ltda; 2016.
- Gardenal®: Fenobarbital [bula de remédio]. Responsável técnico Silvia Regina Brollo. São Paulo: Sanofi-Aventis Farmacêutica Ltda; 2017.
- Genuxal®: Ciclofosfamida [bula de remédio]. Responsável técnico Jonia Gurgel Moraes. São Paulo: Baxter Hospitalar Ltda; 2015.
- Haldol®: Haloperidol [bula de remédio]. Responsável técnico Marcos R. Pereira. São Paulo: Janssen-Cilag Farmacêutica Ltda; 2017.
- Hidantal®: Fenitoína [bula de remédio]. Responsável técnico Silvia Regina Brollo. São Paulo: Sanofi-Aventis Farmacêutica Ltda; 2017.
- Higroton®: Clortalidona [bula de remédio]. Responsável técnico Flavia Regina Pegorer. São Paulo: Novartis Biociências S/A; 2015.
- Hixizine®: Hidroxizina [bula de remédio]. Responsável técnico Rosa Maria Scavarelli. São Bernardo do Campo – SP: Theraskin Farmacêutica Ltda; 2016.
- Humectol® D: Docusato de sódio + bisacodil [bula de remédio]. Responsável técnico Fernando Costa Oliveira. Barueri-SP: Cosmed Indústria de Cosméticos e Medicamentos S/A; 2015.
- Imosec®: Loperamida [bula de remédio]. Responsável técnico Marcos R. Pereira. São Paulo: Janssen-Cilag Farmacêutica Ltda; 2017.

- Imovane®: Zoplicona [bula de remédio]. Responsável técnico Silvia Regina Brollo. São Paulo: Sanofi-Aventis Farmacêutica Ltda; 2017.
- Imuran®: Azatioprima [bula de remédio]. Responsável técnico Juliana Aguirre M. Pinto. Serra-ES: Aspen Pharma Indústria Farmacêutica Ltda; 2014.
- Inibina®: Isoxsuprina [bula de remédio]. Responsável técnico Juliana Aguirre M. Pinto. Serra-ES: Aspen Pharma Indústria Farmacêutica Ltda; 2015.
- Ipsilon®: Ácido Aminocaproico [bula de remédio]. Responsável técnico Ana Luísa Coimbra de Almeida. Ilha do Governador-RJ: Zydus Nikkho Farmacêutica Ltda; 2017.
- Isordil®: Dinitrato de isossorbida [bula de remédio]. Responsável técnico Adriano Pinheiro Coelho. Hortolandia-SP: E.M.S. S/A; 2016.
- Januvia®: Sitagliptina [bula de remédio]. Responsável técnico Fernando C. Lemos. Campinas-SP: Merck Sharp & Dohme Farmacêutica Ltda; 2017.
- Kaletra®: Lopinavir + ritonavir [bula de remédio]. Responsável técnico Carlos E. A. Thomazini. São Paulo: Abbvie Farmacêutica Ltda; 2017.
- Keppra®: levetiracetam [bula de remédio]. Responsável técnico Tania Regina Sanchez Bacci. Barueri-SP: UCB Biopharma S/A; 2017.
- Ketosteril®: Aminoácidos + análogos [bula de remédio]. Responsável técnico Cíntia M. P. Garcia. Barueri-SP: Fresenius Kabi Brasil Ltda.; 2014.
- Labirin®:Betaistina [bula de remédio]. Responsável técnico Juliana Aguirre M. Pinto. Serra-ES: Aspen Pharma Indústria Farmacêutica Ltda; 2016.
- Lamictal®: Lamotrigina [bula de remédio]. Responsável técnico Edinilson da Silva Oliveira. Rio de Janeiro: GlaxoSmithKline Brasil Ltda; 2017.
- Lasix®: Furosemida [bula de remédio]. Responsável técnico Silvia Regina Brollo. São Paulo: Sanofi-Aventis Farmacêutica Ltda; 2017.
- Levaquin®: Levofloxacino [bula de remédio]. Responsável técnico Marcos R. Pereira. São Paulo: Janssen-Cilag Farmacêutica Ltda; 2017.
- Lexapro®: Escitalopram [bula de remédio]. Responsável técnico Michele Medeiros Rocha. Rio de Janeiro: Lundbeck Brasil Ltda; 2016.
- Lexotan®: Bromazepam [bula de remédio]. Responsável técnico Tatiana Tsiomis Díaz. Rio de Janeiro: Produtos Roche Químicos e Farmacêuticos S/A; 2017.
- Lioresal®: Baclofeno [bula de remédio]. Responsável técnico Flavia Regina Pegorer. São Paulo: Novartis Biociências S/A; 2017.
- Lipitor®: Atorvastatina [bula de remédio]. Responsável técnico Carolina C. S. Rizoli. Itapevi-SP: Laboratórios Pfizer Ltda; 2016.
- Lipless®: Ciprofifrato [bula de remédio]. Responsável técnico Dante Alario Junior. Taboão da Serra-SP: Biolab Sanus Farmacêutica Ltda; 2015.
- Lisador®: Adifenina/prometazina/dipirona [bula de remédio]. Responsável técnico Fernando Costa Oliveira. Barueiri-SP: Cosmed Indústria de Cosméticos e Medicamentos S/A; 2015.

- Lopid®: Genfibrozila [bula de remédio]. Responsável técnico Carolina C. S. Rizoli. Itapevi-SP: Laboratórios Pfizer Ltda; 2017.
- Lorax®: Lorazepam [bula de remédio]. Responsável técnico Edina S. M. Nakamura. São Paulo: Wyeth Indústria Farmacêutica Ltda; 2017.
- Losec® Mups: Omeprazol [bula de remédio]. Responsável técnico Gisele H. V. C. Teixeira. Cotia-SP: AstraZeneca do Brasil Ltda; 2017.
- Luftal®: Simeticona [bula de remédio]. Responsável técnico Fabiana Seung Ji de Queiroz. São Paulo: Reckitt Benckiser (Brasil) Ltda; 2017.
- Magnen®: magnésio + piridoxina [bula de remédio]. Responsável técnico Regina Helena Vieira de Souza Marques. São Paulo: Marjan Indústria e Comércio Ltda; 2015.
- Mantidan®: Amantadina [bula de remédio]. Responsável técnico Maria Benedita Pereira Itapevi-SP: Eurofarma Laboratórios S/A; 2017.
- Marevan®: Varfarina [bula de remédio]. Responsável técnico Marcia Weiss I. Campos. Rio de Janeiro: Farmoquímica S/A; 2014.
- Materna®: Polivitamínico com minerais [bula de remédio]. Responsável técnico Edina S. M. Nakamura. São Paulo: Wyeth Indústria Farmacêutica Ltda; 2016.
- Meclin®: Meclizina [bula de remédio]. Responsável técnico Alexandre Tachibana Pinheiro. São Paulo: Apsen Farmacêutica Ltda; 2017.
- Megestat®: Megestrol [bula de remédio]. Responsável técnico Elizabeth M. Oliveira. São Paulo: Bristol-Myers Squibb Farmacêutica Ltda; 2017.
- Mercilon®: Desogestrel + etinilestradiol [bula de remédio]. Responsável técnico Marcos C. Borgheti. São Paulo: Schering-Plough Indústria Farmacêutica Ltda; 2017.
- Mestinon®: Piridostigmina [bula de remédio]. Responsável técnico Andreia Marini. Indaiatuba-SP: Valeant Farmacêutica do Brasil Ltda; 2016.
- Meticorten®: Prednisona [bula de remédio]. Responsável técnico Fernando C. Lemos. Campinas-SP: Merck Sharp & Dohme Farmacêutica Ltda; 2017.
- Micardis®: Telmisartana [bula de remédio]. Responsável técnico Dímitra Apostolopoulou. Itapecirica da Serra-SP: Boehringer Ingelheim do Brasil Quím. e Farm. Ltda; 2013.
- Microdiol®: Desogestrel + etinilestradiol [bula de remédio]. Responsável técnico Marcos C. Borgheti. São Paulo: Schering-Plough Indústria Farmacêutica Ltda; 2017.
- Miosan®: Ciclobenzaprina [bula de remédio]. Responsável técnico Alexandre Tachibana Pinheiro. São Paulo: Apsen Farmacêutica Ltda; 2016.
- Mitexan®: Mesna [bula de remédio]. Responsável técnico Jonia Gurgel Moraes. São Paulo: Baxter Hospitalar Ltda; 2015.

- Moduretic®: Amilorida/hidroclorotiazida [bula de remédio]. Responsável técnico Fernando C. Lemos. Campinas-SP: Merck Sharp & Dohme Farmacêutica Ltda; 2017.
- Moduretic®: Amilorida/Hidroclorotiazida [bula de remédio]. Responsável técnico Fernando C. Lemos. Campinas-SP: Merck Sharp & Dohme Farmacêutica Ltda; 2017.
- Monocordil®: Mononitrato de isossorbida [bula de remédio]. Responsável técnico Diogo Mariano Nassif. São Paulo: Laboratórios Baldacci Ltda; 2017.
- Motilium®: Domperidona [bula de remédio]. Responsável técnico Marcos R. Pereira. São Paulo: Janssen-Cilag Farmacêutica Ltda; 2017.
- Myfortic®: Micofenolato sódico [bula de remédio]. Responsável técnico Flavia Regina Pegorer. São Paulo: Novartis Biociências S/A; 2017.
- Mytedon®: Metadona [bula de remédio]. Responsável técnico José Carlos Módolo. Itapira-SP: Cristalia Produtos Químicos Farmacêuticos Ltda; 2017.
- Naprix®: Ramipril [bula de remédio]. Responsável técnico Cintia Delphino de Andrade. São Paulo: Libbs Farmacêutica Ltda; 2017.
- Nausedron®: Ondansetrona [bula de remédio]. Responsável técnico José Carlos Módolo. Itapira-SP: Cristalia Produtos Químicos Farmacêuticos Ltda; 2017.
- Neovite® Lutein: Lutein associado [bula de remédio]. BL Indústria Otica, Ltda; 2017.
- Neutrofer®: Ferro Responsável técnico Ronoel Caza de Dio. Hortolândia-SP: EMS S/A; 2016.
- Nexium®: Esomeprazol [bula de remédio]. Responsável técnico Gisele H. V. C. Teixeira. Cotia-SP: AstraZeneca do Brasil Ltda; 2015.
- Niar®: Selegilina [bula de remédio]. Responsável técnico Ana Paula Antunes Azevedo. Rio de Janeiro: Abbott Laboratórios do Brasil Ltda; 2016.
- Nolvadex®: Tamoxifeno [bula de remédio]. Responsável técnico Gisele H. V. C. Teixeira. Cotia-SP: AstraZeneca do Brasil Ltda; 2015.
- Norfloxacino [bula de remédio]. Responsável técnico Cláudia Larissa S. Montanher. Cambé-PR: Sandoz do Brasil Indústria Farmacêutica Ltda; 2017.
- Noripurum®: Ferro [bula de remédio]. Responsável técnico Carla A. Inpossinato. Jaguariuna-SP: Takeda Pharma Ltda; 2017.
- Norvasc®: Anlodipino [bula de remédio]. Responsável técnico Carolina C. S. Rizoli. Itapevi-SP: Laboratórios Pfizer Ltda; 2017.
- Novalgina®: Dipirona [bula de remédio]. Responsável técnico Silvia Regina Brollo. São Paulo: Sanofi-Aventis Farmacêutica Ltda; 2017.
- Novanlo®: Levanlodipino [bula de remédio]. Responsável técnico Dante Alario Junior. Taboão da Serra-SP: Biolab Sanus Farmacêutica Ltda; 2015.

GUIA PRÁTICO DO FARMACÊUTICO HOSPITALAR

- Olanzapina [bula de remédio]. Responsável técnico Tatiana de Campos. Campinas-SP: Medley Farmacêutica Ltda; 2016.
- Omeprazol [bula de remédio]. Responsável técnico José Carlos Módolo. Itapira-SP: Cristalia Produtos Químicos Farmacêuticos Ltda; 2016.
- Os-Cal® D: Carbonato de cálcio + Vitamina D [bula de remédio]. Responsável técnico Silvia Regina Brollo. São Paulo: Sanofi-Aventis Farmacêutica Ltda; 2014.
- Oxycontin®: Oxicodona [bula de remédio]. Responsável técnico Kátia Esteves dos Santos. São Paulo: Mundipharma Brasil Produtos Médicos e Farmacêuticos Ltda; 2017.
- Pantoprazol [bula de remédio]. Responsável técnico Cláudia Larissa S. Montanher. Cambé-PR: Sandoz do Brasil Indústria Farmacêutica Ltda; 2016.
- Paracetamol [bula de remédio]. Responsável técnico Tatiana de Campos. Campinas-SP: Medley Farmacêutica Ltda; 2016.
- Pariet®: Rabeprazol [bula de remédio]. Responsável técnico Marcos R. Pereira. São Paulo: Janssen-Cilag Farmacêutica Ltda; 2017.
- Parkidopa®: Carbidopa/Levodopa [bula de remédio]. Responsável técnico José Carlos Módolo. Itapira-SP: Cristalia Produtos Químicos Farmacêuticos Ltda; 2017.
- Parlodel®: Bromocriptina [bula de remédio]. Responsável técnico Flavia Regina Pegorer. São Paulo: Novartis Biociências S/A; 2015.
- Paroxetina [bula de remédio]. Responsável técnico Maria Benedita Pereira Itapevi-SP: Eurofarma Laboratórios S/A; 2017.
- Patz®: Zolpidem [bula de remédio]. Responsável técnico Ronoel Caza de Dio. Hortolândia-SP: EMS S/A; 2016.
- Piemonte®: Montelucaste [bula de remédio]. Responsável técnico Maria Benedita Pereira Itapevi-SP: Eurofarma Laboratórios S/A; 2017.
- Plaquinol®: Hidroxicloroquina [bula de remédio]. Responsável técnico Silvia Regina Brollo. São Paulo: Sanofi-Aventis Farmacêutica Ltda; 2017.
- Plasil®: Metoclopramida [bula de remédio]. Responsável técnico Silvia Regina Brollo. São Paulo: Sanofi-Aventis Farmacêutica Ltda; 2014.
- Plavix®: Clopidogrel [bula de remédio]. Responsável técnico Silvia Regina Brollo. São Paulo: Sanofi-Aventis Farmacêutica Ltda; 2017.
- Polaramine®: Dexclorfeniramina [bula de remédio]. Responsável técnico Fernando Costa Oliveira. Barueiri-SP: Cosmed Indústria de Cosméticos e Medicamentos S/A; 2017.
- Pramipexol [bula de remédio]. Responsável técnico Gabriela Mallmann. Guarulhos-SP: Aché Laboratórios Farmacêuticos S/A; 2016.
- Predsin®: Prednisolona [bula de remédio]. Responsável técnico Fernando Costa Oliveira. Barueiri-SP: Cosmed Indústria de Cosméticos e Medicamentos S/A; 2017.

- Pristiq®: Desvenlafaxina [bula de remédio]. Responsável técnico Carolina C. S. Rizoli. Itapevi-SP: Laboratórios Pfizer Ltda; 2017.
- Procimax®: Citalopram [bula de remédio]. Responsável técnico Cintia Delphino de Andrade. São Paulo: Libbs Farmacêutica Ltda; 2016.
- Procoralan®: Ivabradina [bula de remédio]. Responsável técnico Patrícia Kasesky de Avellar. Jacarepaguá-RJ: Laboratórios Servier do Brasil Ltda; 2016.
- Prolopa®: Benserazida/Levodopa [bula de remédio]. Responsável técnico Tatiana Tsiomis Díaz. Rio de Janeiro: Produtos Roche Químicos e Farmacêuticos S/A; 2016.
- Propranolol [bula de remédio]. Responsável técnico Tatiana de Campos. Campinas-SP: Medley Farmacêutica Ltda; 2016.
- Prostokos®: Misoprostol [bula de remédio]. Responsável técnico Cleverson Luiz dos Santos Vigo. Caruaru-PE: Infan Indústria Química Farmacêutica NacionalS/A; 2015.
- Purinethol®: Mercaptopurina [bula de remédio]. Responsável técnico Juliana Aguirre M. Pinto. Serra-ES: Aspen Pharma Indústria Farmacêutica Ltda; 2017.
- Quetiapina [bula de remédio]. Responsável técnico Gabriela Mallmann. Guarulhos-SP: Aché Laboratórios Farmacêuticos S/A; 2017.
- Ranitidina [bula de remédio]. Responsável técnico Tatiana de Campos. Campinas-SP: Medley Farmacêutica Ltda; 2016.
- Remeron®: Mirtazapina [bula de remédio]. Responsável técnico Marcos C. Borgheti. São Paulo: Schering-Plough Indústria Farmacêutica Ltda; 2017.
- Renitec®: Enalapril [bula de remédio]. Responsável técnico Fernando C. Lemos. Campinas-SP: Merck Sharp & Dohme Farmacêutica Ltda; 2016.
- Resolor®: Prucaloprida [bula de remédio]. Responsável técnico Marcos R. Pereira. São Paulo: Janssen-Cilag Farmacêutica Ltda; 2017.
- Retemic®: Oxibutinina [bula de remédio]. Responsável técnico Juliana Aguirre M. Pinto. Serra-ES: Aspen Pharma Indústria Farmacêutica Ltda; 2015.
- Revatio®: Sildenafil [bula de remédio]. Responsável técnico Carolina C. S. Rizoli. Itapevi-SP: Laboratórios Pfizer Ltda; 2017.
- Revectina®: Ivermectina [bula de remédio]. Responsável técnico Ana Paula Antunes Azevedo. Rio de Janeiro: Abbott Laboratórios do Brasil Ltda; 2013.
- Revolade®: Eltrombopague olamina [bula de remédio]. Responsável técnico Flavia Regina Pegorer. São Paulo: Novartis Biociências S/A; 2017.
- Risperdal®: Risperidona [bula de remédio]. Responsável técnico Marcos R. Pereira. São Paulo: Janssen-Cilag Farmacêutica Ltda; 2017.
- Risperidon®: Risperidona [bula de remédio]. Responsável técnico José Carlos Módolo. Itapira-SP: Cristalia Produtos Químicos Farmacêuticos Ltda; 2017.

- Risperidona [bula de remédio]. Responsável técnico Cláudia Larissa S. Montanher. Cambé-PR: Sandoz do Brasil Indústria Farmacêutica Ltda; 2017.
- Ritalina®: Metilfenidato [bula de remédio]. Responsável técnico Flavia Regina Pegorer. São Paulo: Novartis Biociências S/A; 2017.
- Ritmonorn®: Propafenona [bula de remédio]. Responsável técnico Ana Paula Antunes Azevedo. Rio de Janeiro: Abbott Laboratórios do Brasil Ltda; 2016.
- Rivastigmina [bula de remédio]. Responsável técnico Gabriela Mallmann. Guarulhos-SP: Aché Laboratórios Farmacêuticos S/A; 2016.
- Rivotril®: Clonazepam [bula de remédio]. Responsável técnico Tatiana Tsiomis Díaz. Rio de Janeiro: Produtos Roche Químicos e Farmacêuticos S/A; 2017.
- Rohypnol®: Flunitrazepam [bula de remédio]. Responsável técnico Tatiana Tsiomis Díaz. Rio de Janeiro: Produtos Roche Químicos e Farmacêuticos S/A; 2017.
- Sabril®: Vigabatrina [bula de remédio]. Responsável técnico Silvia Regina Brollo. São Paulo: Sanofi-Aventis Farmacêutica Ltda; 2017.
- Secnidal®: Secnidazol [bula de remédio]. Responsável técnico Silvia Regina Brollo. São Paulo: Sanofi-Aventis Farmacêutica Ltda; 2017.
- Secotex®: Tamsulosina [bula de remédio]. Responsável técnico Dímitra Apostolopoulou. Itapecirica da Serra-SP: Boehringer Ingelheim do Brasil Quím. e Farm. Ltda; 2016.
- Seloken®: Metoprolol Tartarato [bula de remédio]. Responsável técnico Gisele H. V. C. Teixeira. Cotia-SP: AstraZeneca do Brasil Ltda; 2016.
- Selozok®: Metoprolol succinato [bula de remédio]. Responsável técnico Gisele H. V. C. Teixeira. Cotia-SP: AstraZeneca do Brasil Ltda; 2017.
- Seroquel®: Quetiapina [bula de remédio]. Responsável técnico Gisele H. V. C. Teixeira. Cotia-SP: AstraZeneca do Brasil Ltda; 2017.
- Sertralina [bula de remédio]. Responsável técnico Tatiana de Campos. Campinas-SP: Medley Farmacêutica Ltda; 2017.
- Sifrol®: Pramipexol [bula de remédio]. Responsável técnico Dímitra Apostolopoulou. Itapecirica da Serra-SP: Boehringer Ingelheim do Brasil Quím. e Farm. Ltda; 2016.
- Singulair®: Montelucaste [bula de remédio]. Responsável técnico Fernando C. Lemos. Campinas-SP: Merck Sharp & Dohme Farmacêutica Ltda; 2016.
- Sinvastatina [bula de remédio]. Responsável técnico Tatiana de Campos. Campinas-SP: Medley Farmacêutica Ltda; 2017.
- Sirdalud®: Tizanidina [bula de remédio]. Responsável técnico Flavia Regina Pegorer. São Paulo: Novartis Biociências S/A; 2017.
- Somalgin®: Ácido Acetilsalicílico [bula de remédio]. Responsável técnico Adriano Pinheiro Coelho. Hortolandia-SP: E.M.S. S/A; 2016.

- Sprycel®: dasatinibe [bula de remédio]. Responsável técnico Elizabeth M. Oliveira. São Paulo: Bristol-Myers Squibb Farmacêutica Ltda; 2017.
- Stanglit®: Pioglitazona [bula de remédio]. Responsável técnico Cintia Delphino de Andrade. São Paulo: Libbs Farmacêutica Ltda; 2016.
- Stilnox®: Zolpidem [bula de remédio]. Responsável técnico Silvia Regina Brollo. São Paulo: Sanofi-Aventis Farmacêutica Ltda; 2017.
- Stugeron®: Cinarizina [bula de remédio]. Responsável técnico Marcos R. Pereira. São Paulo: Janssen-Cilag Farmacêutica Ltda; 2016.
- Suladrin®: Sulfadiazina [bula de remédio]. Responsável técnico Carlos E. de Carvalho. Joinville-SC: Laboratório Catarinense S/A; 2013.
- Sumax®: Sumatriptano [bula de remédio]. Responsável técnico Cintia Delphino de Andrade. São Paulo: Libbs Farmacêutica Ltda; 2016.
- Sustrate®: Propatilnitrato [bula de remédio]. Responsável técnico Marcia Weiss I. Campos. Rio de Janeiro: Farmoquímica S/A; 2017.
- Synthroid®: Levotiroxina [bula de remédio]. Responsável técnico Ana Paula Antunes Azevedo. Rio de Janeiro: Abbott Laboratórios do Brasil Ltda; 2016.
- Tapazol®: Metimazol [bula de remédio]. Responsável técnico Dante Alario Junior. Taboão da Serra-SP: Biolab Sanus Farmacêutica Ltda; 2016.
- Tegretol®: Carbamazepina [bula de remédio]. Responsável técnico Flavia Regina Pegorer. São Paulo: Novartis Biociências S/A; 2017.
- Thiaben®: Tiabendazol [bula de remédio]. Responsável técnico Claudio Roberto Mataruco. São Bernardo do Campo – SP: Uci-Farma Indústria Farmacêutica Ltda; 2017.
- Tilatil®: Tenoxican [bula de remédio]. Responsável técnico Nadia Ali El Hage. São Paulo: Meda Pharma Importação e Exportação de Produtos Farmacêuticos Ltda; 2017.
- Topamax®: Topiramato [bula de remédio]. Responsável técnico Marcos R. Pereira. São Paulo: Janssen-Cilag Farmacêutica Ltda; 2017.
- Toragesic®: Cetorolaco trometamina [bula de remédio]. Responsável técnico Ronoel Caza de Dio. Hortolândia-SP: EMS S/A; 2017.
- Tramadol [bula de remédio]. Responsável técnico Cláudia Larissa S. Montanher. Cambé-PR: Sandoz do Brasil Indústria Farmacêutica Ltda; 2013.
- Transamin®: Ácido Tranexâmico [bula de remédio]. Responsável técnico José Vicente Corrêa da Silva. Ilha do Governador-RJ: Química e Farmacêutica Nikkhodo Brasil Ltda; 2017.
- Transamin®: Ácido Tranexâmico [bula de remédio]. Responsável técnico José Vicente Corrêa da Silva. Ilha do Governador-RJ: Química e Farmacêutica Nikkhodo Brasil Ltda; 2017.
- Trileptal®:Oxcarbazepina [bula de remédio]. Responsável técnico Flavia Regina Pegorer. São Paulo: Novartis Biociências S/A; 2017.

- Tykerb®: Lapatinibe [bula de remédio]. Responsável técnico Flavia Regina Pegorer. São Paulo: Novartis Biociências S/A; 2017.
- Tylenol®: Paracetamol [bula de remédio]. Responsável técnico Marcos R. Pereira. São Paulo: Janssen-Cilag Farmacêutica Ltda; 2017.
- Tylex®: Paracetamol/Codeína [bula de remédio]. Responsável técnico Marcos R. Pereira. São Paulo: Janssen-Cilag Farmacêutica Ltda; 2017.
- Ultracet®: Tramadol/Paracetamol [bula de remédio]. Responsável técnico Marcos R. Pereira. São Paulo: Janssen-Cilag Farmacêutica Ltda; 2017.
- Ursacol®: Ácido ursodesoxicólico [bula de remédio]. Responsável técnico Juliana Paes de O. Rodrigues. São Paulo: Zambon Laboratórios Farmacêuticos Ltda; 2015.
- Ursacol®: Ácido ursodesoxicólico [bula de remédio]. Responsável técnico Juliana Paes de O. Rodrigues. São Paulo: Zambon Laboratórios Farmacêuticos Ltda; 2015.
- Valcyte®: Valganciclovir [bula de remédio]. Responsável técnico Tatiana Tsiomis Díaz. Rio de Janeiro: Produtos Roche Químicos e Farmacêuticos S/A; 2017.
- Valdoxan®: Agomelatina [bula de remédio]. Responsável técnico Patrícia Kasesky de Avellar. Jacarepaguá-RJ: Laboratórios Servier do Brasil Ltda.
- Valium®: Diazepam [bula de remédio]. Responsável técnico Tatiana Tsiomis Díaz. Rio de Janeiro: Produtos Roche Químicos e Farmacêuticos S/A; 2017.
- Valtrex®: Valaciclovir [bula de remédio]. Responsável técnico Edinilson da Silva Oliveira. Rio de Janeiro: GlaxoSmithKline Brasil Ltda; 2013.
- Vastarel®: Trimetazidina [bula de remédio]. Responsável técnico Patrícia Kasesky de Avellar. Jacarepaguá-RJ: Laboratórios Servier do Brasil Ltda; 2015.
- Vescer®: Pentoxifilina [bula de remédio]. Responsável técnico Luiz Tenório de Brito. Embu Guaçu- SP: União Química Farmacêutica Nacional Ltda; 2015.
- Vesicare®: Solifenacina [bula de remédio]. Responsável técnico Sandra Winarski. São Paulo: Astellas Farma Brasil Importação e Distribuição de Medicamentos Ltda; 2014.
- VFend®: Voriconazol [bula de remédio]. Responsável técnico Carolina C. S. Rizoli. Itapevi-SP: Laboratórios Pfizer Ltda; 2016.
- Viagra®: Sildenafil [bula de remédio]. Responsável técnico Carolina C. S. Rizoli. Itapevi-SP: Laboratórios Pfizer Ltda; 2016.
- Viread®: Tenofovir [bula de remédio]. Responsável técnico Gilson Hirata Kobori. São Paulo: United Medical Ltda; 2017.
- Visken®: Pindolol [bula de remédio]. Responsável técnico Flavia Regina Pegorer. São Paulo: Novartis Biociências S/A; 2015.
- Vonau®: Ondansetron [bula de remédio]. Responsável técnico Dante Alario Junior. Taboão da Serra-SP: Biolab Sanus Farmacêutica Ltda; 2014.

- Votrient®: Pazopanibe [bula de remédio]. Responsável técnico Flavia Regina Pegorer. São Paulo: Novartis Biociências S/A; 2017.
- Vytorin®: Ezetimiba/sinvastatina [bula de remédio]. Responsável técnico Fernando C. Lemos. Campinas-SP: Merck Sharp & Dohme Farmacêutica Ltda; 2017.
- Xarelto®: Rivaroxabana [bula de remédio]. Responsável técnico Dirce Eiko Mimura. São Paulo: Bayer S/A; 2016.
- Xeloda®: Capecitabina [bula de remédio]. Responsável técnico Tatiana Tsiomis Díaz. Rio de Janeiro: Produtos Roche Químicos e Farmacêuticos S/A; 2017.
- Zestril®: Lisinopril [bula de remédio]. Responsável técnico Gisele H. V. C. Teixeira. Cotia-SP: AstraZeneca do Brasil Ltda; 2017.
- Zetia®: Ezetimibe [bula de remédio]. Responsável técnico Dímitra Apostolopoulou. Itapecirica da Serra-SP: Boehringer Ingelheim do Brasil Quím. e Farm. Ltda; 2017.
- Zinnat®: Cefuroxima [bula de remédio]. Responsável técnico Edinilson da Silva Oliveira. Rio de Janeiro: GlaxoSmithKline Brasil Ltda; 2017.
- Zofran®: Ondansetron [bula de remédio]. Responsável técnico Flavia Regina Pegorer. São Paulo: Novartis Biociências S/A; 2017.
- Zoloft®: Sertralina [bula de remédio]. Responsável técnico Carolina C. S. Rizoli. Itapevi-SP: Laboratórios Pfizer Ltda; 2017.
- Zolpidem [bula de remédio]. Responsável técnico Cláudia Larissa S. Montanher. Cambé-PR: Sandoz do Brasil Indústria Farmacêutica Ltda; 2017.
- Zovirax®: Aciclovir [bula de remédio]. Responsável técnico Edinilson da Silva Oliveira. Rio de Janeiro: GlaxoSmithKline Brasil; 2014.
- Zyban®: Bupropiona [bula de remédio]. Responsável técnico Edinilson da Silva Oliveira. Rio de Janeiro: GlaxoSmithKline Brasil Ltda; 2014.
- Zyloric®: Alopurinol [bula de remédio]. Responsável técnico Juliana Aguirre M. Pinto. Serra-ES: Aspen Pharma Indústria Farmacêutica Ltda; 2014.
- Zyprexa®: Olanzapina [bula de remédio]. Responsável técnico Marcia A Preda. São Paulo: Elly Lilly do Brasil Ltda; 2017.
- Zyvox®: Linezolida [bula de remédio]. Responsável técnico Carolina C. S. Rizoli. Itapevi-SP: Laboratórios Pfizer Ltda; 2016.

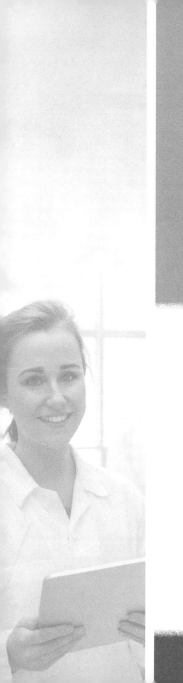

22

Quadro com informações de correspondência iônica

Quadro com informações de correspondência iônica

Substância	Quantidade íon (mmol)	Quantidade íon (mEq)
Bicarbonato (1 g)	16,3 mmol	16,3 mEq de HCO_3^-
Fósforo (1 g)	32,2 mmol HPO_4^{--}	64,5 mEq de HPO_4^{--}
Potássio (1 g)	26,0 mmol	26 mEq de K^+
Sódio (1 g)	43,5 mmol	43,5 mEq de Na^+
Sulfato (1 g)	31,2 mmol SO_4^{--}	62,5 mEq de SO_4^{--}
Bicarbonato de sódio (1 g)	11,9 mmol de Na^+	11,9 mEq de Na^+
Cálcio (1 g)	25,0 mmol	50 mEq de Ca^{++}
Cálcio acetato anidro (1 g)	6,3 mmol de Ca^{++}	12,6 mEq de Ca^{++}
Carbonato de cálcio (1 g)	10 mmol de Ca^{++}	20 mEq de Ca^{++}
Citrato de cálcio (1 g) (tetra-hidratado)	5,3 mmol de Ca^{++}	10,5 mEq de Ca^{++}
Citrato de potássio (1 g) (anidro)	9,8 mmol de K^+	9,8 mEq K^+
Citrato de potássio (1 g) (mono-hidratado)	9,3 mmol de K^+	9,3 mEq K^+
Cloreto de cálcio (1 g) (di-hidratado)	6,8 mmol de Ca^{++}	13,6 mEq de Ca^{++}
Cloreto de cálcio (1 g) (hexa-hidratado)	4,6 mmol de Ca^{++}	9,1 mEq de Ca^{++}
Cloreto de magnésio (1 g) (hexa-hidratado)	4,9 mmol de Mg^{++}	9,8 mEq Mg^{++}
Cloreto de potássio (1 g)	13,4 mmol de K^+	13,4 mEq de K^+
Cloreto de sódio (1 g)	17,0 mmol Na^+	17 mEq de Na^+
Fosfato de cálcio (1 g) [$10CaO.3P205. H_2O$]	10,0 mmol de Ca^{++}	19,9 mEq de Ca^{++}
Fosfato de magnésio penta-hidratado (1 g)	8,5 mmol de Mg^{++}	17 mEq Mg^{++}
Fósforo (1 g)	32,2 mmol $H_2PO_4^-$	32,2 mEq de $H_2PO_4^-$
Glicerofosfato de cálcio (1 g) (anidro)	4,8 mmol de Ca^{++}	9,5 mEq de Ca^{++}
Glicerofosfato de magnésio (1 g) (anidro)	5,1 mmol de Mg^{++}	10,3 mEq Mg^{++}

Substância	Quantidade íon (mmol)	Quantidade íon (mEq)
Gluconato de cálcio (1 g)	2,2 mmol de Ca^{++}	4,5 mEq de Ca^{++}
Gluconato de magnésio (1 g) (anidro)	2,4 mmol de Mg^{++}	4,8 mEq Mg^{++}
Gluconato de potássio (1 g) (anidro)	4,3 mmol de K^+	4,3 mEq K^+
Gluconato de potássio (1 g) (mono-hidratado)	4,0 mmol de K^+	4,0 mEq K^+
Hidrogenofosfato de cálcio (di-hidratado) (1 g) $CaHPO_4$	5,8 mmol de Ca^{++}	11,6 mEq de Ca^{++}
Lactato de cálcio (1 g) (anidro)	4,6 mmol de Ca^{++}	9,2 mEq de Ca^{++}
Lactato de cálcio (1 g) (penta-hidratado)	3,2 mmol de Ca^{++}	6,5 mEq de Ca^{++}
Lactato de cálcio (1 g) (tri-hidratado)	3,7 mmol de Ca^{++}	7,3 mEq de Ca^{++}
Lactobionato de cálcio (1 g) (di-hidratado)	1,3 mmol de Ca^{++}	2,5 mEq de Ca^{++}
Magnésio (1 g)	41,0 mmol	82 mEq de Mg^{++}
Pidolato de cálcio (1 g) (anidro)	3,4 mmol de Ca^{++}	6,7 mEq de Ca^{++}
Sulfato de magnésio (1 g) (hepta-hidratado)	4,1 mmol de Mg^{++}	8,1 mEq Mg^{++}
Sulfato de potássio (1 g) (anidro)	11,5 mmol de K^+	11,5 mEq K^+

Bibliografia consultada

- Sweetman SC, ed. Martindale: The Complete Drug Reference 36. London: Pharmaceutical Press; 2009.

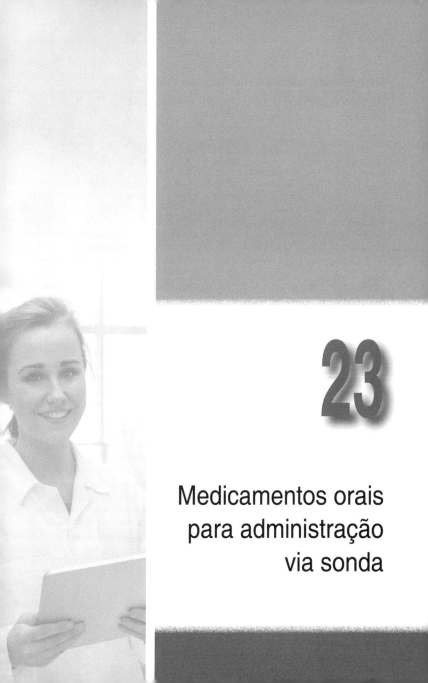

23

Medicamentos orais para administração via sonda

Medicamentos orais para administração via sonda

Apresentação comercial	Princípio ativo	Pode ser administrado via sonda? Sim	Pode ser administrado via sonda? Não	Recomendações
AAS® cp.	Ácido Acetilsalicílico	X		Comprimido facilmente disperso em água. Pode ser administrado simultaneamente a nutrição enteral[1]
Actos® cp.			X	O fabricante recomenda a administração apenas por via oral[2]
Adalat® cáp.	Nifedipina		x	Não é recomendado, pois a dose extraída pode ser incompleta e o conteúdo pode aderir-se à parede da sonda causando obstrução[3]
Adalat Oros® cp.	Nifedipina		x	Não deve ser triturado, pois perde as características de liberação controlada levando ao risco de toxicidade, manutenção inadequada do nível sérico do fármaco, além do risco de obstrução da sonda[3]
Adalat Retard® cp.	Nifedipina		x	Não deve ser triturado, pois perde as características de liberação controlada levando ao risco de toxicidade, manutenção inadequada do nível sérico do fármaco, além do risco de obstrução da sonda[3]
Addera® D3 cp.	Vitamina D3		X	Não há estudos sobre eficácia, segurança e farmacocinética[1] Alternativa gotas
Afinitor® cp.	Everolimo	X		Os comprimidos podem ser dispersos em 30ml de água sob agitação suave, até se desintegrarem completamente (aproximadamente 7 minutos)[2]
Allegra® cáp.	Fexofenadina		x	Não há estudos sobre eficácia, segurança e farmacocinética[3]

GUIA PRÁTICO DO FARMACÊUTICO HOSPITALAR

Apresentação comercial	Principio ativo	Pode ser administrado via sonda?		Recomendações
		Sim	Não	
Allegra® D cp.	Fexofenadina + pseudoefedrina		X	São comprimidos revestidos de camada dupla e não há estudos sobre os efeitos deste medicamento administrado por vias não recomendadas, afim de garantir a segurança e eficácia do medicamento[3]
Akineton® cp.	Biperideno	X		o comprimido pode ser partido para ajuste de dose e administrado via sonda[2]
Aldactone® cp.	Espironolactona	X		Pode ser preparada uma suspensão triturando os comprimidos[1]
Aldomet® cp.	Metildopa	X		Pode ser usado via sonda[3]
Alivium® cp.	Ibuprofeno		X	Comprimido revestido, praticamente insolúvel em água que não deve ser triturado, partido, aberto ou mastigado[5,6] Alternativa: gotas
Alkeran® cp.	Melfalan		X	Não deve ser partido, aberto ou triturado[7]
Ampicilina® cáp.	Ampicilina	X		As cápsulas podem ser abertas e o conteúdo disperso em água. O uso em sonda nasogástrica recomenda-se pausar a dieta 30 minutos antes e após a administração do medicamento[4]
Amaryl® cp.	Glimepirida		X	Os comprimidos são sulcados e podem ser partidos ao meio, mas não devem ser macerados, conforme orientação do fabricante[3]
Aminofilina® cp.	Aminofilina	X		O comprimido não possui revestimento, podendo ser macerado e dissolvido em volume de água para administração[4]

243

Apresentação comercial	Princípio ativo	Pode ser administrado via sonda?		Recomendações
		Sim	Não	
Amoxil® cáp.	Amoxicilina		X	Não há estudos sobre eficácia, segurança e farmacocinética[1] Alternativa: Suspensão oral
Amytril® cp.	Amitriptilina	X		Pode-se preparar a suspensão oral a partir dos comprimidos para administração via sonda. Deve-se pausar a dieta enteral, irrigar a sonda com 10-30ml de água, administrar o medicamento e, ao término, irrigar novamente a sonda com água[4]
Ancoron® cp.	Amiodarona		X	Não há estudos efeitos da administrado do medicamento por vias não recomendadas. Portanto, por segurança e para garantir a eficácia deste medicamento, a administração deve ser somente por via oral[9]
Anafranil® dg.	Clomipramina		X	Medicamento possui revestimento e excipientes que podem obstruir a sonda quando macerados[3]
Anstrolibbs® cp.	Anastrozol		X	Devido à classe dessas drogas, a trituração do comprimido não é recomendada. É recomendado que a trituração seja realizada em fluxo laminar[1]
Annita® cp.	Nitazoxanida		X	Para administração via sonda, fazer uso da suspensão oral e pausar dieta enteral[10]
Antak® cp.	Ranitidina		X	Medicamento possui revestimento e excipientes que podem obstruir a sonda quando macerados[3] Alternativa: Solução oral
Apresolina® dg.	Hidralazina	X		Medicamento em drágea, pode ser triturado, dissolvido e administrado. Monitorar a pressão arterial, pois a trituração pode acarretar degradação do princípio ativo e consequente redução da efetividade do fármaco[3]

GUIA PRÁTICO DO FARMACÊUTICO HOSPITALAR

Apresentação comercial	Princípio ativo	Pode ser administrado via sonda? Sim	Não	Recomendações
Aropax® cp.	Paroxetina		X	Medicamento não deve ser macerado e possui excipientes que podem obstruir a sonda quando macerados[3]
Asalit® cp.	Mesalazina		X	Quando triturado o medicamento sofre alteração e consequente perda da eficácia[3]
Ascaridil® cp.	Levamisol	X		O comprimido pode ser triturado e misturado em água. Uso imediato. Pausar dieta enteral[4]
Ansitec® cp.	Buspirona		X	O fabricante informa quea trituração do pode levar à formação de precipitado ou gel, causando a obstrução da sonda, além disso, pode ocorrer a alteração na farmacocinética do fármaco[2]
Aspirina Infantil® cp.	Ácido acetilsalicílico	X		Pode ser utilizado via sonda[3]
Aspirina Prevent® cp.	Ácido acetilsalicílico		X	Os comprimidos possuem revestimento ácido-resistente de liberação entérica. A perda do revestimento entérico pela trituração pode propiciar a inativação do princípio ativo e favorecer a irritação da mucosa gástrica[3]
Apraz® cp.	Alprazolam	X		Pode ser preparado uma suspensão oral a partir dos comprimidos e administrar via sonda[4]
Aradois® cp.	Losartana		X	Segundo a bula o medicamento não deve ser partido, aberto ou mastigado, o fabricante esclarece que não existem estudos que comprovem eficácia e segurança quando utilizado de maneira diferente das indicações de bula[2 11]

GUIA PRÁTICO DO FARMACÊUTICO HOSPITALAR

Apresentação comercial	Princípio ativo	Pode ser administrado via sonda?		Recomendações
		Sim	Não	
Arimidex® cp.	Anastrazol		X	Devido à classe dessas drogas, a trituração do comprimido não é recomendada. O recomendado que a trituração seja realizada em fluxo laminar[1]
Aropax® cp.	Paroxetina		X	Medicamento não deve ser macerado e possui excipientes que podem obstruir a sonda quando macerados[3]
Atacand® cp.	Candesartan	X		Pode ser utilizado via sonda[1]
Atenol® cp.	Atenolol		X	Princípio ativo parcialmente solúvel em água, o fabricante não recomenda não recomenda a administração via sonda[2]
Atensina® cp.	Clonidina	X		Os comprimidos podem ser macerados, porém não se dispersam prontamente na água[1]
Atlansil® cp.	Amiodarona		X	Não há estudos sobre eficácia, segurança e farmacocinética[2][3] Alternativa: Gotas
Avalox® cp.	Moxifloxacina	X		A moxifloxacino pode ser administrada através da sonda nasogástrica sem comprometimento da biodisponibilidade do fármaco[51]
Avodart® cáp.	Dutasterida		X	Não é recomendado a administração via sonda[1] Alternativa: Solução
Azulfin® cp.	Sulfasalazina		X	A perda do revestimento gastrorresistente pela trituração pode propiciar a inativação do princípio ativo e favorecer a irritação da mucosa gástrica[3]
Bactrim® cp./ Bactrim F® cp.	Sulfametoxazol + trimetoprima		X	O princípio ativo e os excipientes quando macerados podem causar obstrução da sonda[3] Alternativa: Suspensão oral

GUIA PRÁTICO DO FARMACÊUTICO HOSPITALAR

Apresentação comercial	Princípio ativo	Pode ser administrado via sonda? Sim	Não	Recomendações
Baraclude® cp.	Entecavir		X	São comprimidos revestidos. E, para a segurança e eficácia desta apresentação, não deve ser administrado por vias não recomendadas[52]
Beneroc® dg.	Complexo B		X	Medicamento possui revestimento e excipientes que podem obstruir a sonda quando macerados[3] Alternativa: Gotas.
Benerva® cp.	Tiamina (vit. B1)	X		Monitorar possíveis reações adversas no TGI[3]
Benicar® cp.	Olmerstana		X	Não há estudos sobre eficácia, segurança e farmacocinética[3]
Betaserc® cp.	Betaistina	X		O comprimido pode ser macerado e deve ser administrado imediatamente[1]
Biovir® cp.	Lamivudina + Zidovudina	X		Pode ser macerado e misturado com líquidos ou uma pequena porção de comida semi-sólida (pastosa) e administrado imediatamente[2] [12]
Brilinta® cp.	Ticagrelor		X	Comprimidos revestidos e não devem ser partidos ou mastigados[2]
Bufedil® cp.	Buflomedil		X	Não há estudos sobre eficácia, segurança e farmacocinética[3]
Bup® cp.	Bupropiona		X	Os comprimidos não podem ser partidos, triturados e nem mastigados, pois pode ocasionar elevação do risco de eventos adversos[13]
Buscopan® dg.	Escopolamina	X		As drágeas possuem revestimento de açúcar podendo ser macerados e solubilizados em água[1]
Calcium sandoz F® cp.	Carbonato de Calcio	x		Não há estudos sobre eficácia, segurança e farmacocinética[1] Alternativa envelope

GUIA PRÁTICO DO FARMACÊUTICO HOSPITALAR

Apresentação comercial	Princípio ativo	Pode ser administrado via sonda? Sim	Não	Recomendações
Calcort® cp.	Deflazacorte	X		Pode ocorrer alterações em sua ação farmacológica, além da perda de substâncias, uso imediato[3]
Capoten® cp.	Captopril	X		O comprimido solúvel, dispersam-se em 10ml de água em 2 minutos[1]
Carbolitium® cp.	Carbonato de Lítio		X	Não há estudos com relação à maceração que avaliem o medicamento quando administrado por vias que não a recomendada em bula, pode ocorrer a biodisponibilidade do comprimido[2]
Cardizem® cp.	Diltiazem	X		Pode ser administrado via sonda[3]
Carduran XL® cp.	Doxasozina		X	Não deve ser triturado, pois perde as características de liberação controlada levando ao risco de toxicidade e manutenção inadequada do nível sérico do fármaco[3]
Casodex® cp.	Bicalutamida		X	A manipulação deve ser feita em um sistema de fluxo laminar para minimizar a exposição ao pó (carcinogênico) e reduzir o risco de inalação. Sempre que possível optar por outras apresentações[1]
Cebralat® cp.	Cilostazol	X		Pode ser administrado via sonda[3]
Cefamox® cáp.	Cefadroxila		X	Não há estudos sobre eficácia, segurança e farmacocinética[3] Alternativa: Suspensão oral
Cardilol® cp.	Carvedilol		X	A trituração pode levar à formação de precipitado ou gel, causando a obstrução da sonda[2]
Cellcept® cp.	Mofetila		X	Medicamento não deve ser macerado por possuir risco carcinogênico. Entrar em contato com a farmácia, pois a trituração deve ser realizada em fluxo laminar[3] Alternativa: Suspensão suspensão

248

GUIA PRÁTICO DO FARMACÊUTICO HOSPITALAR

Apresentação comercial	Principio ativo	Pode ser administrado via sonda? Sim	Não	Recomendações
Centrum® cp.	Polivitaminico com minerais		X	Não há dados disponíveis na literatura[2]
Certican® cp.	Everolimo		X	Não há estudos sobre eficácia, segurança e farmacocinética[2]
Cewin® cp.	Ácido ascórbico		X	Os comprimidos são de liberação prolongada e possuem hidroxipropilmetilcelulose (quando misturada em água confere viscosidade) e ácido ascórbico (pode sofrer degradação na presença de umidade) em sua composição, ocasionando risco de obstrução da sonda[3] Alternativa: Gotas
Cipramil® cp.	Citalopram	X		O revestimento tem função cosmética, ou seja, é utilizado para melhorar a aparência dos comprimidos e não altera a velocidade ou extensão da liberação do princípio ativo. Logo, uma vez triturado/desintegrado, o mesmo deve ser consumido imediatamente[2]
Cipro® cp.	Ciprofloxacina	X		A administração de ciprofloxacina e dieta enteral pode acarretar a diminuição da absorção do fármaco. Recomenda-se pausar a dieta enteral 1 hora antes e 1 hora depois da administração[3]
Citalor® cp.	Atorvastatina	X		Os comprimidos revestidos de 10mg são dispersos em 10mL de água, por 2 a 5 minutos, produzindo uma dispersão leitosa branca muito fina. Administar imediatamente sem que ocorra obstrução da sonda. Não é necessário pausar a dieta enteral[2]

Apresentação comercial	Princípio ativo	Pode ser administrado via sonda?		Recomendações
		Sim	Não	
Citoneurin® dg.	Cianocobalamina + piridoxina + tiamina		X	Medicamento possui revestimento e excipientes que podem obstruir a sonda quando macerados[3]
Claritin® cp.	Loratadina	X		Pode ser administrado via sonda[3] Alternativa: Xarope
Claritromicina cp.	Claritromicina cp	X		Administração imediata para evitar degradação do fármaco[16]
Clavulin® cp.	Ácido clavulânico + amoxicilina	X		Pode ser administrado via sonda[3] Alternativa: Suspensão oral
Clavulin® BD cp.	Amoxicilina + Clavulanato de potássio	X		Pode ser administrado via sonda[3]
Clorana® cp.	Hidroclorotiazida	X		Pode ser administrado via sonda[3]
Cobavital® cp.	Polivitamínico	X		Os microcomprimidos são facilmente dispersos em água, possibilitando administração via sonda[17]
Colchis® cp.	Colchicina		X	Não há estudos sobre eficácia, segurança e farmacocinética e o fabricante não recomenda[2]
Comtan® cp.	Entacapone		X	Não há estudos sobre eficácia, segurança e farmacocinética[2]
Concor® cp.	Bisoprolol		X	Não há dados específicos sobre a administração desta preparação por meio da sonda enteral[1], O laboratório não recomenda que o comprimido revestido seja partido ou mastigado[2]
Coreg® cp.	Carvedilol	X		Pode ser administrado via sonda, a absorção da droga é reduzida na presença de nutrição enteral, portanto administrar uma hora antes ou duas horas depois[3,15]

GUIA PRÁTICO DO FARMACÊUTICO HOSPITALAR

Apresentação comercial	Princípio ativo	Pode ser administrado via sonda? Sim	Não	Recomendações
Coumadin® cp.	Varfarina	X		A dieta enteral pode causar redução na concentração de varfarina, é necessário o acompanhamento do nível sérico[3]
Cozaar® cp.	Losartan	X		Pode ser administrado via sonda[3]
Creon® cáp.	Pancreliepase		X	Medicamento possui grânulos que não devem ser macerados, devido à perda da eficácia[3]
Crestor® cp.	Rosuvastatina		X	Comprimidos revestidos, podendo ser dispersos em água por 5 minutos. A dispersão apresenta pequenas partículas brancas, porém sem risco de obstrução da sonda[1]
Cronomet® cp.	Carbidopa + levodopa		X	Não deve ser triturado, pois perde as características de liberação controlada levando ao risco de toxicidade, manutenção inadequada do nível sérico do fármaco, além do risco de obstrução da sonda[3]
Cymbalta® cáp.	Duloxetina		X	Quando macerados os grânulos podem causar obstrução da sonda[3] Alternativa: Solução oral
Cymevene® cáp.	Ganciclovir		X	Medicamento potencialmente teratogênico e carcinogênico[2]
Dactil-ob® dg.	Piperidolato + hisperidina + ácido ascórbico		X	Medicamento possui revestimento e excipientes que podem obstruir a sonda quando macerados[3]
Daflon® cp.	Diosmina	X		Os comprimidos podem se dissolvidos em água com quantidade suficiente para completa dissolução[18]
Dalacin® cp.	Clindamicina	X		A cápsula pode ser aberta e o conteúdo diluído em água. Pode ocorrer irritação e danos ao TGI[3]

251

Apresentação comercial	Princípio ativo	Pode ser administrado via sonda?		Recomendações
		Sim	Não	
Dalmadorm® cp.	Flurazepam		X	Comprimido revestido, o laboratório não aconselha que o produto seja macerado para administração via sonda[2]
Daonil® cp.	Glibenclamida	X		Pode ser administrado via sonda[3]
Daraprim® cp.	Pirimetamina		X	Não há estudos sobre administração desse medicamento através da sonda enteral[1]
DDAVP® cp.	Desmopressina		X	A desmopressina é uma cadeia de aminoácidos e, em meio ácido, ocorre a quebra de algumas ligações, portanto, se o comprimido for macerado, a área de contato e a quebra de ligações será maior[3]
Decadron® cp.	Dexametasona	X		Pode ser triturado, diluído e, a administração imediata. Administrar preferencialmente após nutrição enteral para redução de possíveis danos ao TGI[3,15] Alternativa: Elixir
Depakene® cáp.	Ácido valpróico	X		Pode ocorrer irritação no TGI[3]
Depakote® cp.	Divalproato de sódio		X	A perda do revestimento entérico pela trituração pode propiciar a inativação do princípio ativo e/ou favorecer a irritação da mucosa gástrica[3] Alternativa: Solução oral
Depakote® ER cp.	Divalproato de Sódio		X	Comprimido de liberação prolongada[19]
Detrusitol® cp.	Tolterodina		X	Não há estudos sobre eficácia, segurança e farmacocinética[3]
Diabinese® cp.	Clorpropramida		X	Não há uma restrição de partição do comprimido. No entanto, não há orientações para uso do comprimido triturado ou macerado para administração em sonda[2]

Apresentação comercial	Principio ativo	Pode ser administrado via sonda? Sim	Pode ser administrado via sonda? Não	Recomendações
Diamicron MR® cp.	Gliclazida		X	Não deve ser triturado, pois perde as características de liberação modificada levando ao risco de toxicidade e manutenção inadequada do nível sérico do fármaco[3]
Diamox® cp.	Acetazolamida	X		O comprimidos se desintegram e se dispersam rapidamente em 10ml de água possibilitando a administração. A sonda deve ser lavada para assegurar que a dose total seja administrada[1]
Dicetel® cp.	Pinaverio		X	Comprimidos revestidos, de modo a evitar o contato do brometo de pinavério com a mucosa esofágica, devido ao risco de lesão esofágica[2]
Digesan® cáp.	Bromoprida		X	Não há estudos sobre eficácia, segurança e farmacocinética[3] Alternativa: DGotas
Digoxina® cp.	Digoxina		X	Não há estudos sobre eficácia, segurança e farmacocinética[3] Alternativa: Elixir
Dilacoron® cp.	Verapamil	X		Pode ser administrado via sonda[3]
Dimorf® cp.	Morfina	X		Pode ser administrado via sonda[3]
Diovan® cp.	Valsartan	X		Pode ser administrado via sonda[3]
Donaren® cp.	Trazodona	X		Pode ser administrado via sonda[3]
Dormonid® cp.	Midazolam	X		Pouco solúvel em água. Lavar cuidadosamente a sonda após administração. Pode ser administrado com ou sem nutrição enteral[3,15] Alternativa: Solução oral
Dostinex® cp.	Cabergolina		X	Não há estudos sobre eficácia, segurança e farmacocinética[3]

GUIA PRÁTICO DO FARMACÊUTICO HOSPITALAR

Apresentação comercial	Princípio ativo	Pode ser administrado via sonda? Sim	Pode ser administrado via sonda? Não	Recomendações
Dramin B6® cp.	Dimenidrinato + piridoxina	X		O revestimento não afeta a biodisponibilidade do princípio ativo, pois tem função apenas estética no produto[2][3] Alternativa: Gotas
Dulcolax® dg.	Bisacodil		X	A perda do revestimento entérico pela trituração pode propiciar a inativação do princípio ativo[3] Alternativa: Gotas
Duspatalin® cáp.	Mebeverina		X	Não há estudos sobre eficácia, segurança e farmacocinética[3]
Ebix® cp.	Memantina		X	Não há estudos sobre eficácia, segurança e farmacocinética[3]
Efexor XR® cáp.	Venlafaxina		X	Não deve ser triturado, pois perde as características de liberação controlada levando ao risco de toxicidade, manutenção inadequada do nível sérico do fármaco, além do risco de obstrução da sonda[3]
Emend® cáp.	Aprepitante		X	Pode ocorrer obstrução da sonda, devido aos excipientes. Não é recomendada a abertura da cápsula[3]
Endofolin® cp.	Ácido fólico		X	Comprimido revestido, com absorção intestinal, o uso por outra via, que não a oral, pode causar perda do efeito esperado[20] Alternativa: Gotas ou solução
Effiente® cp.	Prasugrel		X	Comprimido revestido, não pode ser triturado e sofre hidrólise intestinal antes de ser metabolizado[5,21]
Eliquis® cp.	Apixabana			Não há estudos sobre eficácia, segurança e farmacocinética[3]
Enablex® cp.	Darifenacina		X	Comprimidos de liberação prolongada, não devem ser mastigado, dividido ou pulverizado[23]

GUIA PRÁTICO DO FARMACÊUTICO HOSPITALAR

Apresentação comercial	Princípio ativo	Pode ser administrado via sonda? Sim	Não	Recomendações
Entocort® cáp.	Budesonida		X	A perda do revestimento entérico pela trituração propicia a inativação do princípio ativo e não permite a absorção do medicamento (liberação controlada ileal), além do risco de obstrução da sonda[3]
Ephynal® cáp.	Tocoferol		X	Não se recomenda, pois a dose extraída pode ser incompleta e o conteúdo pode aderir à parede da sonda causando obstrução[3]
Epivir® cp.	Lamivudina		X	Não há estudos sobre eficácia, segurança e farmacocinética[3] Alternativa: Solução oral
Eranz® cp.	Donepezil	X		Pode ser administrado via sonda[3]
Exjade® cp.	Deferasirox	X		Comprimido dispersível em água, suco de laranja ou maça. A dispersão no leite não é recomendada devido à aumento do tempo necessário para alcançar a dispersão[1]
Exelon® cáp.	Rivastigmina		X	Não há estudos sobre eficácia, segurança e farmacocinética[3] Alternativa: Solução oral
Feldene® cp.	Piroxicam		X	Comprimido sublingual, não pode ser triturado, pois seu fármaco é irritante[2]
Femara® cp.	Letrozol		X	Não há estudos que suportem a administração de Letrozol via sonda. Este medicamento é uma substância citotóxica e requer cuidado ao manuseá-la, pois pode causar riscos à saúde do profissional que manipula e administra a medicação por sonda enteral[2]
Fenergan® cp.	Prometazina	X		Pode ser administrado via sonda[3]

Apresentação comercial	Princípio ativo	Pode ser administrado via sonda?		Recomendações
		Sim	Não	
Flagass® cáp.	Simeticona		X	Não há estudos sobre eficácia, segurança e farmacocinética[2][]
Flagyl® cp.	Metronidazol	X		Pode ser administrado via sonda[3] Alternativa: Solução oral
Flanax® cp.	Naproxeno		X	Não há estudos sobre eficácia, segurança e farmacocinética[2]
Floratil® cáp.	Saccharomyces boulardii	X		A cápsula pode ser aberta e o conteúdo dissolvido em água[3]
Florinefe® cp.	Fludrocortisona	X		Pode ser administrado via sonda[3]
Fluimucil® cp.	Acetilcisteína	X		O comprimido efervescente pode ser dissolvido em água gerando pouca efervescência[26]
Flunarin® cap.	Flunarizina		X	Medicamento possui excipientes que podem obstruir a sonda quando macerados e solubilizados[3]
Frisium® cp.	Clobazam	X		Pode ser administrado via sonda[3]
Frontal® cp.	Alprazolam	X		Não há contraindicação em relação à partição, abertura ou mastigação do comprimido de Frontal[2]
Gardenal® cp.	Fenobarbital	X		Pode ser administrado via sonda[3] Alternativa: Gotas
Genuxal® cp.	Ciclofosfamida		X	Comprimido revestido de liberação retardata[53]
Glifage® cp.	Metformina	X		Os comprimidos são revestidos por uma película e não se dispersam bem na água devido ao seu tamanho, mas podem ser esmagados e depois dispersos na água formando uma suspensão fina[1]
Glifage® XR cp.	Metformina		X	Comprimido de ação prolongada, não pode ser macerado[27]

GUIA PRÁTICO DO FARMACÊUTICO HOSPITALAR

Apresentação comercial	Princípio ativo	Pode ser administrado via sonda? Sim	Não	Recomendações
Glivec® cp.	Imatinib	X		O comprimido pode ser dissolvido em água ou suco de maçã (cerca de 50 mL para cada 100 mg). Utilizar imediatamente[36]
Glucoformin® cp.	Metformina	X		Existe risco de obstrução em sondas de calibre fino[3]
Haldol® cp.	Haloperidol	X		Pode ser administrado via sonda[3] Alternativa: Gotas
Hidantal® cp.	Fenitoína	X		Monitorar o nível sérico, pois a administração de fenitoína e dieta enteral pode acarretar a diminuição da absorção do fármaco. Recomenda-se pausar a dieta enteral 1 hora antes e 2 horas depois da administração[3]
Hixizine® cp.	Hidroxizina	X		Pode ser administrado via sonda[3] Alternativa: Xarope
Higroton® cp.	Clortalidona	X		Pode ser administrado via sonda[3] Os comprimidos se desintegram dentro de 2 minutos em 10ml de água[1]
Humectol® D cp.	Laxante		X	A trituração do comprimido leva à perda do revestimento entérico. O medicamento é hidrolisado no intestino[28] Alternativa: Laxante solução oral
Hydrea® cáp.	Hidroxiuréia		X	Para segurança e eficácia desta apresentação, o medicamento não deve ser administrado por vias não recomendadas por ser citotóxico[1]
Imosec® cp.	Loperamida	X		Pode ser administrado via sonda[3]
Imovane® cp.	Zopiclona		X	Não há estudos sobre eficácia, segurança e farmacocinética[3]. Recomenda-se que os comprimidos não sejam esmagados, pois a biodisponibilidade pode ser alterada[1]

GUIA PRÁTICO DO FARMACÊUTICO HOSPITALAR

Apresentação comercial	Princípio ativo	Pode ser administrado via sonda?		Recomendações
		Sim	Não	
Imuran® cp.	Azatioprina		X	Medicamento não deve ser macerado por possuir risco carcinogênico. Entrar em contato com a farmácia, pois a trituração deve ser realizada em fluxo laminar[3]
Indocid® cáp.	Indometacina		X	Princípio ativo insolúvel em água pode causar obstrução da sonda[3]
Ipsilon® cp.	Ácido aminocapróico	X		Pode ser administrado via sonda[3]
Isordil® SL cp.	Isossorbida (dinitrato)		X	Não deve ser triturado, pois perde as características de liberação levando ao risco de manutenção inadequada do nível sérico do fármaco[3]
Janumet® cp.	Sitagliptina + metformina		X	Não há estudos sobre eficácia, biodisponibilidade e farmacocinética para administração via sonda[2]
Januvia® cp.	Sitagliptina		X	Não há estudos sobre eficácia, segurança e farmacocinética[2]
Kaletra® cp.	Lopinavir + Ritonavir		X	Não há estudos sobre eficácia, segurança e farmacocinética[31]
Keflex® dg.	Cefalexina		X	Medicamento possui revestimento e excipientes que podem obstruir a sonda quando macerados[3] Alternativa: Suspensão oral
Keppra® cp.	Levetiracetam	X		Comprimidos revestidos, porém, pode ser triturado, solubilizados em água e administrados via sonda enteral. Alternativa: Solução oral
Ketosteril® cp.	Aminoácidos + análogos		X	Comprimidos revestidos, deve ser administrado exclusivamente por via oral, sob o risco de danos de eficácia terapêutica[32]

258

GUIA PRÁTICO DO FARMACÊUTICO HOSPITALAR

Apresentação comercial	Princípio ativo	Pode ser administrado via sonda? Sim	Pode ser administrado via sonda? Não	Recomendações
Klaricid® cp.	Claritromicina		X	Não há estudos sobre eficácia, segurança e farmacocinética[3] Alternativa: Suspensão oral
Labirin® cp.	Betaistidina	X		Pode ser administrado via sonda[3]
Lamictal® cp.	Lamotrigina	X		Pode ser administrado via sonda[3]
Lasix® cp.	Furosemida	X		Pode ser administrado via sonda[3] Alternativa: Solução Extemporânea
Levaquin® cp.	Levofloxacina	X		A administração de levofloxacina e dieta enteral pode acarretar a diminuição da absorção do fármaco. Recomenda-se pausar a dieta enteral 1 hora antes e 1 hora depois da administração[3]
Lexapro® cp.	Escitalopram	X		Pode ser administrado via sonda[3] Alternativa: Gotas
Lexotan® cp.	Bromazepam	X		Pode ser administrado via sonda[3] Um estudo demonstrou que a via nasogástrica representa um modo viável de administração do Bromazepam. Não houve uma perda sistemática e prejudicial da bioequivalência em relação à via oral[29] Alternativa: Gotas
Lioresal® cp.	Baclofeno	X		Pode ser administrado via sonda[3]
Lisador® cp.	Adifenina + prometazina + dipirona	X		Pode ser administrado via sonda[3] Alternativa: Gotas
Lipitor® cp.	Atorvastatina	X		Comprimidos revestidos que se dispersam em 10 mL de água formando uma dispersão branca leitosa muito fina que não se dissolve rapidamente. Aguardar por 2 a 5 minutos e administrar[1]
Lipless® cp.	Ciprofifrato		X	Não há estudos sobre eficácia, segurança e farmacocinética[2]

Apresentação comercial	Princípio ativo	Pode ser administrado via sonda?		Recomendações
		Sim	Não	
Lopid® cp.	Genfibrozila		X	Medicamento possui revestimento e excipientes que podem obstruir a sonda quando macerados[3]
Lorax® cp.	Lorazepam	X		Pode ser administrado via sonda[3]
Losec Mups® cp.	Omeprazol	X		Não macerar. O comprimido deve ser disperso em água e a solução obtida deve ser administrada em até 30 minutos[3]
Luftal® cp.	Simeticona	X		Pode ser administrado via sonda[3] Alternativa: Gotas
Luftal® Gel cp.	Simeticona		X	Não há estudos dos efeitos das cápsulas gelatinosas quando administrado por vias não recomendadas[30]
Macrodantina® cáp.	Nitrofurantoína		X	Não há estudos sobre eficácia, segurança e farmacocinética[3]
Magnen® B6 cp.	Magnésio + piridoxina		X	Comprimido revestido e de absorção intestinal, o uso por outra via, que não a oral, pode causar a perda do efeito esperado[33]
Mantidan® cp.	Amantadina	X		O fabricante não orienta a administração desse medicamento em uma via diferente daquela descrita no cartucho e bula[2]
Marevan® cp.	Varfarina	X		A dieta enteral pode causar redução na concentração de varfarina, é necessário o acompanhamento do nível sérico[34]
Megestat® cp.	Megestrol	X		Pode ser administrado via sonda[3]
Mestinon® cp.	Piridostigmina	X		Pode ser administrado via sonda[3] Os comprimidos são sulcados, podendo assim serem partidos, porém não foram realizados estudos do produto para uso via sonda[2]

GUIA PRÁTICO DO FARMACÊUTICO HOSPITALAR

Apresentação comercial	Principio ativo	Pode ser administrado via sonda?		Recomendações
		Sim	Não	
Meticorten® cp.	Prednisona	X		Pode ser administrado via sonda[3] Usar com cautela em pacientes com úlcera gástrica, pode ser triturado, diluído e, a administração imediata[15]
Methergin® dg.	Metilergome-trina		X	Medicamento não deve ser partido ou mastigado, devido as suas propriedades. As drágeas possuem uma película (revestimento de açúcar e corante) que impede a degradação de seus compostos[35]
Metrexato® cp.	Metotrexato	X		Para a administração via sonda, o comprimido deve ser misturado com água e administrado imediatamente[36]
Micardis® cp.	Telmisartana	X		Os comprimidos podem ser triturados e dispersos em água se forem agitados durante 5 minutos, gerando uma dispersão que pode ser administrada pela sonda enteral. Os comprimidos contêm uma pequena quantidade de sorbitol, sendo improvável que causar efeitos colaterais gastrointestinais[1]
Miosan® cp.	Ciclobenzaprina	X		Pode ser administrado via sonda[3]
Mitexan® cp.	Mesna		X	São comprimidos revestidos e não há dados específicos sobre a administração deste medicamento por via sonda enteral[1]
Moduretic® cp.	Amilorida + hidroclorotiazida	X		Pode ser administrado via sonda[3]
Monocordil® cp.	Isossorbida (mononitrato)	X		Pode ser triturado, diluído e, a administração imediata. Pode administrar com ou sem nutrição enteral[15]

GUIA PRÁTICO DO FARMACÊUTICO HOSPITALAR

Apresentação comercial	Principio ativo	Pode ser administrado via sonda? Sim	Não	Recomendações
Motilium® cp.	Domperidona	X		Pode ser triturado, diluído, a absorção pode ser reduzida na presença de nutrição enteral, administrar uma hora antes ou duas horas depois[15] Alternativa: Solução oral
Myfortic® cp.	Micofenolato		X	Medicamento possui revestimento que torna a trituração difícil e, assim provoca a obstrução da sonda quando macerados. Também possui risco carcinogênico, quando macerado[3]
Mytedon® cp	Metadona	X		Recomenda-se administrar imediatamente após trituração. Em sondas muito finas pode causar obstrução[3]
Naprix® cp.	Ramipril	X		Não há estudos sobre eficácia, segurança e farmacocinética[37]
Natele® cp.	Polivitamínico		X	Não há estudos sobre eficácia, segurança e farmacocinética[2]
Nausedron® cp.	Ondansetron	X		Comprimido revestido com o intuito de proteger o fármaco da luz e mascarar o seu gosto amargo[2]
Neosaldina® dg.	Isometepteno + cafeína + dipirona		X	Medicamento possui revestimento e excipientes que podem obstruir a sonda quando macerados[3] Alternativa: Gotas
Neovit lutein cp.	Lutein associado		X	Comprimido é revestido, o laboratório não recomenda que o comprimido seja administrado por outra via, que não a vi oral[2]
Neurontin® cáp.	Gabapentina	X		As cápsulas podem ser abertas e o conteúdo dissolvido em água imediatamente antes da administração[3]

GUIA PRÁTICO DO FARMACÊUTICO HOSPITALAR

Apresentação comercial	Princípio ativo	Pode ser administrado via sonda?		Recomendações
		Sim	Não	
Nexium® cp.	Esomeprazol	X		Não macerar, o comprimido deve ser disperso em água e a solução obtida deve ser administrada via sonda[3]
Niar® cp.	Selegilina	X		Pode ser administrado via sonda[3]
Noripurum® cp.	Hidróxido de ferro III		X	Não há estudos sobre eficácia, segurança e farmacocinética[3] Alternativa: Gotas ou xarope
Nolvadex® cp.	Tamoxifeno		X	Comprimido revestido de trifeniletileno não-esteroidal. Portanto, evitar o esmagamento do comprimido afim de minimizar a exposição ao operador[1]
Norfloxacina cp.	Norfloxacina		X	Não há estudos sobre eficácia, segurança e farmacocinética[2]
Norvasc® cp.	Anlodipina	X		O comprimido se dispersa rapidamente na água e pode ser administrado através do sonda enteral sem perda de dose[1]
Novalgina® cp.	Dipirona	X		Pode ser administrado via sonda[3] Alternativa: Gotas
Novanlo® cp.	Levanlodipino		X	Não há estudos sobre eficácia, segurança e farmacocinética para administração via sonda[2]
Os-cal D® cp.	Carbonato de cálcio		X	Alto risco de obstrução da sonda[1]
Oxycontin® cp.	Oxicodona		X	Não deve ser triturado, pois perde as características de liberação controlada levando ao risco de toxicidade e manutenção inadequada do nível sérico do fármaco[3]
Pamelor® cáp.	Nortriptilina	X		As cápsulas podem ser abertas e o conteúdo dissolvido em água imediatamente antes da administração[3]

263

GUIA PRÁTICO DO FARMACÊUTICO HOSPITALAR

Apresentação comercial	Princípio ativo	Pode ser administrado via sonda? Sim	Pode ser administrado via sonda? Não	Recomendações
Pantozol® cp.	Pantoprazol		X	A perda do revestimento entérico pela trituração pode propiciar a inativação do princípio ativo e/ou favorecer a irritação da mucosa gástrica[3]
Pariet® cp.	Rabeprazol		X	Comprimido de liberação entérica. Portanto, não deve ser triturados[38]
Parkidopa® cp.	Carbidopa + Levodopa	X		Medicamento não possue revestimento, na bula não há contraindicação para macerar o comprimido[39]
Parlodel® cp.	Bromocriptina	X		Pode ser administrado via sonda[3]
Patz® SL cp.	Zolpidem		X	Comprimido sublingual, não há estudos sobre eficácia, segurança e farmacocinética para administração via sonda[2]
Persantin® cp.	Dipiridamol	X		Comprimidos revestidos de açúcar e portanto, podem ser triturados[1]
Plaquinol® cp.	Hidroxicloro-quina		X	Não há estudos sobre eficácia, segurança e farmacocinética para administração via sonda[2]
Plasil® cp.	Metoclopramida	X		Os comprimidos podem ser triturados, mas recomenda-se a utilização de uma preparação líquida[1] Alternativa: Gotas
Plavix® cp.	Clopidogrel	X		Pode ser administrado via sonda[3] Os comprimidos podem ser triturados, porém não se dispersam facilmente na água devido ao revestimento, podem ser misturados 10 mL de água e a suspensão pode ser administrada por meio da sonda sem obstrução[1]
Polaramine® cp.	Maleato de dexclorfenira-mina		X	Não há estudos sobre eficácia, segurança e farmacocinética[3] Alternativa: Solução oral

Apresentação comercial	Principio ativo	Pode ser administrado via sonda?		Recomendações
		Sim	Não	
Predsim® cp.	Prednisolona	X		Comprimido simples, não possui revestimento e apresenta sulco, podendo ser administrado por via sonda, porém priorizar o uso da solução[40]
Pristiq® cp.	Desvenlafaxina		X	Comprimido revestido de liberação controlada. Alternativa: Solução extemporânea
Procimax® cp.	Citalopram		X	Não há dados específicos sobre a administração da sonda enteral disponível para esta preparação[1]
Procoralan® cp.	Ivabradina	X		Medicamento solúvel em água[2]
Profenid® cáp.	Cetoprofeno	X		A cápsula pode ser aberta e o conteúdo dissolvido em água, imediatamente antes da administração[3] Alternativa: Gotas
Prograf® cáp.	Tacrolimus	X		O conteúdo da cápsula pode ser ser misturado com água para administração nasogástrica[1]
Prolopa® cp.	Benserazida + levodopa	X		A administração de Prolopa e dieta enteral pode acarretar a diminuição da absorção do fármaco. Recomenda-se pausar a dieta enteral 1 hora antes e 1 hora depois da administração[3]
Prozac® cáp.	Fluoxetina	X		A cápsula pode ser aberta e o conteúdo dissolvido em água, imediatamente antes da administração[3] Alternativa : Gotas

GUIA PRÁTICO DO FARMACÊUTICO HOSPITALAR

Apresentação comercial	Princípio ativo	Pode ser administrado via sonda? Sim	Não	Recomendações
Puran® T4 cp.	Levotiroxina sódica	X		Os comprimidos podem ser triturados e dissolvidos em pequena quantidade de água, monitorar o nível sérico, pois a administração do Puran T4 e dieta enteral pode acarretar na diminuição da absorção do fármaco. Recomenda-se pausar a dieta enteral 1 hora antes e 2 horas depois da administração[41]
Purinethol® cp.	Mercaptopurina	X		O medicamento deve ser manipulado, com controle da ventilação. Recomenda-se o uso de fluxo laminar, localizado em sala específica para quimioterápicos. É aconselhável também a utilização de frascos âmbar[2]
Pyridium® dg.	Fenazopiridina	X		Recomenda-se diluir em volume igual ou maior que 20 mL[3]
Quemicetina® dg.	Cloranfenicol		X	Medicamento possui revestimento e excipientes que podem obstruir a sonda quando macerados[3] Alternativa: Xarope.
Quinicardine® cp.	Quinicardina		X	Não há estudos sobre eficácia, segurança e farmacocinética[3]
Remeron Soltab® cp.	Mirtazapina		X	Não deve ser triturado, pois perde as características de liberação levando ao risco de manutenção inadequada do nível sérico do fármaco[3]
Reminyl ER® cp.	Galantamina		X	Não deve ser triturado, pois perde as características de liberação controlada levando ao risco de toxicidade, manutenção inadequada do nível sérico do fármaco, além do risco de obstrução da sonda[3]
Renitec® cp.	Enalapril	X		Os comprimidos podem ser triturados e administrados via sonda[1]

GUIA PRÁTICO DO FARMACÊUTICO HOSPITALAR

Apresentação comercial	Princípio ativo	Pode ser administrado via sonda?		Recomendações
		Sim	Não	
Resolor® cp.	Prucaloprida		X	Não há estudos sobre eficácia, segurança e farmacocinética[2]
Retemic® cp.	Oxibutinina	X		Os comprimidos podem ser triturados e administrado via sonda[1] A bula orienta que o medicamento não deve ser triturado[42] Alternativa: Xarope
Revolade® cp.	Eltrombopague olamina		X	Não há estudos sobre eficácia, segurança e farmacocinética[2]
Revatio® cp.	Sildenafil	X		Pode ser administrado via sonda[3]
Revectina® cp.	Ivermectina		X	Não há estudos sobre eficácia, segurança e farmacocinética[3]
Ribavirin® cáp.	Ribavirina		X	Não há estudos sobre eficácia, segurança e farmacocinética[2] Aletrnativa: Solução extemporânea
Rifaldin® cáp.	Rifampicina		X	Não há estudos sobre eficácia, segurança e farmacocinética[3] Alternativa: Suspensão oral
Risperdal® cp.	Risperidona	X		Pode ser administrado via sonda[3] Alternativa: Solução oral
Ritalina® cp.	Metilfenidato		X	Não há estudos sobre eficácia, segurança e farmacocinética[3]
Ritmonorm® cp.	Propafenona	X		Pode ser administrado via sonda[3]
Rivotril® cp.	Clonazepam	X		Os comprimidos podem ser dispersos em 10 mL de água durante 5 minutos[1] Alternativa: Gotas
Rivotril® SL cp.	Clonazepam		X	Comprimido sublingual não deve ser partido ou mastigado[43]
Rocaltrol® cáp.	Calcitriol		X	Não é recomendado, pois a dose extraída pode ser incompleta e o conteúdo pode aderir à parede da sonda, causando obstrução[3]

Apresentação comercial	Princípio ativo	Pode ser administrado via sonda?		Recomendações
		Sim	Não	
Rohypnol® cp.	Flunitrazepam		X	Este medicamento apresenta potencial interação com nutrição enteral (diminuição ou aumento da absorção)[34]
Sabril® cp.	Vigabatrina	X		Pode ser administrado via sonda[3]
Sandimmun Neoral® cáp.	Ciclosporina		X	Possui risco carcinogênico, quando macerado[3] Alternativa: Solução oral
Secotex® cáp.	Tamsulosina		X	A trituração e solubilização do princípio ativo não são recomendadas[3] Alternativa: solução extemporânea
Seis-B® cp.	Piridoxina	X		Existem riscos de efeitos adversos no TGI[3]
Seloken® cp.	Metoprolol	X		Os comprimidos podem ser macerados porém não se dispersam prontamente na água[1]
Secnidal® cp.	Secnidazol		X	Não há estudos sobre eficácia, segurança e farmacocinética[3]
Seroquel® cp.	Quetiapina	X		Pode ser administrado via sonda[3]
Sifrol® cp.	Pramipexol	X		Pode ser administrado via sonda[3]
Sinemet® cp.	Carbidopa + levodopa	X		A administração em dieta enteral pode acarretar a diminuição da absorção do fármaco. Recomenda-se pausar a dieta enteral 1 hora antes e 1 hora depois da administração[3]
Singulair® cp.	Montelucaste	X		Os comprimidos são revestidos por uma película e podem ser dispersos e agitados em 10 ml de água durante 3 minutos[1]
Sinvastatina cp.	Sinvastatina	X		Os comprimidos na apresentação de 10 mg são dispersos em 10ml de água[1]

GUIA PRÁTICO DO FARMACÊUTICO HOSPITALAR

Apresentação comercial	Principio ativo	Pode ser administrado via sonda? Sim	Não	Recomendações
Sirdalud® cp.	Tizanidina	X		Os comprimidos podem ser dispersos em 10 ml de água durante 3 minutos para que não ocorra obstrução da sonda[1][3]
Slow-K® dg.	Cloreto de potássio		X	Não deve ser macerado, pois perde a característica de liberação gradativa além de possuir revestimento que quando macerado causa a obstrução da sonda[3] Alternativa: Xarope
Somalgin® cardio cp.	Ácido Acetilsalicílico		X	Comprimido revestido com dupla camada (formulação tamponada). Não devem ser macerados[16]
Sotacor® cp.	Sotacol	X		Pode ser administrado via sonda[3]
Sporanox® cáp.	Itraconazol		X	Alto risco de obstrução[3] Alternativa: solução extemporânea
Sprycel® cp.	Dasatinibe		X	Para segurança e eficácia desta apresentação, o Sprycel por ser um medicamento citotóxico, não deve ser administrado por vias não recomendadas, somente pela via oral[44]
Stilnox® cp.	Zolpidem	X		Pode ser macerado, triturado e diluído para administração via sonda[1,3]
Stugeron® cp.	Cinarizina	X		Os comprimidos podem ser mastigados ou engolidos inteiros[1]
Synthroid® cp.	Levotiroxina sódica	X		Monitorar o nível sérico, pois a administração com dieta enteral pode acarretar a diminuição da absorção do fármaco. Recomenda-se pausar a dieta enteral 1 hora antes e 1 hora depois da administração[3]

Apresentação comercial	Princípio ativo	Pode ser administrado via sonda?		Recomendações
		Sim	Não	
Suladrin® cp.	Sulfadiazina	X		O medicamento apresenta-se sulcado, sem revestimento e pode ser triturado, o que possibilita a administração via sonda. Administrar água abundantemente para reduzir o risco de cristalúria[45]
Sumax® cp.	Sumatriptano		X	Medicamento possui revestimento e excipientes que podem obstruir a sonda quando macerados[46]
Survector® cp.	Amineptina		X	Não há estudos sobre eficácia, segurança e farmacocinética[3]
Sustrate SL® cp.	Propatilnitrato		X	Não deve ser triturado, pois perde as características de liberação levando ao risco de manutenção inadequada do nível sérico do fármaco[3]
Tamiflu® cáp.	Oseltamivir	X		Pode ser administrado via sonda[1] [3]
Tapazol® cp.	Metimazol		X	Não há estudos sobre eficácia, segurança e farmacocinética[3]
Tegretol® cp.	Carbamazepina	X		Estudos mostram que há adsorção da carbamazepina quando administrado via sonda na forma xarope. Para evitar perda da eficácia propõe-se a diluição em volume igual de água antes da administração[3] Alternativa: Xarope
Tegretol® CR cp.	Carbamazepina		X	Comprimidos de liberação controlada, não devem ser triturados, pois perde suas características de liberação controlada levando a manutenção inadequada do nível sérico do fármaco, além do risco de obstrução da sonda[16]
Temodal® cáp.	Temozolamida		X	A Terozolamida é um agente citostático, que requer o preparo em uma capela de fluxo laminar. As cápsulas não devem ser abertas[5]

GUIA PRÁTICO DO FARMACÊUTICO HOSPITALAR

Apresentação comercial	Princípio ativo	Pode ser administrado via sonda? Sim	Pode ser administrado via sonda? Não	Recomendações
Teolong® cp.	Teofilina		X	Não deve ser triturado, pois perde as características de liberação controlada levando ao risco de toxicidade, manutenção inadequada do nível sérico, além do risco de obstrução da sonda[3]
Thiaben® cp.	Tiabendazol		X	Não há estudos sobre eficácia, segurança e farmacocinética[3]
Tilatil® cp.	Tenoxicam		X	O princípio ativo pode obstruir a sonda quando solubilizado em água[3]
Tiorfan® cáp.	Racecadotril	X		As cápsulas podem ser abertas e o conteúdo dissolvido em água imediatamente antes da administração[3]
Tofranil® dg.	Imipramina		X	A trituração da drágea leva à perda do revestimento podendo inativar o princípio ativo, o que pode causar obstrução da sonda[3]
Topamax® cp.	Topiramato	X		Medicamento pode ser triturado, diluído e, a administração imediata com ou sem nutrição enteral[15]
Toragesic SL® cp.	Cetorolaco		X	Não deve ser triturado, pois perde as características de liberação levando ao risco de manutenção inadequada do nível sérico do fármaco[3]
Tramal® cáp.	Tramadol	X		As cápsulas são de gelatina dura e podem ser abertas e o conteúdo misturado com água para formar uma suspensão fina sem que ocorra obstrução da sonda[1] Alternativa: Gotas
Transamin® cp.	Ácido Tranexâmico	X		Pode ser administrado via sonda[3]
Triatec® cp.	Ramipril		X	Não há estudos sobre eficácia, segurança e farmacocinética[1,3]

Apresentação comercial	Princípio ativo	Pode ser administrado via sonda?		Recomendações
		Sim	Não	
Trileptal® cp.	Oxacarbazepina	X		O comprimido pode ser triturado e administrado por via sonda, porém priorizar o uso da solução oral[3,45]
Tykerb® cp.	Lapatinibe		X	O medicamento possui revestimento. Evitar macerar drogas com propiedades citotóxicas[24]
Tryptanol® cp.	Amitriptilina	X		Pode ser triturado e administrado simultaneamente a nutrição enteral. Administrar imediatamente para evitar degradação do fármaco e proteger da luz[3,45]
Tylenol® cp.	Paracetamol	X		O medicamento pode ser triturado, diluído e, a administração imediata com ou sem nutrição enteral[3,15] Alternativa: Gotas
Tylex® cp.	Codeína + paracetamol	X		Pode ser administrado via sonda[3]
Ultracet® cp.	Tramadol + Paracetamol		X	Medicamento possui revestimento e excipientes que podem obstruir a sonda quando macerados[47]
Ursacol® cp.	Ácido ursodesoxicólico	X		Pode ser administrado via sonda[3]
Valcyte® cp.	Valganciclovir		X	Comprimido revestido, de absorção gastrintestinal, potencialmete teratogênico e carcinogênico. Evitar o contato direto dos comprimidos quebrados ou esmagados com a pele ou com as membranas mucosas[48] O comprimido não der ser quebrado e triturado[6]
Valdoxan® cp.	Agomelatina		X	Não há estudos sobre eficácia, segurança e farmacocinética[49]
Valium® cp.	Diazepam	X		Os comprimidos podem ser macerados e dispersos em água[1,3]

GUIA PRÁTICO DO FARMACÊUTICO HOSPITALAR

Apresentação comercial	Princípio ativo	Pode ser administrado via sonda?		Recomendações
		Sim	Não	
Valtrex® cp.	Valaciclovir	X		Comprimidos possuem revestimento, tornando difícil a maceração e não se dispersam facilmente em água. Atenção para não deixar resíduos do medicamento no recipiente usado. Depois de diluído a dose deve ser administrada imediatamente devido à rápida taxa hidrólise do valaciclovir[1]
Vascer® cp.	Pentoxifilina		X	Comprimido de liberação prolongada. Recomenda-se que os comprimidos não sejam triturados[1]
Vastarel® MR cp.	Trimetazidina		X	Não há estudos sobre eficácia, segurança e farmacocinética[3]
Vesanoid® cáp.	Tretinoína		X	Não há estudos sobre eficácia, segurança e farmacocinética[3] Alternativa: Solução extemporanea
Vesicare® cp.	Solifenacina		X	Medicamento possui revestimento e excipientes que podem obstruir a sonda quando macerados[50]
Vfend® cp.	Voriconazol	X		Os comprimidos são revestidos podendo ser triturados e administrados via sonda. Recomenda-se pausar a dieta enteral 1 hora antes e 2 horas depois da administração, devido ao risco de redução da biodisponiibilidade do medicamento[1]
Viagra® cp.	Sildenafila	X		Os comprimidos podem ser triturados e dispersos em água para facilitar a administração[1]
Virazole® cáp.	Ribavirina	X		Pode ser administrado via sonda[3]
Visken® cp.	Pindolol	X		Pode ser administrado via sonda[1]
Voltaren® cp.	Diclofenaco sódico		X	A perda do revestimento entérico pela trituração pode propiciar a inativação do princípio ativo e/ou favorecer a irritação da mucosa gástrica[1,3]

GUIA PRÁTICO DO FARMACÊUTICO HOSPITALAR

Apresentação comercial	Princípio ativo	Pode ser administrado via sonda? Sim	Não	Recomendações
Vonau® flash cp.	Ondansetron		X	Não há dados específicos disponíveis sobre a administração desta formulação por via sonda enteral[1]
Votrient® cp.	Pazopanibe		X	Não triturar os comprimidos de Pazopanibe (citotóxico) devido ao aumento da taxa de absorção[5]
Vytorin® cp.	Ezetimiba + Sinvastatina		X	Não há dados específicos sobre a administração desta prepação através da sonda enteral[1]
Xeloda® cp.	Capecitabina		X	O medicamento é um agente citotóxico que não deve ser administrado por vias não recomendadas, somente pela via oral[54]
Xarelto® cp.	Rivaroxabana	X		O comprimido pode ser triturado, misturado com água e administrado com uma pequena quantidade de água através de uma sonda gástrica, que deve ser lavada com água após a administração[5]
Zestril® cp.	Lisinopril	X		Pode ser administrado via sonda[3]
Zetia® cp.	Ezetimibe	X		Os comprimidos se dispersam em 10 ml de água, durante 5 minutos sob agitação[1]
Zinnat® cp.	Cefuroxima	X		Os comprimidos são revestidos, mas podem ser facilmente dispersos em água[1] O fabricante não recomenda macerar e administra via sonda[3] Alternativa: Suspensão oral
Zitromax® cáp.	Azitromicina	X		Pode ser administrado via sonda[3] Alternativa: Zitromax® Suspensão®
Zofran® cp.	Ondansetrona	X		Pode ser administrado via sonda[3]
Zoloft® cp.	Sertralina	X		Há risco de obstrução da sonda[3]

GUIA PRÁTICO DO FARMACÊUTICO HOSPITALAR

Apresentação comercial	Princípio ativo	Pode ser administrado via sonda?		Recomendações
		Sim	Não	
Zoltec® cáp.	Fluconazol	X		Abrir a cápsula e aguardar a dissolução dos grânulos, não macerar. Administrar após completa solubilização[3]
Zovirax® cp.	Aciclovir	X		Os comprimidos de Zovirax podem ser dispersos em 50 ml de água[1]
Zyban® cp.	Bupropiona		X	Não deve ser triturado, pois perde as características de liberação controlada levando ao risco de toxicidade e manutenção inadequada do nível sérico do fármaco, além do risco de obstrução da sonda[3]
Zyloric® cp.	Alopurinol	X		Pode ser administrado via sonda[3]
Zyprexa® cp.	Olanzapina	X		Pode ser administrado via sonda[3]
Zyprexa® zydis cp.	Olanzapina	X		São comprimidos orodispersíveis, logo podem ser dispersos em água[1]
Zyrtec® cp.	Cetirizina		X	Não há dados específicos disponíveis sobre a administração desta formulação por via sonda enteral[1]
Zyvox® cp.	Linezolida		X	Medicamento possui revestimento e excipientes que podem obstruir a sonda quando macerados[3]

■ Referencias bibliográficas

1. Bradnan V, White R. Handbook of drug administration via enteral feeding tubes: Pharmaceutical Press. 3. ed. Great Britain: 2007. 753p
2. Informação do fabricante.
3. Lima G, Negrini NMM. Assistência farmacêutica na administração de medicamentos via sonda: escolha uma forma farmacêutica adequada. Einstein, 2009, 7 (1 pt 1): 9-17
4. Torrini, SM; et-al; Medicamentos de A a Z: Enfermagem. 2° ed: Editora Artmed. 2015. 952p
5. Micromedex® Healthcare Series [Internet database]. Greenwood Village, CO: Thomson Micromedex; 2018 [updated periodically]. Cited 2018 July 13. Available from http://www.thomsonhc.com/
6. Alivium®: Ibuprofeno [bula de remédio]. Responsável técnico Fernando Costa Oliveira. Barueri-SP: Cosmed Indústria de Cosméticos e Medicamentos S.A.; 2016.
7. Alkeran®: Melfalana [bula de remédio]. Responsável técnico Viviane L. Santiago Ferreira. Serra-ES: Aspen Pharma Indústria Farmacêutica Ltda.; 2017.
8. Allegra® D: Fexofenadina/Pseudoededrina [bula de remédio]. Responsável técnico Silvia Regina Brollo. São Paulo: Sanofi-Aventis Farmacêutica Ltda; 2017.
9. Ancoron®: Amiodarona[bula de remédio]. Responsável técnico Cintia Delphino de Andrade. São Paulo: Libbs Farmacêutica Ltda; 2017.
10. Annita®: Nitazoxanida [bula de remédio]. Responsável técnico Marcia Weiss I. Campos. Rio de Janeiro – RJ: Farmoquimica S/A; 2017.
11. Aradois®: Losartana Potassica [bula de remédio]. Responsável técnico Dante Alario Jr. Taboão da Serra SP: Biolab Sanus Farmacêutica Ltda.; 2018.
12. Biovir®: Lamivudina + Zidovudina [bula de remédio]. Responsável técnico Edinilson da Silva Oliveira. Rio de Janeiro – RJ: GlaxoSmithKline Brasil Ltda.; 2017.
13. Bup®: Brupopiona [bula de remédio]. Responsável técnico Maria Benedita Pereira. São Paulo: Eurofarma Laboratórios S/A; 2017.
14. Cardizen®: Diltiazem [bula de remédio]. responsável técnico Dímitra Apostolopoulou. Itapecirica da Serra-SP: Boehringer Ingelheim do Brasil Quím. e Farm. Ltda; 2015.
15. Revista Especialize On-line IPOG - Goiânia - 9ª Edição n° 010 Vol.01/2015 julho/2015
16. Silva MFB, Brito PD, Guaraldo L. Oral drugs at a hospital unit: adequacy for use via enteral feeding tubes. Rev Bras Enferm [Internet]. 2016;69(5):795-801

17. Cobavital®: Cobamina + Ciproeptadina [bula de remédio]. Responsavel técnico Ana Paula Antunes Azevedo. São Paulo: Abbott Laboratórios do Brasil Ltda; 2018.
18. Daflon®:Diosmina [bula de remédio]. responsável técnico Patrícia Kasesky de Avellar. Jacarepagua-RJ: Laboratórios Servier do Brasil Ltda; 2016.
19. Depakote® ER: Valproato de Sódio [bula de remédio]. Responsável técnico Ana Paula Antunes Azevedo. Rio de Janeiro: Abbott Laboratórios do Brasil Ltda; 2017.
20. Endofolin®: Acido Folico [bula de remédio]. Responsável técnico Regina Helena Vieira de Souza Marques. São Paulo: Marjan Indústria e Comércio Ltda; 2015.
21. Effient®: Prasugrel [bula de remédio]. Responsável técnico Eduardo Mascari Tozz. Barueri – SP: Daiichi Sankyo Brasil Farmacêutica LTDA; 2016.
22. Lexi-Comp Interaction Monograph [Internet]. UpToDate c2018 [cited 2018July]
23. Enablex®: Darifenacina [bula de remédio]. responsável técnico Juliana Aguirre M. Pinto. Serra-ES: Aspen Pharma Indústria Farmacêutica Ltda; 2014.
24. Beckwith MC, Barton RG, Graves C. A guide to drug therapy in patients with enterai feeding tubes: dosage form selection and administration methods. Hosp Pharm 1997; 32: 57–64
25. Flagass®: Simeticona [bula de remédio]. Responsável técnico Gabriela Mallmann. São Paulo: Aché Laboratórios Farmacêuticos S.A.; 2017.
26. Fluimucil®: Acetilcisteina [Bula de remédio.]Responsável técnico Erica Maluf. São Paulo: Zambon Laboratórios Farmacêuticos Ltda. 2014.
27. Glifage®: Metformina [bula de remédio]. Responsável técnico Fernando C. Lemos. Campinas-SP: Merck Sharp & Dohme Farmacêutica Ltda; 2018.
28. Humectol® D: Docusato de sódio + bisacodil [bula de remédio]. Responsável técnico Fernando Costa Oliveira. Barueiri-SP: Cosmed Indústria de Cosméticos e Medicamentos S.A.; 2015.
29. Podilsky G, Berger-Gryllaki M, Testa B, Buclin T, Roulet M, Pannatier A. The bioavailability of bromazepam, omeprazole and paracetamol given by nasogastric feeding tube. Eur J Clin Pharmacol. 2009 May; 65(5):435-42.
30. Luftal®: Dimeticona [bula de remédio]. Responsável técnico Fabiana Seung Ji de Queiroz. São Paulo: Reckitt Benckiser (Brasil) Ltda; 2017.
31. Kaletra®: Lopinavir + ritonavir [bula de remédio]. Responsável técnico Carlos E. A. Thomazini. São Paulo: Abbvie Farmaceutica Ltda; 2017.
32. Ketosteril®: Aminoácidos + ánalogos [bula de remédio]. Responsável técnico Cíntia M. P. Garcia. Barueri-SP: Fresenius Kabi Brasil Ltda.; 2014.

33. Magnen®: magnésio+piridoxina [bula de remédio]. Responsável técnico Regina Helena Vieira de Souza Marques. São Paulo: Marjan Indústria e Comércio Ltda; 2015.
34. Silva MFB, Brito PD, Guaraldo L. Oral drugs at a hospital unit: adequacy for use via enteral feeding tubes Rev Bras Enferm [Internet]. 2016;69(5):795-80.
35. Methergin®: metilergometrina [bula de remédio]. Responsável técnico Flavia Regina Pegorer. São Paulo: Novartis Biociências S.A.; 2015.
36. Schiavo, M. Guia para dispensação de quimioterápicos via oral. Unijui – Universidade Regional do Noroeste do estado do Rio Grande do Sul. Ijuí, Fevereiro 2017.
37. Naprix®: Ramipril [bula de remédio]. Responsável técnico Cintia Delphino de Andrade. São Paulo: Libbs Farmacêutica Ltda; 2017.
38. Pariet®: Rabeprazol [bula de remédio]. Responsável técnico Marcos R. Pereira. São Paulo: Janssen-Cilag Farmacêutica Ltda; 2017.
39. Parkidopa®: Carbidopa/Levodopa [bula de remédio]. Responsável técnico José Carlos Módolo. Itapira-SP: Cristalia Produtos Químicos Farmacêuticos Ltda; 2017.
40. Predsin®: Prednisolona dexclorfeniramina [bula de remédio]. Responsavel técnico Fernando Costa Oliveira. Barueri-SP: Cosmed Indústria de Cosméticos e Medicamentos S.A.; 2017.
41. Puran T4®: Levotiroxina. [bula de remédio]. Responsável técnico: Silvia Regina Brollo CRF-SP n° 9.815 São Paulo; Sanofi- Aventis Brasil; 2017.
42. Retemic®: Oxibutinina [bula de remédio]. responsável técnico Alexandre Tachibana Pinheiro. São Paulo: Apsen Farmaceutica S/A; 2015.
43. Rivotril®: Clonazepam [bula de remédio]. Responsavel técnico Tatiana Tsiomis Díaz. Rio de janeiro: Produtos Roche Químicos e Farmacêuticos S.A.; 2017.
44. Sprycel®: dasatinibe [bula de remédio]. Responsável técnico Elizabeth M. Oliveira. São Paulo: Bristol-Myers Squibb Farmacêutica Ltda; 2017.
45. Recomendações para administração de medicamentos via sonda – Unidade de Dispensação Farmacêutica - HU-UFGD/Ebserh, 2017. 17 p.
46. Sumax®: Sumatriptano [bula de remédio]. Responsável técnico Cintia Delphino de Andrade. São Paulo: Libbs Farmacêutica Ltda; 2016.
47. Ultracet®: Tramadol /Codeina [bula de remédio]. responsável técnico Marcos R. Pereira. São Paulo: Janssen-Cilag Farmacêutica Ltda; 2017.
48. Valcyte®: Valganciclovir [bula de remédio]. responsável técnico Tatiana Tsiomis Díaz. Rio de Janeiro: Produtos Roche Químicos e Farmacêuticos S.A.; 2017.
49. Valdoxan®: Agomelatina [bula de remédio]. responsável técnico Patrícia Kasesky de Avellar. Jacarepagua-RJ: Laboratórios Servier do Brasil Ltda, 2017.

50. Vesicare®: Solifenacina [bula de remédio]. Responsável técnico Sandra Winarski. São Paulo: Astellas Farma Brasil Importação e Distribuição de Medicamentos Ltda; 2014.
51. Burkhardt O, Stass H, Thuss U, Borner K, Welte T. Effects of enteral feeding on the oral bioavailability of moxifloxacin in healthy volunteers. Clin Pharmacokinet. 2005;44(9):969-76.
52. Baraclude®: Entecavir [bula de remédio]. responsável técnico Elizabeth M. Oliveira. São Paulo: Bristol-Myers Squibb Farmacêutica Ltda; 2015
53. Genuxal®: Ciclofosfamida [bula de remédio]. Responsável técnico Jonia Gurgel Moraes. São Paulo: Baxter Hospitalar Ltda; 2015.
54. Xeloda®: Capecitabina [bula de remédio]. Responsável técnico Tatiana Tsiomis Díaz. Rio de Janeiro: Produtos Roche Químicos e Farmacêuticos S.A; 2017.

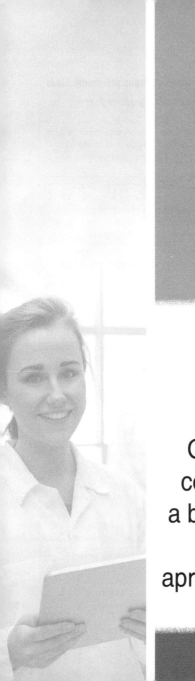

25

Orientação sobre a conduta em relação a bolha presente nos medicamentos na apresentação seringa preenchida

Medicamentos para administração subcutânea seringas pré-preenchidas

Nome Comercial	Nome genérico	Orientação quanto à presença de ar
Arixtra®	Fondaparinux sódico	Para evitar a perda de medicamento quando estiver usando a seringa preenchida, não expelir a bolha de ar da seringa antes da injeção
Cimzia®	Certolizumabe pegol	Bater levemente a seringa para direcionar quaisquer bolhas de ar para o topo. Pressione o êmbolo devagar para expelir o ar que reste. Pare quando aparecer uma pequena gota na ponta da agulha
Clexane®	Enoxaparina sódica	Não pressione o êmbolo para expelir qualquer bolha de ar antes de administrar a injeção
Eligard®	Acetato de leuprorrelina	É aceitável que pequenas bolhas de ar permaneçam na formulação do medicamento durante a aplicação
Enbrel®*	Etanercepte	Segurar a seringa na posição vertical e retirar as bolhas de ar empurrando lentamente o êmbolo até que o ar saia
Eprex®	Alfaepoetina	Não há orientações especiais. O medicamento pode ser administrado tanto com as bolhas de ar, como sem elas
Firazyr®	Acetato de icatibanto	Certifique-se de que não há bolhas de ar empurrando o êmbolo até aparecer a primeira gota na ponta da agulha
Fraxiparina®*	Nandroparina cálcica	Para evitar perda da solução quando fazendo uso de seringas pré-carregadas, a bolha de ar não pode ser expelida da seringa antes da injeção
Glucagen®	Glucagon	Retirar o ar da seringa antes da administração
Humira®	Adalimumabe	As seringas podem apresentar uma pequena bolha de ar, pois durante o preparo, não são preenchidas completamente. Por isso, antes da aplicação é necessário retirar qualquer bolha de ar que possa aparecer

Nome Comercial	Nome genérico	Orientação quanto à presença de ar
Neulastin®	Pegfilgrastim	Pode ser administrado com bolhas de ar
Orgalutran®*	Acetato de ganirrelix	Retirar o ar antes de administrar
Recormon®	Betaepoetina	Elimine o ar da seringa com agulha, colocando a seringa na posição vertical e pressionando delicadamente o êmbolo da seringa para cima
Sumax®	Succinato de sumatriptana	Retirar bolhas antes da administração
Tevagastrim®	Filgrastim	Segure a seringa voltada para cima e empurre o êmbolo para liberar o ar da seringa
Zoladex®	Acetato de gosserrelina	Como Zoladex não é uma injeção líquida, não tente remover bolhas de ar, uma vez que isto pode deslocar o depósito do medicamento
BD Posiflush	Cloreto de sódio	Retirar o ar antes de administrar

Bibliografia consultada

- Arixtra®: Fondaparinux sódico. [bula de remédio]. Responsável Técnico: Dra. Viviane L. Santiago Ferreira – CRF-ES n° 5139. Espirito Santo: Aspen Pharma Brasil; 2017.
- BD Posiflush flush Syringe: Cloreto de sódio a 0,9% USP [bula de remédio]. Responsável técnico: Marcelo A. Lopes – CRF-MG n° 13.673; Minas Gerais; BD.
- Cimzia®: Certolizumabe pegol [bula de remédio]. Responsável técnico: Tânia Regina S. Bacci – CRF-SP n° 23.642. São Paulo: UCB Pharma S/A Brasil; 2017.
- Clexane®: Enoxaparina sódica [bula de remédio]. Responsável técnico: Silvia Regina Brollo – CRF-SP n° 9.815. São Paulo; Sanofi- Aventis Brasil; 2017.
- Eligard®: Acetato de leuprorrelina [bula de remédio]. Responsável técnico: Marcia da Costa Pereira – CRF-SP: n° 32.700; São Paulo: Zodiac; 2015.
- Enbrel®: Etanercepte [bula de remédio]. Responsável técnico: Carolina C.S Rizoli – CRF-SP n° 27071. São Paulo: Pfizer; 2017.
- Eprex®: Alfaepoetina [bula de remédio]. Responsável técnico: Marcos R. Pereira – CRF-SP n° 12.304. São Paulo: Janssen-Cilag; 2017.

GUIA PRÁTICO DO FARMACÊUTICO HOSPITALAR

- Firazyr®: Icatibanto [bula de remédio]. Responsável técnico: Carla C.G. Chimikus Mugarte – CRF-SP: 19.302. São Paulo: Shire; 2015.
- Fraxiparina®: Nadroparina cálcica [bula de remédio]. Responsável técnico: Milton de Oliveira – CRF-RJ n° 5522; Rio de Janeiro: GlaxoSmithkline;
- Glucagen®: Glucagon [bula de remédio]. Responsável técnico: Luciane M.H Fernandes – CRF-PR n° 6002. Paraná: Novo Nordisk; 2015.
- Humira®: Adalimumabe [bula de remédio]. Responsável técnico: Carlos E.A Thomazini – CRF-SP n° 24762. São Paulo: Abbvie; 2017.
- Neulastim®: Pegfilgrastim [bula de remédio]. Responsável técnico: Monica Carolina Dantas Pedrazzi – CRF-SP 30.103. São Paulo: Amgen; 2016. Orgalutran®: Acetato de ganirrelix [bula de remédio]. Responsável técnico: Marcos C. Borgheti – CRF-SP n° 15.615. São Paulo: Schering-Plough; 2017.
- Recormon®: Betaepoetina [bula de remédio]. Responsável técnico: Tatiana Tsiomis Diaz – CRF-RJ n° 6942. Rio de Janeiro: Roche; 2014.
- Sumax®: Succinato de sumatriptana [bula de remédio]. Responsável técnico: Cintia Delphino de Andrade – CRF-SP n° 25.125 São Paulo; Libbs; 2016.
- Tevagrastim®: Filgrastim [bula de remédio]. Responsável técnico: Carolina Mantovani Gomes Forti – CRF-SP n° 34.304. São Paulo: Teva; 2017.
- Zoladex: Acetato de gosserrelina [bula de remédio]. Responsável técnico: Dra. Gisele H.V.C. Teixeira – CRF-SP n° 19.825. São Paulo: AstraZeneca; 2015.

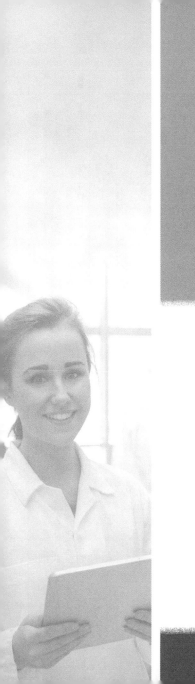

25

Tabela geral de diluição de medicamentos injetáveis

Tabela de diluição de medicamentos intravenosos gerais

Princípio Ativo	Apresentação Comercial	Volume Reconstituição	Estabilidade Reconstituído	Solução para Infusão	Volume de Diluição	Estabilidade Diluído	Conc. Máx. Adm.	Velocidade/Tempo de Infusão	pH	OBS	Flebite
Abatacept[1,3,6]	Orência® 250 mg fap	9 mL AD	24 h TA ou ref	SF	100 mL	24 h TA ou ref	-	Infusão: 30 min	7,2-7,7		-
Aciclovir[1-3]	Zovirax® 250 mg fap	10 mL AD	12 h TA	SF	100 mL (250-500 mg)	12 h TA	25 mg/mL	> 1 h	10,5-11,6		■■
Aciclovir[1-3]	Uni-Vir 250 mg fap	10 mL AD	12 h TA	SF	100 mL (250-500 mg)	12 h TA	25 mg/mL	> 1 h	10,5-11,8		-
Abciximabe[1,5]	Reopro® 10 mg Fr 5 mL	-	-	SF, SG 5%	-	24 h ref	-	IV direto (não diluir): 0,125 µg/kg/min até máx. 10 µg/min	7,2	Utilizar filtro 0,22 µm para a administração IV	-
Acetilcisteína[3]	Fluimucil 10% ap 3 mL (100 mg/mL)	-	-	SF,SG 5%	50 mL	24 h TA	-	30 min	6-7,5	-	-
Ácido aminocaproico[1,2]	Ipsilon® 1 g fap 20 mL	-	-	SF, SG 5%	250 mL	-	-	30 min	6,8	-	-
Ácido clavulânico + amoxicilina[1]	Ácido clavulânico + amoxicilina 1 g (Eurofarma)	20 mL AD	20 min	SF	100 mL	4 h TA ou 8 h ref	-	IV direto: 3-4 min Infusão: 30-40 min	8-10	O volume final após reconstituição é 20,9 mL	■■

Princípio Ativo	Apresentação Comercial	Volume Reconstituição	Estabilidade Reconstituído	Solução para Infusão	Volume de Diluição	Estabilidade Diluído	Conc. Máx. Adm.	Velocidade/ Tempo de Infusão	pH	OBS	Flebite
Ácido fólico[1]	Ácido fólico® 0,1% ap 1 mL	-	-	SG 5%, SF	-	Imediato	-	-	8-11	-	-
Ácido tranexâmico[1,7,9]	Transamin® 250 mg ap 5 mL	-	-	SG 5%	20 mL (1 g)	-	50 mg/mL	IV direto: 1 mL/min ou 10 min (1 g)	7-8	-	-
Ácido zoledrônico[1]	Aclasta® 5 mg Fr 100 mL	-	-	-	-	Uso imediato	-	IV lento: no mínimo 15 min	6-7	-	-
Ácido zoledrônico[1]	Zolibbs® 4 mg/5 mL fap	-	-	SF, SG 5%	100 mL	24 h TA	-	> 15 min	-	-	-
Adenosina[1]	Adenocard® 3 mg/mL ap 2 mL	-	-	-	-	-	3 mg/mL	IV direto: < 1 min	4,5-7,5	Não refrigerar devido a cristalização	-
Adrenalina (cloridrato)[2,5]	Epinefrina/ adrenalina	-	-	SF, SG 5%	250 mL	24 h ref 5°C	-	1 a 10 µg/min	2,2-5	-	-

Princípio Ativo	Apresentação Comercial	Volume Reconstituição	Estabilidade Reconstituído	Solução para Infusão	Volume de Diluição	Estabilidade Diluído	Conc. Máx. Adm.	Velocidade/ Tempo de Infusão	pH	OBS	Flebite
Albumina[1]	Albumina humana 20% fap 50 mL (Grifols®)	-	-	SF, SG 5%	1:4	4 h	-	1-2 mL/min	6,4-7,4	A Albumina deve ser utilizada em até 4 h depois de aberta	-
Alfaepoetina humana[3]	Eprex® SGA 4.000 UI 0,4 mL 10.000 UI 1 mL 40.000 UI 1 mL	-	-	-	-	-	-	IV direto: 2-3 min	5,8-6,4	-	-
Alfentanila[1]	Rapifen® 0,5 mg/mL ap 5 mL	-	-	SF, SG 5%	-	-	-	IV direto: bolus lento (3 min)	4,3-6	-	-
Alprostadil[1]	Alproxy® 500 µg ap 1 mL	-	-	SF, SG 5%	Ver anexo*	24 h TA	Ver anexo*	Ver anexo*	-	-	-
Alteplase[1,2]	Actilyse® 50 mg fap	50 mL AD	24 h ref ou 8 h TA	SF	< 250 mL ou 1:5	24 h ref ou 8 h TA	-	-	7,3	-	-
Amicacina (sulfato de)[1]	Amicacina 500 mg ap 2 mL (Teuto)	-	-	SF, SG 5%	100 mL ou 200 mL	24 h TA	5 mg/mL	30-60 min	3,5-5,5	-	-
Aminofilina[1-3]	Aminofilina 24 mg/mL ap 10 mL	-	-	SF, SG 5%	50 mL	24 h TA	-	Infusão: 30-60 min	8,6-9	Não administrar IM	-

Princípio Ativo	Apresentação Comercial	Volume Reconstituição	Estabilidade Reconstituído	Solução para Infusão	Volume de Diluição	Estabilidade Diluído	Conc. Máx. Adm.	Velocidade/ Tempo de Infusão	pH	OBS	Flebite
Amiodarona [1-3,8]	Atlansil® 150 mg ap 3 mL	-	-	SG 5%	Periférico: 500 mL Central: 250 mL	24 h TA	0,6 mg/mL	IV direto: 3 min Infusão: 20 min-2 h	4	Compatível em frasco de polietileno de baixa densidade	■■
Ampicilina [1-4, 10]	Cilinon 1 g fap	5 mL (diluente próprio)	1 h TA	SF, SG 5%	17-250 mL	8 h TA ou 24 h ref	IV direto: 250 mg/mL Infusão: 30 mg/mL	IV direto: 3-5 min Infusão: > 30 min	8-10	-	-
Ampicilina + sulbactam [1]	Unasyn 1,5 mg fap	3,2 mL AD	8 h TA ou 48 h a 4°C	SF, SG 5%	50 mL	SF: 8 h TA ou 48 h a 4°C SG 5%: 2 h TA ou 4 h a 4°C	-	IV direto 3 min Infusão: 15-30 min	8-10	-	■■

Princípio Ativo	Apresentação Comercial	Volume Reconstituição	Estabilidade Reconstituído	Solução para Infusão	Volume de Diluição	Estabilidade Diluído	Conc. Máx. Adm.	Velocidade/ Tempo de Infusão	pH	OBS	Flebite
Anfotericina[1,2,5]	Anforicin® B 50 mg fap	10 mL AD	24 h TA 7 dias ref	SG 5%	500 mL	Uso imediato	1,5 mg/kg	2-6 h	7,2-8	Soluções de cloreto de sódio ou conservantes não devem ser usadas – podem causar precipitação	∎
Anfotericina B lipossomal[1]	Ambisome® 50 mg fap	12 mL AD	24 h ref	SG 5%	25 a 250 mL (1:1 a 1:19 a partir do reconstituído)	6 h	1-2 mg/mL	Infusão: 30-60 min Bomba de infusão: 2 h	5-6	Incompatível com SF e eletrólitos	∎
Anidulafungina[1]	Ecalta® 100 mg fap	30 mL (diluente próprio)	1 h ref	SF, SG 5%	100 mL	24 h ref	0,77 mg/ mL	≤ 1,1 mg/min (equivalente a 1,4 mL/min) 90 min	4-6	-	∎
Atosibana[1,3]	Tractocile® 7,5 mg/mL fap 5 mL	-	-	SF, SG 5%	*Vide anexo	-	-	* Vide anexo	4,5	-	-

Princípio Ativo	Apresentação Comercial	Volume Reconstituição	Estabilidade Reconstituído	Solução para Infusão	Volume de Diluição	Estabilidade Diluído	Conc. Máx. Adm.	Velocidade/ Tempo de Infusão	pH	OBS	Flebite
Atropina[5,6,11]	Pasmodex® 0,25 mg ap 1 mL	-	-	SF ou SG 5% (se necessário)	-	-	-	IV direto > 1 min	3-6,5	A administração lenta pode provocar bradicardia paradoxal. Pode ocorrer aumento da temperatura corporal após a administração	-
Belimumabe[1]	Benlysta 120 mg fap	1,5 mL AD	8 h ref	SF	250 mL	-	-	60 min	-	-	■■
Benzilpenicilina potássica[1,2]	Aricilina 5.000.000 UI fap	10 mL AD	24 h TA 7 dias ref	SF, SG 5%	100 mL	24 h TA 7 dias ref	-	60 min	-	-	-
Bromoprida[1,5,8]	Digesan® 10 mg ap 2 mL	-	24 h TA	SF, SG 5%	15 mL	24 h TA	5 mg/mL	IV direto: lento (3 min)	4-7	-	-

Princípio Ativo	Apresentação Comercial	Volume Reconstituição	Estabilidade Reconstituído	Solução para Infusão	Volume de Diluição	Estabilidade Diluído	Conc. Máx. Adm.	Velocidade/ Tempo de Infusão	pH	OBS	Flebite
Cloranfenicol[1,2,8]	Arifenicol® 1 g fap	5 mL AD	24 h TA/ref	SF, SG 5%	50 mL	24 h TA/ref	IV direta 100 mg/mL	IV direto: > 1 min Infusão: > 30 min (dose até 2 g) e 60 min (dose > 2 g)	6,4-7	-	-
Carboximaltose férrica[1]	Ferinject® 500 mg/10 mL	-	-	SF	*Vide anexo	-	-	* Vide anexo	-	-	-
Cafeína citrato[5]	Peyona 20 mg/mL ap 1 mL	-	-	SF, SG 5%	-	-	-	Dose de ataque: 30 min. Dese de manutenção: > 10 min	4,2-5,2	-	-
Calcitonina sintética[1]	Miacalcic® 100 UI Sga 1 mL	-	-	SF	500 mL	-	100 UI/mL	6 h	-	-	-
Caspofungina[1,3]	Cancidas® 50 mg fap	10,5 mL AD	24 h TA	SF	100 mL	24 h até 25°C ou 48 h ref	0,5 mg/mL	Infusão lenta por 1 h	5-7	Podem ser usadas infusões de volume reduzido em 100 mL, para as doses de 50 mg e 35 mg	■■

Princípio Ativo	Apresentação Comercial	Volume Reconstituição	Estabilidade Reconstituído	Solução para Infusão	Volume de Diluição	Estabilidade Diluído	Conc. Máx. Adm.	Velocidade/ Tempo de Infusão	pH	OBS	Flebite
Caspofungina[1,3]	Cancidas® 70 mg fap	10,5 mL AD	24 h TA	SF	250 mL	24 h até 25°C ou 48 h ref	0,5 mg/mL	Infisão lenta por 1 h	5-7	Podem ser usadas infusões de volume reduzido em 100 mL, para as doses de 50 mg e 35 mg	■■
Cefalotina[1,3]	Keflin® 1 g fap	10 mL AD	12 h TA ou 96 h ref	SF, SG 5%	100 mL	12 h TA ou 7 dias ref	100 mg/mL	IV direto: 3-5 min Infusão: 30 min	6-8,5	Volume final aproximado após reconstituição: 10,7 mL e concentração aproximadamente 93 mg/mL.	■■

GUIA PRÁTICO DO FARMACÊUTICO HOSPITALAR

Princípio Ativo	Apresentação Comercial	Volume Reconsti-tuição	Estabi-lidade Recons-tituído	Solução para Infusão	Volume de Diluição	Estabi-lidade Diluído	Conc. Máx. Adm.	Velocidade/ Tempo de Infusão	pH	OBS	Fle-bite
Cefazolina[1-3]	Kefazol® 1 g fap	10 mL AD	12 h TA ou 24 h ref	SF, SG 5%	50 a 100 mL	12 h TA ou 24 h ref	100 mg/ mL	IV direto: 3-5 min Infusão: 30-60 min	4,5-6	Volume final apro-ximado após recons-tituição: 10,7 mL e concentra-ção aproxi-madamen-te 94 mg/ mL.	■
Cefepima[1]	Cefepima 1 g fap (cloridrato de) ABL	10 mL AD	4 h TA 3 dias ref	SF, SG 5%	50 a 100 mL	4 h TA 3 dias ref	IV direto: 90 mg/mL Infusão: 40 mg/mL	IV direto: 3-5 min Infusão: 30 min	4-6	Volume final apro-ximado após recons-tituição: 11,4 mL	■

294

Princípio Ativo	Apresentação Comercial	Volume Reconstituição	Estabilidade Reconstituído	Solução para Infusão	Volume de Diluição	Estabilidade Diluído	Conc. Máx. Adm.	Velocidade/ Tempo de Infusão	pH	OBS	Flebite
Ceftriaxona sódica[1,3]	Keftron® 1 g fap	10 mL AD	6 h TA ou 24 h ref	SF, SG 5%	50 a 100 mL	6 h TA ou 24 h ref	-	IV direto: 2-4 min Infusão: 30 min	6-8	Cada fap contém 83 mg de sódio. Não deve ser reconstituído/ diluído em soluções contendo cálcio	■■
Ceftriaxona sódica[1,3]	Rocefin® 500 mg e 1 g fap	5 mL AD 10 mL AD	6 h TA ou 24 h ref	SF, SG 5%	40 mL (para 2 g de Rocefin)	24 h TA	IV direto: 100 mg/mL Infusão: 50 mg/mL	IV direto: 2-4 min Infusão contínua: 30 min	6,7	Não infundir em soluções que contenham cálcio Volume final após reconstituição: 500 mg = 5,36 mL 1 g = 10,72 mL	■■

Princípio Ativo	Apresentação Comercial	Volume Reconstituição	Estabilidade Reconstituído	Solução para Infusão	Volume de Diluição	Estabilidade Diluído	Conc. Máx. Adm.	Velocidade/Tempo de Infusão	pH	OBS	Flebite
Cefoxitina[1,2]	Kefox® 1 g fap	10 mL AD	6 h TA ou 48 h ref	SF, SG 5%	50 a 100 mL	18 h TA ou 48 h ref	20 mg/mL	IV direto: 3-min Infusão: 20-30 min	4,2-7	-	▪
Ceftarolina fosamida[1]	Zinforo® 600 mg fap	20 mL AD	6 h TA	SF, SG 5%	50 a 250 mL	24 h ref	20 a 30 mg/mL	Infusão: 60 min	4,8-6,5	-	▪
Cefotaxima[1,3]	Cefotaxima 1 g fap (aurobindo)	4 mL (Diluente Próprio)	Imediato	SF, SG 5%	2 g-40 mL (infusão curta) 2 g-100 mL (gotejamento contínuo)	24 h TA ou 5 dias ref	-	IV direto: 3 a 5 min Infusão curta: 2 g-20 min Infusão contínua: 2 g-50 a 60 min	4,5-6,5	-	▪
Ceftazidima[1,2]	Fortaz® 1 g fap	10 mL AD	18 h TA ou 7 dias ref	SF, SG 5%	10 mL (IV) e 50 mL (infusão)	18 h TA ou 7 dias ref	IV direto: 90 mg/mL Infusão: 20 mg/mL	IV direto: 3 a 5 min Infusão: 15 a 30 min	5-8	-	▪
Ceftazidima[1]	Kefadin® 1 g fap	10 mL AD	2 h TA ou 24 h ref	SF, SG 5%	10 mL (IV) e 50 mL (infusão)	2 h TA ou 24 h ref	IV direto: 90 mg/mL Infusão: 20 mg/mL	IV direto: 3 a 5 min Infusão: 15 a 30 min	5 - 8	-	▪
Cefuroxima[1]	Keroxime® 750 mg fap	8 mL AD	3 h TA ou 48 h ref	SF, SG 5%	50-100 mL	3 h TA ou 48 h ref	30 mg/mL	30 min	6-8,5	-	▪

Princípio Ativo	Apresentação Comercial	Volume Reconstituição	Estabilidade Reconstituído	Solução para Infusão	Volume de Diluição	Estabilidade Diluído	Conc. Máx. Adm.	Velocidade/Tempo de Infusão	pH	OBS	Flebite
Cefuroxima[1,2]	Zencef® 750 mg fap	6 mL AD	5 h TA ou 48 h ref	SF, SG 5%	50-100 mL	5 h TA ou 48 h ref	30 mg/mL	30 min	6-8,5	-	v
Cetorolaco de trometamina[1]	Cetorolaco de trometamina[1]		-	SF, SG 5%	-	-	-	IV Direto: bolus (mínimo de 15 s)	7,4-7,9	-	-
Cetoprofeno[1]	Profenid® 100 mg fap	-	Imediato	SF, SG 5%	100 a 150 mL	Imediato	1 mg/mL	20 min	6,5-7,5	-	-
Ciclosporina[1]	Sandimmun® 50 mg ap 1 mL	-	-	SF, SG 5%	19 a 99 mL (1:20 a 1:100)	24 h TA	2,5 mg/mL (1:20)	2 a 6 h	-	-	-
Ciprofloxacino[1]	Cipro® 200 mg bolsa 100 mL	-	-	-	-	-	-	60 min	3,9-4,5	-	-
Cisatracúrio[1,3]	Nimbium® 2 mg/mL ap 5 mL	-	-	SF, SG 5%	100 mL	24 h TA ou ref	IV direto: 2 mg/mL Infusão: 0,1 mg/mL	-	3,0-3,8	-	-
Complexo Protombínico[1,3] Fator II-VII-IX -X	Beriplex® P/N 500 UI	20 mL (diluente próprio)	4 h ref	-	-	-	-	8 mL/min	6,5-7,5		

GUIA PRÁTICO DO FARMACÊUTICO HOSPITALAR

Princípio Ativo	Apresentação Comercial	Volume Reconstituição	Estabilidade Reconstituído	Solução para Infusão	Volume de Diluição	Estabilidade Diluído	Conc. Máx. Adm.	Velocidade/Tempo de Infusão	pH	OBS	Flebite
Claritromicina[1]	Klaricid® 500 mg fap	10 mL AD	24 h TA ou 48 h ref	SF, SG 5%	> 250 mL	6 h TA ou 48 h ref	2 mg/mL	> 60 min	4,8-6	-	■
Clindamicina[1] (fosfato)	Fosfato de clindamicina 150 mg/mL ap 4 mL	-	-	SF, SG 5%	Ver anexo*	16 dias TA 32 dias ref	18 mg/mL	Ver anexo*	5,5-7	Não administrar em bolus	-
Cloreto de potássio[23]	Cloreto de potássio 19,1% ap 10 mL	-	-	SF, SG 5%	-	48 h TA	VP = 50 mEq/L VC = 200 mEq/L	VP = 10 mEq/L VC = 40 mEq/L	-	Diluir antes da administração	■
Dantrolene[1]	Dantrolen® 20 mg fap	60 mL AD	6 h TA	AD (sem conservantes)	60 mL	6 h TA	0,33 mg/mL	Infusão: 1 h	9,5	Incompatível com SG 5%, SF e outras soluções ácidas. A solução reconstituída é incompatível com vidro	■

GUIA PRÁTICO DO FARMACÊUTICO HOSPITALAR

Princípio Ativo	Apresentação Comercial	Volume Reconstituição	Estabilidade Reconstituído	Solução para Infusão	Volume de Diluição	Estabilidade Diluído	Conc. Máx. Adm.	Velocidade/Tempo de Infusão	pH	OBS	Flebite
Cloreto de sódio[2-3]	Cloreto de sódio 20% ap 10 mL	-	-	SF, SG 5%	-	48 h TA	-	1 mEq/kg/h	-	Diluir antes da administração	-
Daptomicina[1]	Cubicin® 500 mg fap	10 mL SF	Condições de assepsia: 12 h TA ou 48 h ref Bancada: uso imediato	SF	50 mL	Condições de assepsia: 12 h TA ou 48 h ref Bancada: uso imediato	-	Reconstituído: Injeção IV em 2 min Diluído: Infusão 30 min	4-5	Não é compatível com diluentes que contenham glicose	-
Dexametasona[1,6,7]	Decadron® 2 mg/mL ap 1 mL	-	-	-	-	24 h TA	-	IV direto: lento	7-8,5	-	-
Dexametasona[1]	Decadron® 4 mg/mL fap 2,5 mL	-	-	SF, SG 5%	50-100 mL	24 h TA	4 mg/mL	Infusão: gota a gota	7-8,5	-	-

Princípio Ativo	Apresentação Comercial	Volume Reconstituição	Estabilidade Reconstituído	Solução para Infusão	Volume de Diluição	Estabilidade Diluído	Conc. Máx. Adm.	Velocidade/Tempo de Infusão	pH	OBS	Flebite
Desferoxamina[1,3]	Desferal® 500 mg fap	5 mL (diluente próprio)	24 h TA	SF, SG 5%	150 mL	24 h TA	-	Velocidade máxima: 15 mL/kg/h Deve ser reduzido assim que a situação permitir (depois de 4-6 h)	3,7-5,5	-	-
Deslanosídeo[1,2]	Deslanol® 0,4 mg ap 2 mL	-	-	-	-	24 h TA	IV direto 0,2 mg/mL	IV direto: 1-5 min	-	-	-
Desmopressina[1,3] (acetato de)	DDAVP® 4 µg/mL ap 1 mL	-	-	SF	> 10 kg- 50 mL < 10 kg- 10 mL	Uso imediato	-	15-30 min	-	-	-
Diazepam[1,2]	Compaz® 10 mg ap 2 mL	-	-	-	-	-	5 mg/mL	IV direto 0,5-1 mL/min	6,2-6,9	Incompatível com volume > 250 com filtro de linha	■

Princípio Ativo	Apresentação Comercial	Volume Reconstituição	Estabilidade Reconstituído	Solução para Infusão	Volume de Diluição	Estabilidade Diluído	Conc. Máx. Adm.	Velocidade/Tempo de Infusão	pH	OBS	Flebite
Difenidramina[1]	Difenidrin® 50 mg/mL AP 1 mL	-	-	SF, SG 5%	Concentração máxima: 0,1 mg/mL	24 h TA	50 mg/mL	IV: 3-5 min	4-6,5	-	-
Dimenidrinato, cloridrato de piridoxina, glicose e frutose[1,3]	Dramin® B6 DL ap 10 mL	-	-	SF	IV direto: 10 mL Infusão: 100 mL	-	3 mg/mL	IV direto: muito lento 1 mL/min Infusão: 30 min	5,5-6	-	-
Dipiridamol[1]	Persantin® 10 mg ap 2 mL	-	-	SF, SG 5%	20 a 50 mL (mínimo 1:2)	24 h TA	-	4 a 10 min	2,5-3,0	-	-
Dipirona sódica[1,5]	Novalgina® 500 mg/mL ap 2 mL	-	-	SF, SG 5%	-	-	500 mg/mL	IV direto: 1 mL/min	6-8	-	■■
Dobutamina[1,2]	Dobutrex® 250 mg AP 20 mL	-	-	SF, SG 5%	> 50 mL	24 h TA	5 mg/mL	-	2,5-5,5 SG 5%	-	■■
Droperidol[1,3,6]	Droperdal® 2,5 mg/mL AP 1 mL	-	-	SF, SG 5%	50 a 100 mL	7 dias TA	2,5 mg/mL	IV direto 2-5 min Infusão: 30 min	3-3,8	-	-

GUIA PRÁTICO DO FARMACÊUTICO HOSPITALAR

Princípio Ativo	Apresentação Comercial	Volume Reconstituição	Estabilidade Reconstituído	Solução para Infusão	Volume de Diluição	Estabilidade Diluído	Conc. Máx. Adm.	Velocidade/ Tempo de Infusão	pH	OBS	Flebite
Dopamina[1-3] (cloridrato de)	Dopamina 50 mg ap 10 mL	-	-	SF, SG 5%	250 mL	24 h TA	1,6 mg/mL	Inicial: 1 a 5 μg/kg/min podendo ser aumentada para 5 a 10 μg/kg/min	3,3	Em soluções alcalinas a droga é inativada	-
Escopolamina (bromento N-butil)[1,8]	Buscopan® 20 mg/mL ap 1 mL	-	-	SF, SG 5%	50-100 mL	-	20 mg/mL	IV direto lento Infusão: 30 min	-	-	-
Efedrina[3] (sulfato de)	Efedrin® 5% ap 1 mL (50 mg/mL)	-	-	SF, SG 5%	-	-	-	-	4,5-7	-	-
Ergometrina (maleato de)[1,8]	Ergometrin® 0,2 mg ap 1 mL	-	-	-	-	-	-	IV direto: > 60 s (pode ser diluído em 5 mL SF)	2,7-3,5	-	■ ■
Eritromicina[1-3]	Tromaxil® 1 g fap	20 mL AD	24 h TA	SF	230 ou 480 mL	8 h TA	0,4%	Infusão: 60 min	6,5-7,5	-	■ ■
Ertapenem[1]	Invanz® 1 g	10 mL AD	24 h TA	SF	40 mL	8 h TA	-	Infusão: > 30 min	7-8	-	nn
Esomeprazol[1] (sódico)	Nexium® 40 mg fap	5 mL SF	12 h TA	SF	100 mL	-	8 mg/mL	IV Direto: > 3 min Infusão: 10 a 30 min	10-11	-	-

Princípio Ativo	Apresentação Comercial	Volume Reconstituição	Estabilidade Reconstituído	Solução para Infusão	Volume de Diluição	Estabilidade Diluído	Conc. Máx. Adm.	Velocidade/Tempo de Infusão	pH	OBS	Flebite
Estreptoquinase[1]	Streptase® 1.500.000 UI fap	5 mL SF	24 h ref	SF, SG 5%	-	24 h ref	-	-	-	-	-
Fator recombinante de coagulação VIIa[1]	NovoSeven® 1 mg fap	-	6 h TA 24 h 5°C	-	-	-	-	IV direto: em bolus (2-5 min)	-	-	nn
Fenitoína[1-3]	Hidantal® 50 mg/mL ap 5 mL	-	-	SF	50 mL	Imediato	5 mg/mL	IV direto: 50 mg/min Infusão: 30-60 min	10-12,3	Não recomendada diluição, baixa solubilidade e precipitação. Utilizar filtro de linha	■■
Fenobarbital[1,2,5]	Fenocris® 100 mg/mL ap 2 mL	-	-	SF, SG 5%	100 mL	-	10 mg/mL	IV direto: 3-5 min, não exceder 60 mg/min	9,2-10,2	-	nn
Fentanila[2,3]	Fentanil® s/ cons. 50 µg/mL ap 5 mL	-	-	SF, SG 5%	-	24 h	-	-	4-7,5	-	■■

Princípio Ativo	Apresentação Comercial	Volume Reconstituição	Estabilidade Reconstituído	Solução para Infusão	Volume de Diluição	Estabilidade Diluído	Conc. Máx. Adm.	Velocidade/Tempo de Infusão	pH	OBS	Flebite
Fitomenadiona[1,2]	Kanakion® 10 mg ap 1 mL	-	-	-	-	-	-	IV direto: > 30 s	-	-	■■
Folinato de cálcio[1,8]	Legifol® 10 mg/mL ap 5 mL	-	-	SF, SG 5%	50 mL	24 h ref	-	IV não exceder 160 mg/min	-	-	-
Fosfato de potássio[2,7]	Fosfato de potássio 2 mEq	-	-	SF, SG 5%	-	24 h TA	-	> 4 h	7-7,8	Nota importante: diluir antes da administração	-
Filgrastim[1,2]	Granulokine® 300 µg/mL fap	-	-	SG 5%	-	24 h ref	15 µg/mL	30 min	4	Incompatível com SF	-
Filgrastim[1,5]	Filgrastim 300 µg/mL fap (Biossintética)	-	-	SG 5%	-	Uso imediato	15 µg/mL	30 min	4	Incompatível com SF	-
Filgrastim[1]	Tevagrastim 300 µg/mL sga 0,5 mL	-	-	SG 5%	-	24 h ref	15 µg/mL	30 min	4	Incompatível com SF	

GUIA PRÁTICO DO FARMACÊUTICO HOSPITALAR

Princípio Ativo	Apresentação Comercial	Volume Reconstituição	Estabilidade Reconstituído	Solução para Infusão	Volume de Diluição	Estabilidade Diluído	Conc. Máx. Adm.	Velocidade/ Tempo de Infusão	pH	OBS	Flebite
Fibrinogênio humano[1,3]	Haemocomplettan® P 1 g fap	50 mL AD	Uso imediato	-	-	-	-	Não exceder 5 mL/min	6,5-7,5	A solução deve ser administrada em temperatura ambiente. Linha de infusão separada	-
Furosemida[1-3]	Lasix® 20 mg ap 2 mL	-	-	SF	-	24 h TA ou ref protegido da luz	10 mg/mL	IV direto: < 2 min Infusão: 4 mg/min	8-9,3	-	-
Foscarnet trissódico hexahidratado[1,2]	Foscavir® 24 mg/mL Fr 250 mL	-	24 h TA	SF, SG 5%	AVP: 250 mL (12 mg/mL) AVC: Sem diluição (24 mg/mL)	24 h TA	AVP: 12 mg/mL (1 mL:1 mL) AVC: 24 mg/mL (sem diluição)	> 2 h	-	Não administrar em bolus	-
Fluconazol[1,2]	Zoltec® 2 mg/mL 100 mL	-	-	-	-	-	-	60 min	4-8 (SF)	Não exceder 10 mL/min	-

Princípio Ativo	Apresentação Comercial	Volume Reconstituição	Estabilidade Reconstituído	Solução para Infusão	Volume de Diluição	Estabilidade Diluído	Conc. Máx. Adm.	Velocidade/ Tempo de Infusão	pH	OBS	Flebite
Flumazenil[1]	Lanexat® 0,1 mg/mL AP 5 mL	-	-	SF, SG 5%	-	24 h TA	-	IV direto: 15 a 30 s	4	-	-
Ganciclovir[1,2]	Cymevene® 500 mg fap 10 mL	10 mL AD	12 h TA	SF, SG 5%	100 mL	24 h ref	10 mg/mL	1 h	11	-	■■
Gentamicina[1,3]	Gentamicin® 40 mg/mL AP 1 mL	-	-	SF, SG 5%	50 a 200 mL	2 h TA	1 mg/mL	Infusão: 30 min a 2 h	3-5,5	-	■■
Gluconato de cálcio[2,3]	Gluconato de Cálcio 10% ap 10 mL (Fresenius)	-	-	SF, SG 5%	100 mL	24 h TA	-	60 min	6-8,2	-	-
Granisetrona[1,2]	Kytril® 1 mg/ mL ap 1 mL	-	-	SF, SG 5%	IV direto: 1 mg/5 mL Infusão: 3 mg de 20-50 mL	24 h TA	0,2 mg/mL	IV direto: > 30 s Infusão: 5 min	4,7-7,3	-	-

Princípio Ativo	Apresentação Comercial	Volume Reconstituição	Estabilidade Reconstituído	Solução para Infusão	Volume de Diluição	Estabilidade Diluído	Conc. Máx. Adm.	Velocidade/Tempo de Infusão	pH	OBS	Flebite
Hidralazina[1,5]	Nepresol® 20 mg/mL AP 1 mL	-	-	SF	50 mL	10 h TA Protegida da luz	-	IV direto: 3 a 5 min Infusão contínua: 50-200 µg/min	3,4;4,4	Não utilizar SG 5% pois haverá decomposição, com alteração de cor para o amarelo	-
Hidrocortisona (succinato sódico de)[1-3,5]	Cortisonal® 500 mg fap	4 mL AD, SF	24 h TA 72 h ref	SF, SG 5%	500 a 1.000 mL	24 h TA 72 h ref	IV direto: 50 mg/mL Infusão: 1 mg/mL	IV direto: 10 min Infusão: > 30 min	7-8	-	-
Hidrocortisona (succinato sódico de)[1-3,5]	Cortisonal® 100 mg fap	2 mL AD, SF	24 h TA 72 h ref	SF, SG 5%	100 a 1.000 mL	24 h TA 72 h ref	IV direto: 50 mg/mL Infusão: 1 mg/mL	IV direto: 30 s Infusão: > 30 min	7-8	-	-
Hidróxido férrico (sacarato de)[1]	Noripurum® 100 mg ap 5 mL	-	-	SF	*Vide anexo	12 h TA	IV direto: 20 mg/mL Infusão: 1 mg/mL	*Vide anexo	10,5-11	-	■■

GUIA PRÁTICO DO FARMACÊUTICO HOSPITALAR

Princípio Ativo	Apresentação Comercial	Volume Reconstituição	Estabilidade Reconstituído	Solução para Infusão	Volume de Diluição	Estabilidade Diluído	Conc. Máx. Adm.	Velocidade/ Tempo de Infusão	pH	OBS	Flebite
Imipenem/ cilastatina[1]	Tienam® 500 mg	-	-	SF; SG 5%	100 mL	4 h TA 24 h ref	5 mg/mL	Dose ≤ 500 mg: 20-30 min Dose > 500 mg: 40-60 min	6,5-8,5	-	■■
Imunoglobulina antitimócito[1]	Thymoglobulina® 25 mg fap	5 mL AD	Uso imediato	SF	500 mL	Uso imediato		6 h		Administrar através de filtro de linha de 0,2 μm em bomba de infusão	
Imunoglobulina G humana[1]	Endobulin Kiovig® 5 g/50 mL	-	-	SG 5%	-	Uso imediato	100 mg/ mL	0,5 mL/kg/h nos primeiros 30 min, se bem tolerada aumentar gradualmente até no máx. 6 mL/kg/h	4,6-5,1	Não utilizar SF como diluente. Se necessário pode ser diluído em SG 5% em 1:1	-

Princípio Ativo	Apresentação Comercial	Volume Reconstituição	Estabilidade Reconstituído	Solução para Infusão	Volume de Diluição	Estabilidade Diluído	Conc. Máx. Adm.	Velocidade/Tempo de Infusão	pH	OBS	Flebite
Imunoglobulina G humana[1]	Endobulin Kiovig® 2,5 g/25 mL	-	-	SG 5%	-	Uso imediato	100 mg/mL	0,5 mL/kg/h nos primeiros 30 min, se bem tolerada aumentar gradualmente até no máx. 6 mL/kg/h	4,6-5,1	Não utilizar SF como diluente. Se necessário pode ser diluído SG 5% em 1:1	-
Imunoglobulina humana[1]	Flebogamma® 0,5 g fap 10 mL 5 g fap 100 mL 10% DIF 50 mL (5 g)	-	-	-	-	24 h TA	-	0,01-0,02 mL/kg/min nos primeiros 30 min, se bem tolerada aumentar a velocidade gradualmente até no máx. 0,1 mL/kg/min	5-6	-	-

Princípio Ativo	Apresentação Comercial	Volume Reconstituição	Estabilidade Reconstituído	Solução para Infusão	Volume de Diluição	Estabilidade Diluído	Conc. Máx. Adm.	Velocidade/ Tempo de Infusão	pH	OBS	Flebite
Imunoglobulina humana[1]	Sandoglobulina® Privigen 0,1 g/mL fap 2,5 g 0,1 g/mL fap 5 g 0,1 g/mL fap 10 g	-	12 h TA ou 24 h ref	SG 5%	-	-	50 mg/mL	0,3 mL/kg/h nos primeiros 30 min, se bem tolerada aumentar a velocidade gradativamente até 4,8 mL/kg/h	4,6-5	Não utilizar SF como diluente	-
Infliximab[1]	Remicade® 100 mg fap	10 mL AD	-	SF	250 mL	3 h TA 24 h ref		>2 h (não mais que 2 mL/min)	6,9-7,5	A estabilidade é garantida durante o periodo de infusão, utilizar equipo com filtro	-
Isoxsuprina[1,5]	Inibina® 10 mg ap 2 mL	-	-	SG 5%	50 mL 100 mg/500 mL	24 h TA (SG 5%)	0,2 mg/mL	20-50 gts/min	4,5-6	Fabricante não recomenda a diluição em SF	nn

GUIA PRÁTICO DO FARMACÊUTICO HOSPITALAR

Princípio Ativo	Apresentação Comercial	Volume Reconstituição	Estabilidade Reconstituído	Solução para Infusão	Volume de Diluição	Estabilidade Diluído	Conc. Máx. Adm.	Velocidade/ Tempo de Infusão	pH	OBS	Flebite
Isoprenalina[1-3]	Isoprenalina® 0,2 mg/mL ap 1 mL	-	-	SF, SG 5%	IV direto: 10 mL Infusão: 500 mL	24 h a 5°C	-	Adultos: 2-20 µg/min Crianças: 0,1-2 µg/min (aumentar 0,1 µg/kg/min) Neonatos: 0,05-0,5 µg/min	-	-	-
Levofloxacino[1,2]	Levofloxacino 500 mg 100 mL (Isofarma)	-	-	-	-	-	5 mg/mL	60 min	3,8-5,8	-	■■
Levotiroxina[1]	Levothyroxine 200 µg fap	5 mL SF	Uso imediato	-	-	-	-	-	-	-	-
Levosimendana[1]	Simdax® 2,5 mg/mL fap 5 mL	-	-	SG 5%	500 mL	24 h TA	-	Início: 6-12 µg/kg por 10 min seguida de infusão de 0,1 µg/kg/min, se tolerado, pode aumentar para 0,2 µg/kg/min	8	A infusão via intravenosa periférica ou central	-

Princípio Ativo	Apresentação Comercial	Volume Reconstituição	Estabilidade Reconstituído	Solução para Infusão	Volume de Diluição	Estabilidade Diluído	Conc. Máx. Adm.	Velocidade/ Tempo de Infusão	pH	OBS	Flebite
Linezolida[1,5]	Zyvox® 600 mg bolsa 300 mL	-	-	-	-	-	-	30-120 min	4,4-5,2	-	-
Meropenem[1,2]	Meronem® 1 g fap	20 mL AD	3 h TA 16 h ref	SF	100 mL	3 h TA 15 h ref	Direto: 50 mg/mL Infusão:20 mg/mL	IV direto: 5 min Infusão: 15-30 min	7,3-8,3	-	■■
Meropenem[1,2]	Meropenem 1 g fap (Eurofarma)	20 mL AD	8 h TA 48 h ref	SF	100 mL	10 h TA 48 h ref	Direto: 50 mg/mL Infusão:20 mg/mL	IV direto: 5 min Infusão: 15 a 30 min	7,3-8,3	-	■■
Metilprednisolona (succinato sódico)[1]	Solu-Medrol® 40 mg fap	1 mL (diluente próprio)	-	SF, SG 5%	*Vide anexo	24 h TA	-	*Vide anexo	7-8	-	-
Metilprednisolona (succinato sódico)[1]	Solu-Medrol® 500 mg fap	8 mL (diluente próprio)	-	SF, SG 5%	*Vide anexo	24 h TA	-	*Vide anexo	7-8	-	-
Metadona[2,5]	Mytedon® 10 mg/mL	-	-	SF	2 mL	28 dias TA	5 mg/mL	Ver anexo*	3-6,5	-	-

Princípio Ativo	Apresentação Comercial	Volume Reconstituição	Estabilidade Reconstituído	Solução para Infusão	Volume de Diluição	Estabilidade Diluído	Conc. Máx. Adm.	Velocidade/Tempo de Infusão	pH	OBS	Fle-bite
Metaraminol[1-3]	Aramin® 10 mg ap 1 mL	-	-	SF, SG 5%	500 mL	24 h	1 mg/mL	-	3,2-4,5	No choque grave pode ser administrado IV direto 0,5 a 5 mg	-
Metoclopramida[1,2]	Plasil® 5 mg/mL ap 2 mL			SF, SG 5%	Infusão: 50 mL	24 h TA	5 mg/mL	IV direto: 3 min Infusão: > 15 min	3-6,5	-	-
Metronidazol[1,2]	Metroniflex® 500 mg Bolsa 100 mL	-	-	Bolsa pronta para uso em SF	-	-	5 mg/mL	20 min (5 mL/min)	5-7	-	■■
Micafungina[1-3]	Mycamine® 50 mg fap	5 mL SF ou SG 5%	24 h TA	SF, SG 5%	100 mL	24 h TA (protegido da luz)	-	60 min	5-7	Proteger da luz	■■
Midazolam[1,2]	Dormonid® 5 mg/mL ap 3 mL	-	-	SF, SG 5%, SG 10%	100-1.000 mL	24 h TA ou 3 dias a 5°C	IV direto: 5 mg/mL	ACM	3	-	■

Princípio Ativo	Apresentação Comercial	Volume Reconstituição	Estabilidade Reconstituído	Solução para Infusão	Volume de Diluição	Estabilidade Diluído	Conc. Máx. Adm.	Velocidade/ Tempo de Infusão	pH	OBS	Flebite
Milrinona[1]	Primacor® 1 mg/mL fap 10 mL	-	-	SF, SG 5%	Dose de ataque: 50 μg/mL q.s.p. 10 a 20 mL 100 μg/mL = 180 mL 150 μg/mL = 113 mL 200 μg/mL = 80 mL	24 h TA	-	Dose de ataque: 50 μg/kg em 10 min. Dose de manutenção: 0,375 a 0,750 μg/kg/min em infusão contínua	3,2-4,0	Não pode ser diluído em infusão intravenosa de bicarbonato de sódio	-
Morfina[1-3,5]	Dimorf® 10 mg/mL ap 1 mL	-	-	SF, SG 5%	-	48 h (PCA) e imediato para solução decimal	0,1-1 mg/mL	IV direto: 3-5 min	2,5-6	-	-
Moxifloxacino[1]	Avalox® 400 mg 250 mL	-	-	SF, SG 5%	250 mL (Bag própria)	24 h TA	-	60 min	4,1-4,6	-	-
Nalbufina[1,3,5,8]	Nubain® 10 mg ap 1 mL	-	-	SF, SG 5%	30 a 50 mL	48 h TA	-	10 a 15 min	3,5-3,7	-	-

GUIA PRÁTICO DO FARMACÊUTICO HOSPITALAR

Princípio Ativo	Apresentação Comercial	Volume Reconsti-tuição	Estabi-lidade Recons-tituído	Solução para Infusão	Volume de Diluição	Estabi-lidade Diluído	Conc. Máx. Adm.	Velocidade/ Tempo de Infusão	pH	OBS	Fle-bite
Naloxona[1]	Narcan® 0,4 mg ap 1 mL	-	-	SF, SG 5%	100 mL	24 h TA	-	-	3-4	-	-
Natalizumabe[1]	Tysabri® 300 mg fap 15 mL	-	-	SF	100 mL	8 h ref	-	60 min	-	Não pode ser admi-nistrado em bolus	-
Nitrogliceri-na[1,2,5]	Tridil® 5 mg/mL fap 10 mL	-	-	SF, SG 5%	500 mL	48 h TA 7 dias ref	-	*Vide anexo	3-6,5	Incompa-tível com PVC. Com-patível em frasco de polietileno de baixa densidade e vidro	■ ■

315

Princípio Ativo	Apresentação Comercial	Volume Reconstituição	Estabilidade Reconstituído	Solução para Infusão	Volume de Diluição	Estabilidade Diluído	Conc. Máx. Adm.	Velocidade/Tempo de Infusão	pH	OBS	Fle-bite
Nitroprussiato de sódio[1]	Nitroprus® 50 mg fap	2 mL SG 5% (diluente próprio)	4 h TA (protegido da luz)	SG 5%	250-1.000 mL	24 h TA (protegido da luz)	0,2 mg/mL	Inicial: 0,3-1 µg/kg/min. Dose média: 3 µg/kg/min. Dose máx. adultos: 8 µg/kg/min Dose máx. crianças: 10 µg/kg/min	4-6	Proteger da luz durante infusão Vide anexo*	-
Norepinefrina[1,2]	Norepinefrina 1 mg/mL ap 4 mL (Novafarma)	-	-	SG 5%	1.000 mL	24 h TA	-	Início: 2-3 mL/min Manutenção: 0,5-1 mL/min	3-4,5	A ampola possui 8 mg/4 mL de hemitartarato de norepinefrina que corresponde a 4 mg de norepinefrina base. Após a diluição proteger da luz	-

Princípio Ativo	Apresentação Comercial	Volume Reconstituição	Estabilidade Reconstituído	Solução para Infusão	Volume de Diluição	Estabilidade Diluído	Conc. Máx. Adm.	Velocidade/Tempo de Infusão	pH	OBS	Flebite
Octreotida[1,3,6]	Sandostatin® 0,1 mg ap 1 mL	-	-	SF, SG 5%	50-200 mL	24 h TA	0,1 mg/mL	IV direto: 3 min Infusão: 15-30 min	3,9-4,5	-	-
Omeprazol sódico[1]	Omeprazol 40 mg fap (Cristalia)	10 mL diluente próprio	4 h ref	-	-	-	-	IV direto: 2,5 mL/min-4 mL/min	8-10	-	-
Ondansetrona[1,2]	Ansentron® 2 mg/mL ap 2 mL	-	-	SF, SG 5%	50 mL	7 dias TA ou ref	-	IV direto: 2-5 min Infusão: > 15 min	3,3-4	-	-
Ornitina (aspartato de)[1]	Hepa Merz® 5 g ap 10 mL	-	-	-	100 mL	24 em TA	-	60 min	-	Não exceder 6 ampolas em 500 mL de SF	-
Oxacilina sódica[1]	Oxanon® 500 mg fap	5 mL (diluente próprio)	6 h TA ou ref	SF, SG 5%	250 a 1.000 mL	Imediato	0,5-40 mg/mL	IV direto: 10 min Infusão: 30 min	6,0-8,5	-	■■

Princípio Ativo	Apresentação Comercial	Volume Reconstituição	Estabilidade Reconstituído	Solução para Infusão	Volume de Diluição	Estabilidade Diluído	Conc. Máx. Adm.	Velocidade/Tempo de Infusão	pH	OBS	Fle-bite
Oxitocina[1,2,5]	Oxiton® 5 UI ap 1 mL	-		SF, SG 5%	500 mL	24 h TA	-	Velocidade inicial: 2-8 gotas/min e aumentar gradativamente a cada 20 min Velocidade de máx. 40 gotas/min	3-5	-	-
Piridoxina (vitamina B6)[5]	Piridoxina (vitamina B6) 100 mg ap 5 mL	-		SF, SG 5%	500 mL	-	-	-	2-4	-	-
Polivitamínico[1,5]	Cerne® 12 fap 5 mL	5 mL AD	-	SF, SG 5%	-	-	-	IV lento: mínimo 10 min	-	-	-
Prometazina[2,3]	Fenergan® 25 mg/mL ap 2 mL	-	-	SF, SG 5%	10-20 mL	24 h TA	25 mg/mL	> 25 mg/min	4-5,5	-	nn
Pamidronato dissódico[1,3]	Pamidron® 60 mg fap	10 mL AD	24 h ref	SF, SG 5%	250 mL	24 h TA	-	1 mg/min	6-7	-	nn

GUIA PRÁTICO DO FARMACÊUTICO HOSPITALAR

Princípio Ativo	Apresentação Comercial	Volume Reconstituição	Estabilidade Reconstituído	Solução para Infusão	Volume de Diluição	Estabilidade Diluído	Conc. Máx. Adm.	Velocidade/Tempo de Infusão	pH	OBS	Flebite
Pantoprazol[1,2]	Pantozol® 40 mg fap	10 mL SF	12 h TA	SF, SG 5%	100 mL	24 h TA	4 mg/mL	IV direto: > 2 min / Infusão: 15 min	9-10,5	-	■
Pentoxifilina[1]	Vascer® 100 mg ap 5 mL	-	-	SF, SG 5%	250 a 500 mL (200 a 300 mg)	24 h TA	1,2 mg/mL	Infusão: 60 min (100 mg) 120-180 min (> 100 mg)	4-8	-	-
Piperacilina sódica + tazobactam[1-3]	Tazocin® 2,25 g fap	10 mL	24 h TA 48 h ref	SF, SG 5%	50-150 mL	24 h TA	-	IV direto: 5-10 min / Infusão: 30 min	4,5-6,8	Após reconstituição resulta em um volume final aproximado 11,5 mL	■
Piperacilina sódica + tazobactam[1-3]	Tazocin® 4,5 g fap	20 mL	24 h TA 48 h ref	SF, SG 5%	50-150 mL	24 h TA	-	IV direto: 5-10 min / Infusão: 30 min	4,5-6,8	Após reconstituição resulta em um volume final aproximado 23 mL	■

GUIA PRÁTICO DO FARMACÊUTICO HOSPITALAR

Princípio Ativo	Apresentação Comercial	Volume Reconstituição	Estabilidade Reconstituído	Solução para Infusão	Volume de Diluição	Estabilidade Diluído	Conc. Máx. Adm.	Velocidade/Tempo de Infusão	pH	OBS	Flebite
Polimixina B (sulfato de)[1-3,5]	Polimixina B 500.000 UI fap (Eurofarma)	-	2 h TA 72 h ref	SF, SG 5%	300 a 500 mL	24 TA	-	60-90 min	5-7,5	-	-
Polimixina B[1,5] (sulfato de)	Bedfordpoly-B® 500.000 UI fap	-	72 h ref	SG 5%	300 a 500 mL	12 h TA	-	60-90 min	5-7,6	-	-
Ranitidina (cloridrato de)[1-3]	Antak® 25 mg/mL ap 2 mL	-	-	SF, SG 5%	IV direto: 20 mL Infusão: 100 mL	24 h	2,5 mg/mL	IV direto: 5 min Infusão: 15-20 min	6,7-7,3	-	-
Rituximab[1,3]	Mabthera® 100 mg Fr 10 mL 500 mg Fr 50 mL	-	-	SF, SG 5%	-	12 h TA 24 h ref	1 a 4 mg/mL	Infusão: 50 mg/h aumentando 50 mg/h a cada 30 min até no máximo 400 mg/h	6,5-6,8	-	-
Rocurônio[3,7]	Esmeron® 50 mg fap 5 mL	-	-	SF, SG 5%	-	24 h TA	0,5 a 2 mg/mL	-	4	-	-
Somatostatina[1,5]	Stilamin® 3 mg ap 1 mL	1 mL (diluente próprio)	24 h TA	SF, SG 5%	250 mL	24 h TA	-	Infusão contínua 3,5 µg/kg/h	4,5-6,5	-	-

GUIA PRÁTICO DO FARMACÊUTICO HOSPITALAR

Princípio Ativo	Apresentação Comercial	Volume Reconstituição	Estabilidade Reconstituído	Solução para Infusão	Volume de Diluição	Estabilidade Diluído	Conc. Máx. Adm.	Velocidade/Tempo de Infusão	pH	OBS	Flebite
Sulfametoxazol + Trimetoprima[1-3]	Bac-Sulfitrim® 400/80 mg ap 5 mL	-		SF, SG 5%	125 mL	2 h (para restrição de líquidos) ou 6 h TA	6,4 mg/mL	60-90 min	9,5-10,5	Restrição hídrica: 1 ampola com 75 mL SG 5% ou SF	■
Sulfato de magnésio[1]	Sulfato de magnésio 50% ap 10 mL	-	-	SF, SG 5%	250 mL	-	-	Infusão: 30-60 min	-	Nota Importante: Diluir antes da administração	-
Teicoplanina[1]	Targocid® 200 mg fap	3 mL AD	24 h ref	SF, SG 5%	100 mL	-	-	IV direto 3-5 min Infusão: 30 min	7,2-7,8	-	■
Tenecteplase[1]	Metalyse® 10.000 U (50 mg) fap	10 mL AD	8 h TA 24 h ref	-	-	-	-	IV direto: < 1 min	7-7,6	-	-
Terbutalina[1]	Terbuti® 0,5 mg AP 1 mL	-	-	SG 5%	100 mL	12 h TA	5 µg/mL	20-30 gts/min	3,0-5	SF pode aumentar o risco de edema pulmonar	-

Princípio Ativo	Apresentação Comercial	Volume Reconstituição	Estabilidade Reconstituído	Solução para Infusão	Volume de Diluição	Estabilidade Diluído	Conc. Máx. Adm.	Velocidade/ Tempo de Infusão	pH	OBS	Flebite
Tenoxican[1,2]	Teflan® 20 mg fap	2 mL de AD	Uso imediato	-	-	-	-	IV direto	8,5-9,5	Não é recomendada a administração por infusão	-
Terlipressina[1] (acetato de)	Glypressin® 1 mg fap	5 mL diluente próprio	12 h TA 24 h ref	-	-	-	-	-	-	-	-
Tigeciclina[1,3]	Tygacil® 50 mg	5,3 mL SF	6 h TA	SF, SG 5%	100 mL	48 h ref	1 mg/mL	Infusão: 30-60 min	4,5-5,5	-	■■
Tobramicina[1]	Tobramina® 75 mg ap 1,5 mL	-	-	SF, SG 5%	50 a 100 mL	24 h TA	-	20-60 min	5-6,5	-	-
Tocilizumabe[1]	Actemra® 80 mg/4 mL fap 200 mg/10 mL fap	-	-	SF	q.s.p. 100 mL	24 h ref	-	Infusão: 60 min	6-7	Nunca deve ser administrado em bolus	-
Tramadol[1,8]	Tramal® 50 mg ap 1 mL 100 mg ap 2 mL	-	-	SF, SG 5%	100 mL	Uso imediato	-	IV direto: 1 mL/min Infusão: gotejamento	6,2-7	-	■■

Princípio Ativo	Apresentação Comercial	Volume Reconstituição	Estabilidade Reconstituído	Solução para Infusão	Volume de Diluição	Estabilidade Diluído	Conc. Máx. Adm.	Velocidade/Tempo de Infusão	pH	OBS	Flebite
Vancomicina[1]	Vancomicina 500 mg fap (Eurofarma)	10 mL AD	24 h TA ou 14 dias ref	SG 5%, SF	100 mL	24 h TA ou 14 dias ref	5 mg/mL	> 60 min	2,5-4,5	-	■
Vancomicina[1]	Vancocina 500 mg fap	10 mL AD	24 h TA ou 14 dias ref	SG 5%, SF	100 mL	24 h TA ou 14 dias ref	5 mg/mL	> 60 min	2,5-4,5	-	■
Valproato de sódio[1,3]	Depacon® 100 mg/mL fap	-	-	SF, SG 5%	50 mL	24 h	-	60 min	7-9	Velocidade máx. de infusão 20 mg/min	-
Verapamil[1,2]	Verapamil 5 mg ap 2 mL	-	-	SG 5%	150 ou 250 mL	24 h	2,5 mg/mL	IV direto: 2 min	4,1-6	-	-
Voriconazol[1-3]	Vfend® 200 mg fap	19 mL AD	24 h ref	SF, SG 5%	20 mL	24 h ref	5 mg/mL	3 mg/kg/h durante 1 a 2 h	5,5-7,5	-	■

Referências bibliográficas

1. Bulas dos medicamentos

   - Aclasta: Ácido zoledrônico [bula de remédio]. Responsável técnico Flavia Regina Pegorer. São Paulo: Novartis Biociências S/A; 2014.
   - Actemra®: Tolicizumabe [bula de remédio]. Responsável técnico Tatiana Tsiomis Díaz. Rio de Janeiro: Produtos Roche Químicos e Farmacêuticos S/A; 2017.
   - Actilyse®: Alteplase [bula de remédio]. Responsável técnico Dímitra Apostolopoulou. São Paulo: Boehringer Ingelheim do Brasil Quím. e Farm. Ltda; 2013.
   - Adenocard: Adenosina [bula de remédio]. Responsável técnico Cintia Delphino de Andrade. São Paulo: Libbs Farmacêutica Ltda; 2013.
   - Albumina Humana: Albumina Humana [bula de remédio]. Responsável técnico Luiz C. de Almeida. Pinhais-PR: Grifols Brasil, Ltda; 2010.
   - Alproxy: Alprostadil [bula de remédio]. Responsável técnico Raisa Ogawa Cavalcanti. São Paulo: Opem Representação Importadora Exportadora e Distribuidora Ltda; 2015.
   - Ambisome®: Anfotericina B lipossomal [bula de remédio]. Responsável técnico Ademir Tesser. São Paulo: Importado por United Medical Ltda; 2015.
   - Amicacina: Amicacina sulfato [bula de remédio]. Responsável técnico Andreia Cavalcante Silva. Anápolis-Goiás: Laboratório Teuto Brasileiro S/A;Anforicin®: Anfotericina B [bula de remédio]. Responsável técnico Dr. José Carlos Módolo. Itapira-SP: Cristália Produtos Químicos Farmacêuticos Ltda; 2014.
   - Ansentron®: Cloridrato de ondansetrona di-hidratado [bula de remédio]. Responsável técnico Alberto Jorge Garcia Guimarães. São Paulo: Biossintética Farmacêutica Ltda; 2015.
   - Antak®: Ranitidina [bula de remédio]. Responsável técnico Edinilson da Silva Oliveira. Rio de Janeiro: GlaxoSmithKline Brasil Ltda;
   - Aramin®: Metaraminol [bula de remédio]. Responsável técnico Dr. José Carlos Módolo. Itapira-SP: Cristália Produtos Químicos Farmacêuticos Ltda; 2017.
   - Aricilina®: Benzilpenicilina potássica [bula de remédio]. Responsável técnico Eliza Yukie Saito. São Paulo: Blau Farmacêutica S/A; 2016.
   - Arifenicol®: Cloranfenicol [bula de remédio]. Responsável técnico Satoro Tabuchi. São Paulo: Blau Farmacêutica S/A;
   - Atlansil®: Amiodarona [bula de remédio]. Responsável técnico Silvia Regina Brollo. São Paulo: Sanofi-Aventis Farmacêutica Ltda; 2015.

- Avalox®: Moxifloxacino [bula de remédio]. Responsável técnico Dirce Eiko Mimura. São Paulo: Bayer S/A; 2015.
- Bac-Sulfitrin®: Sulfametoxazol/trimetoprima [bula de remédio]. Responsável técnico Marco Aurélio Limirio G. Filho. Anápolis-GO: Brainfarma Ind. Quím. e Farm. S/A; 2014.
- Benlysta®: Belimumabe [bula de remédio]. Responsável técnico Edinilson da Silva Oliveira. Rio de Janeiro: GlaxoSmithKline Brasil Ltda; 2013.
- Beriplex® PN: Concentrado de complexo protrombínico [bula de remédio]. Responsável técnico Cristina J. Nakai. São Paulo: CSL Behring Comércio de Produtos Farmacêuticos Ltda; 2017.
- Buscopan®: Escopolamina [bula de remédio]. Responsável técnico. Dímitra Apostolopoulou. São Paulo: Boehringer Ingelheim do Brasil Quím. e Farm. Ltda; 2013.
- Cancidas®: Caspofungina [bula de remédio]. Responsável técnico Fernando C. Lemos. Campinas-SP: Merck Sharp & Dohme Farmacêutica Ltda; 2016.
- Cefotaxima sódica: Cefotaxima [bula de remédio]. Responsável técnico Paulo Fernando Bertachini. Goiás: Aurobindo Pharma Indústria Farmacêutica Ltda; 2014.
- Cerne-12®: Polivitamínico [bula de remédio]. Responsável técnico Jônia Gurgel Moraes. São Paulo: Baxter Hospitalar Ltda; 2014.
- Cilinon®: Ampicilina [bula de remédio]. Responsável técnico Eliza Yukie Saito. São Paulo: Blau Farmacêutica S/A; 2016.
- Cipro®: Ciprofloxacino [bula de remédio]. Responsável técnico Dirce Eiko Mimura. São Paulo: Bayer S/A; 2014.
- Clavulin®: Amoxicilina [bula de remédio]. Responsável técnico Edinilson da Silva Oliveira. Rio de Janeiro: GlaxoSmithKline Brasil Ltda; 2017.
- Cloridrato de cefepima: Cefepima [bula de remédio]. Responsável técnico Sidnei Bianchini Junior. Sumaré-SP: Antibióticos do Brasil Ltda; 2016.
- Cloridrato de Vancomicina: Cloridrato de vancomicina [bula de remédio]. Responsável técnico Maria Benedita Pereira. São Paulo: Eurofarma Laboratórios S/A; 2014.
- Compaz®: Diazepam [bula de remédio]. Responsável técnico Dr. José Carlos Módolo. Itapira-SP. Cristália Produtos Químicos Farmacêuticos Ltda; 2016.
- Cortisonal®: Hidrocortisona [bula de remédio]. Responsável técnico Florentino de Jesus Krencas. Pouso Alegre-MG: União Química Farmacêutica Nacional S/A; 2017.
- Cubicin®: Daptomicina [bula de remédio]. Responsável técnico Flavia Regina Pegorer. São Paulo: Novartis Biociências S/A; 2017.

- Cymevene®: Ganciclovir [bula de remédio]. Responsável técnico Tatiana Tsiomis Díaz. Rio de Janeiro: Produtos Roche Químicos e Farmacêuticos S/A; 2017.
- Dalacin®: Clindamicina [bula de remédio]. Responsável técnico José Cláudio Bumerad. São Paulo: Laboratórios Pfizer Ltda;
- Dantrolen®: Dantrolene [bula de remédio]. Responsável técnico Dr. José Carlos Módolo. Itapira-SP: Cristália Produtos Químicos Farmacêuticos Ltda; 2014.
- DDAVP®: Desmopressina [bula de remédio]. Responsável técnico Helena Satie Komatsu. São Paulo: Laboratórios Ferring Ltda; 2003.
- Decadron®: Dexametasona [bula de remédio]. Responsável técnico Gabriela Mallmann. Guarulhos-SP: Aché Laboratórios Farmacêuticos S/A; 2017.
- Decadron®: Dexametasona [bula de remédio]. Responsável técnico Gabriela Mallmann. Guarulhos-SP: Aché Laboratórios Farmacêuticos S/A; 2017.
- Desanol®: Deslanosídeo [bula de remédio]. Responsável técnico Florentino de Jesus Krencas. São Paulo: União Química Farmacêutica Nacional S/A; 2015.
- Desferal®: Deferroxamina [bula de remédio]. Responsável técnico Flavia Regina Pegorer. São Paulo: Novartis Biociências S/A; 2016.
- Difenidrin®: Difenidramina [bula de remédio]. Responsável técnico Dr. José Carlos Módolo. Itapira-SP. Cristália Produtos Químicos Farmacêuticos Ltda; 2016.
- Digesan®: Bromoprida [bula de remédio]. Responsável técnico Silvia Regina Brollo. São Paulo: Sanofi-Aventis Farmacêutica Ltda; 2015.
- Dimorf®: Morfina [bula de remédio]. Responsável técnico Dr. José Carlos Módolo. Itapira-SP. Cristália Produtos Químicos Farmacêuticos Ltda; 2017.
- Dobutrex®: Dobutamina [bula de remédio]. Responsável técnico Sidnei Bianchini Junior. Sumaré-SP: Antibióticos do Brasil Ltda; 2015.
- Dormonid®: Midazolam [bula de remédio]. Responsável técnico Tatiana Tsiomis Díaz. Rio de Janeiro: Produtos Roche Químicos e Farmacêuticos S/A; 2017.
- Dramin B6DL®: Dimenidrinato/piridoxina/glicose/frutose [bula de remédio]. Responsável técnico Wagner Moi.São Paulo: Nycomed Pharma Ltda; 2016.
- Droperdal®: Droperidol [bula de remédio]. Responsável técnico Dr. José Carlos Módolo. Itapira-SP. Cristália Produtos Químicos Farmacêuticos Ltda; 2017.

- Ecalta®: Anidulafungina [bula de remédio]. Responsável técnico José Cláudio Bumerad. São Paulo: Laboratórios Pfizer Ltda; 2014.
- Endobulin Kiovig®: Imunoglobulina G. [bula de remédio]. Responsável técnico: Jônia Gurgel. São Paulo: Baxter Brasil; 2016.
- Eprex: Alfaepoetina humana [bula de remédio]. Responsável técnico Marcos R. Pereira. São Paulo: Janssen-Cilag Farmacêutica Ltda; 2014.
- Ergometrin®: Metilergometrina [bula de remédio]. Responsável técnico Florentino de Jesus Krencas. Pouso Alegre-MG: União Química Farmacêutica Nacional S/A; 2015.
- Esmeron®: Rocurônio [bula de remédio]. Responsável técnico Cristina Matushima. Rio de Janeiro: Schering-Plough Indústria Farmacêutica Ltda; 2015.
- Fenergan®: Prometazina [bula de remédio]. Responsável técnico Silvia Regina Brollo. São Paulo: Sanofi-Aventis Farmacêutica Ltda; 2015.
- Fenocris®: Fenobarbital [bula de remédio]. Responsável técnico Dr. José Carlos Módolo. Itapira-SP. Cristália Produtos Químicos Farmacêuticos Ltda; 2016.
- Fentanil®: Fentanila [bula de remédio]. Responsável técnico Marcos R. Pereira. São Paulo: Janssen-Cilag Farmacêutica Ltda; 2014.
- Ferrinject®: Carboximaltose férrica [bula de remédio]. Responsável técnico Carla A. Inpossinato. Jaguariuna-SP: Takeda Pharma Ltda; 2017.
- Filgrastim®: Filgrastim [bula de remédio]. Responsável técnico Alberto Jorge Garcia Guimarães. São Paulo: Biossintética Farmacêutica Ltda;
- Flebogamma® DIF: Imunoglobulina humana normal. [bula de remédio]. Responsável Técnico: Luiz C. de Almeida. Paraná: Grifols Brasil Ltda; 2012.
- Fluimucil: Acetilcisteína [bula de remédio]. Responsável técnico Erica Maluf. São Paulo: Zambon Laboratórios Farmacêuticos Ltda; 2014.
- Fortaz®: Ceftazidima [bula de remédio]. Responsável técnico Edinilson da Silva Oliveira. Rio de Janeiro. GlaxoSmithKline Brasil Ltda;
- Gentamicin®: Gentamicina [bula de remédio]. Responsável técnico Walter F. da Silva Junior. Anápolis GO: Novafarma Indústria Farmacêutica; 2015.
- Glypressin®: Terlipressina [bula de remédio]. Responsável técnico Helena Satie Komatsu. São Paulo: Laboratórios Ferring Ltda;
- Granulokine®: Filgrastim [bula de remédio]. Responsável técnico Monica Carolina Dantas Pedrazzi. São Paulo: Amgen Biotecnologia do Brasil Ltda; 2016.
- Haemocomplettan P®: Fibrinogênio [bula de remédio]. Responsável técnico Cristina J. Nakai. São Paulo: CSL Behring Comércio de Produtos Farmacêuticos Ltda; 2016.

- Hepa-Merz®: Ornitina [bula de remédio]. Responsável técnico Dante Alario Junior. São Paulo: Biolab Sanus Farmacêutica Ltda; 2015.
- Hidantal®: Fenitoína [bula de remédio]. Responsável técnico Silvia Regina Brollo. São Paulo: Sanofi-Aventis Farmacêutica Ltda; 2017.
- Imunoglobulin®: Imunoglobulina humana [bula de remédio]. Responsável Técnico: Eliza Yukie Saito. São Paulo: Blau Farmacêutica S/A; 2016.
- Inibina®: Isoxsuprina [bula de remédio]. Responsável Técnico: Alexandre Tachibana Pinheiro. São Paulo: Apsen Farmacêutica S/A; 2015.
- Invanz®: Ertapenem [bula de remédio]. Responsável técnico Fernando C. Lemos. Campinas-SP: Merck Sharp & Dohme Farmacêutica Ltda; 2015.
- Ipsilon: Ácido aminocaproico [bula de remédio]. Responsável técnico Ana Luisa Coimbra de Almeida. Rio de Janeiro: Zydus Nikkho Farmacêutica Ltda;
- Kanakion®: Fitomenadiona [bula de remédio]. Responsável técnico Tatiana Tsiomis Díaz. Rio de Janeiro: Produtos Roche Químicos e Farmacêuticos S/A; 2016.
- Kefadim®: Ceftazidima [bula de remédio]. Responsável técnico Sidnei Bianchini Junior. Sumaré-SP: Antibióticos do Brasil Ltda; 2016.
- Kefazol®: Cefazolina [bula de remédio]. Responsável técnico Sidnei Bianchini Junior. Sumaré-SP: Antibióticos do Brasil Ltda; 2016.
- Keflin®: Cefalotina [bula de remédio]. Responsável técnico Sidnei Bianchini Junior. Sumaré-SP: Antibióticos do Brasil Ltda; 2016.
- Kefox®: Cefoxitina [bula de remédio]. Responsável técnico Sidnei Bianchini Junior. Sumaré-SP: Antibióticos do Brasil Ltda; 2016.
- Keftron®: Ceftriaxona [bula de remédio]. Responsável técnico Sidnei Bianchini Junior. Sumaré-SP: Antibióticos do Brasil Ltda; 2016.
- Keroxime®: Cefuroxima [bula de remédio]. Responsável técnico Sidnei Bianchini Junior. Sumaré-SP: Antibióticos do Brasil Ltda; 2016.
- Klaricid®: Claritromicina [bula de remédio]. Responsável técnico Ana Paula Antunes Azevedo. São Paulo: Abbott Laboratórios do Brasil Ltda; 2017.
- Kytril®: Granisetrona [bula de remédio]. Responsável técnico Tatiana Tsiomis Díaz. Rio de Janeiro: Produtos Roche Químicos e Farmacêuticos S/A; 2016.
- Lanexat®: Flumazenil [bula de remédio]. Responsável técnico Tatiana Tsiomis Díaz. Rio de Janeiro: Produtos Roche Químicos e Farmacêuticos S/A;
- Lasix®: Furosemida [bula de remédio]. Responsável técnico Silvia Regina Brollo. São Paulo: Sanofi-Aventis Farmacêutica Ltda; 2017.
- Legifol CS®: Folinato de Cálcio [bula de remédio]. Responsável técnico Carolina C. S. Rizoli. São Paulo: Laboratórios Pfizer Ltda; 2016.

- Levofloxacino®: Levofloxacino. [bula de remédio]. Responsável Técnico: Kerusa Gurgel Tamiarana. Eusébio-CE: Isofarma Indústria Farmacêutica Ltda; 2015.
- Mabthera®: Rituximabe [bula de remédio]. Responsável técnico Guilherme N. Ferreira.Rio de Janeiro: Produtos Roche Químicos e Farmacêuticos S/A;
- Meronem®: Meropenem [bula de remédio]. Responsável técnico Gisele H. V. C. Teixeira. São Paulo: AstraZeneca do Brasil Ltda; 2015.
- Metalyse®: Tenecteplase [bula de remédio]. Responsável técnico Dímitra Apostolopoulou.:Boehringer Ingelheim do Brasil Quím. e Farm. Ltda; 2010.
- Metroniflex®: Metronidazol [bula de remédio]. Responsável técnico Luiz Gustavo Tancsik. São Paulo: Baxter Hospitalar Ltda; 2017.
- Mycamine®: Micafungina [bula de remédio]. Responsável técnico Sandra Winarsk. São Paulo: Astellas Farma Brasil Importação e Distribuição de Medicamentos Ltda; 2014.
- Mytedon®: Metadona [bula de remédio]. Responsável técnico Dr. José Carlos Módolo. Itapira-SP: Cristália Produtos Químicos Farmacêuticos Ltda; 2017.
- Narcan®: Naloxona [bula de remédio]. Responsável técnico Dr. José Carlos Módolo. Itapira-SP: Cristália Produtos Químicos Farmacêuticos Ltda; 2017.
- Nepresol®: Hidralazina [bula de remédio]. Responsável técnico Dr. José Carlos Módolo. Itapira-SP: Cristália Produtos Químicos Farmacêuticos Ltda; 2017.
- Nexium®: Esomeprazol [bula de remédio]. Responsável técnico Gisele H. V. C. Teixeira. São Paulo: AstraZeneca do Brasil Ltda; 2015.
- Nimbium®: Cisatracúrio [bula de remédio]. Responsável técnico Edinilson da Silva Oliveira. Rio de Janeiro: GlaxoSmithKline Brasil Ltda;
- Nitroprus®: Nitroprusseto de sódio [bula de remédio]. Responsável técnico Dr. José Carlos Módolo. Itapira-SP: Cristália Produtos Químicos Farmacêuticos Ltda; 2015.
- Noripurum®: Carboximaltose férrica [bula de remédio]. Responsável técnico Carla A. Inpossinato. Jaguariuna-SP: Takeda Pharma Ltda; 2017.
- Novalgina®: Dipirona [bula de remédio]. Responsável técnico Silvia Regina Brollo. São Paulo: Sanofi-Aventis Farmacêutica Ltda; 2014.
- Novoseven®: Alfaeptacogue ativado [bula de remédio]. Responsável técnico Luciane M. H. Fernandes. São Paulo: Novo Nordisk Farmacêutica do Brasil Ltda; 2017.

- Nubain®: Nalbufina [bula de remédio]. Responsável técnico Dr. José Carlos Módolo. Itapira-SP. Cristália Produtos Químicos Farmacêuticos Ltda; 2017.
- Omeprazol®: Omeprazol sódico [bula de remédio]. Responsável técnico Dr. José Carlos Módolo. Itapira-SP: Cristália Produtos Químicos Farmacêuticos Ltda; 2015.
- Orência®: Abatacept [bula de remédio]. Responsável técnico Elizabeth M. Oliveira. São Paulo: Bristol-Myers Squibb Farmacêutica S/A; 2013.
- Oxanon®: Oxacilina [bula de remédio]. Responsável técnico: Eliza Yukie Saito. São Paulo: Blau Farmacêutica S/A; 2016.
- Oxiton®: Ocitocina [bula de remédio]. Responsável técnico Florentino de Jesus Krencas. Embu-Guaçu-SP: União Química Farmacêutica Nacional Ltda; 2016.
- Pamidron®: Pamidronato [bula de remédio]. Responsável técnico Dr. José Carlos Módolo. Itapira-SP. Cristália Produtos Químicos Farmacêuticos Ltda; 2017.
- Pantozol®: Pantoprazol [bula de remédio]. Responsável técnico Carla A. Inpossinato. Jaguariuna-SP: Takeda Pharma Ltda; 2016.
- Pasmodex®: Atropina [bula de remédio]. Responsável técnico Kerusa Gurgel Tamiarana. Eusébio-CE. Laboratório Isofarma Ind. Farmacêutica Ltda; 2016.
- Persantin®: Dipiridamol [bula de remédio]. Responsável técnico. São Paulo: Dímitra Apostolopoulou. Boehringer Ingelheim do Brasil Quím. e Farm. Ltda; 2016.
- Peyona®: Citrato de cafeína [bula de remédio]. Responsável técnico C.M.H. Nakazaki. Santana de Parnaíba-SP: CHIESI Farmacêutica Ltda; 2014.
- Plasil®: Metoclopramida [bula de remédio]. Responsável técnico Silvia Regina Brollo. São Paulo: Sanofi-Aventis Farmacêutica Ltda; 2014.
- Polimixina®: Sulfato de PolimixinaB [bula de remédio]. Responsável técnico Maria Benedita Pereira. São Paulo: Eurofarma Laboratórios S/A; 2016.
- Primacor®: Milrinona [bula de remédio]. Responsável técnico Silvia Regina Brollo. São Paulo: Sanofi-Aventis Farmacêutica Ltda; 2016.
- Profenid®: Cetoprofeno [bula de remédio]. Responsável técnico Silvia Regina Brollo. São Paulo: Sanofi-Aventis Farmacêutica Ltda; 2015.
- Rapifen: Alfentanila [bula de remédio]. Responsável técnico Marcos R. Pereira. São Paulo: Janssen-Cilag Farmacêutica Ltda; 2014.
- Reopro: Abciximabe [bula de remédio]. Responsável técnico Márcia A. Preda. São Paulo: Eli Lilly do Brasil Ltda; 2013.

- Rocefin®: Ceftriaxona [bula de remédio]. Responsável técnico Tatiana Tsiomis Díaz. Rio de Janeiro: Produtos Roche Químicos e Farmacêuticos S/A; 2014.
- Sandimmun®: Ciclosporina [bula de remédio]. Responsável técnico Flavia Regina Pegorer. São Paulo: Novartis Biociências S/A; 2014.
- Sandoglobulina® Privigen: Imunoglobulina humana. [bula de remédio]. Responsável técnico: Cristina J. Nakai. São Paulo: CSL Behring Brasil; 2015.
- Sandoglobulina®: Imunoglobulina humana. [bula de remédio]. Responsável técnico: Ulisses Soares de Jesus. São Paulo: CSL Behring Brasil; 2014.
- Sandostatin®: Octreotida [bula de remédio]. Responsável técnico Flavia Regina Pegorer. São Paulo: Novartis Biociências S/A; 2016.
- Sandostatin®: Octreotida [bula de remédio]. Responsável técnico Flavia Regina Pegorer. São Paulo: Novartis Biociências S/A; 2016.
- Simdax®: Levosimendan. [bula de remédio]. Responsável técnico: Carlos E. A. Thomazini. São Paulo: AbbVie Farmacêutica Ltda; 2016.
- Solu-Medrol®: Metilprednisolona [bula de remédio]. Responsável técnico Carolina C. S. Rizoli. São Paulo: Laboratórios Pfizer Ltda; 2017.
- Stilamin®: Somatostatina [bula de remédio]. Responsável técnico Alexandre Canellas de Souza. Rio de Janeiro: Merck S/A; 2017.
- Streptase®: Estreptoquinase [bula de remédio]. Responsável técnico Ulisses Soares de Jesus. São Paulo: CSL Behring Comércio de Produtos Farmacêuticos Ltda; 2015.
- Targocid®: Teicoplanina [bula de remédio]. Responsável técnico Silvia Regina Brollo. Suzano: Sanofi Aventis Farmacêutica Ltda; 2016.
- Tazocin®: Piperacilina/tazobactam [bula de remédio]. Responsável técnico Edina S. M. Nakamura. São Paulo: Wyeth Indústria Farmacêutica Ltda; 2017.
- Teflan®: Tenoxicam [bula de remédio]. Responsável técnico Florentino de Jesus Krencas. Embu-Guaçu-SP: União Química Farmacêutica Nacional Ltda; 2015.
- Terbutil®: Terbutalina [bula de remédio]. Responsável técnico Florentino de Jesus Krencas. Embu-Guaçu-SP: União Química Farmacêutica Nacional Ltda; 2015.
- Tevagrastim®: Filgrastim [bula de remédio]. Responsável técnico Carolina Mantovani Gomes Forti. São Paulo: Teva Farmacêutica Ltda; 2017.
- Thymoglobulin®: Imunoglobulina anti timócito [bula de remédio]. Responsável técnico Bruna Belga Cathala. São Paulo: Genzyme do Brasil Ltda; 2015.

- Tobramina®: Tobramicina [bula de remédio]. Responsável técnico Sidnei Bianchini Junior. Sumaré-SP: Antibióticos do Brasil Ltda; 2016.
- Tractocile®: Atosibana [bula de remédio]. Responsável técnico Helena Satie Komatsu. São Paulo: Laboratórios Ferring Ltda; 2014.
- Tramal®: Tramadol [bula de remédio]. Responsável técnico Marcelo Mesquita. Rio de Janeiro: Grünenthal do Brasil Farmacêutica Ltda; 2015.
- Transamin:Ácido tranexmico [bula de remédio]. Responsável técnico Ana Luisa Coimbra de Almeida. Rio de Janeiro: Zydus Nikkho Farmacêutica Ltda;
- Tridil®: Nitroglicerina [bula de remédio]. Responsável técnico Dr. José Carlos Módolo. Itapira-SP: Cristália Produtos Químicos Farmacêuticos Ltda; 2016.
- Tromaxil®: Eritromicina [bula de remédio]. Responsável técnico Raisa Ogawa Cavalcanti. São Paulo: Opem Representação Importadora Exportadora e Distribuidora Ltda; 2015
- Tygacil®: Tigeciclina. [bula de remédio]. Responsável técnico Edina S. M. Nakamura. São Paulo: Wyeth Indústria Farmacêutica Ltda; 2016.
- Tysabri®: Natalizumabe [bula de remédio]. Responsável técnico Milton Castro. São Paulo: Biogen Brasil Produtos Farmacêuticos Ltda; 2016.
- Unasyn®: Ampicilina + sulbactam [bula de remédio]. Responsável técnico José Cláudio Bumerad. São Paulo: Laboratórios Pfizer Ltda; 2014.
- Vancocina®: Vancomicina [bula de remédio]. Responsável técnico Sidnei Bianchini Junior. Sumaré-SP: Antibióticos do Brasil Ltda; 2014.
- Vascer®: Pentoxifilina. [bula de remédio]. Responsável técnico Florentino de Jesus Krencas. Embu-Guaçu-SP: União Química Farmacêutica Nacional Ltda;
- Vfend®: Voriconazol [bula de remédio]. Responsável técnico Carolina C. S. Rizoli. São Paulo: Laboratórios Pfizer Ltda; 2016.
- Zencef®: Cefuroxima [bula de remédio]. Responsável técnico Andressa Pessanha Marins. Rio de Janeiro: Agila Especialidades Farmacêuticas Ltda; 2014.
- Zinforo®: Ceftarolina [bula de remédio]. Responsável técnico Gisele H. V. C. Teixeira. São Paulo: AstraZeneca do Brasil Ltda; 2015.
- Zolibbs:Ácido zoledrônico [bula de remédio]. Responsável técnico Cintia Delphino de Andrade. São Paulo: Libbs Farmacêutica Ltda; 2014.
- Zoltec®: Fluconazol [bula de remédio]. Responsável técnico Carolina C. S. Rizoli. São Paulo: Laboratórios Pfizer Ltda; 2016.
- Zovirax®: Aciclovir [bula de remédio]. Responsável técnico Edinilson da Silva Oliveira. Rio de Janeiro: GlaxoSmithKline Brasil; 2014.
- Zovirax®: Aciclovir [bula de remédio]. Responsável técnico Edinilson da Silva Oliveira. Rio de Janeiro: GlaxoSmithKline Brasil; 2014.

- ■ Zyvox®: Linezolida [bula de remédio]. Responsável técnico Carolina C. S. Rizoli. São Paulo: Laboratórios Pfizer Ltda; 2016.
2. Trissel L. A Handbook on Injetable Drugs. 18th ed. Bethesda: American Society of Health-System Pharmacists; 2015.
3. Micromedex® 2.0, (electronic version). Truven Health Analytics, Greenwood Village, Colorado, USA. Disponível em: <http://www.micromedexsolutions.com/>. (cited: 20/06/2017)
4. American Pharmaceutical Association. Drug Information Handbook for Oncology. 3th ed. Washington, D.C.: Lexi-Comp, Inc.; 2003.
5. Informação do fabricante
6. Up to Date on line.
7. Lacy CF, Armstrong LL, Goldman MP. Lexi Comp de Medicamentos. Barueri: Manole; 2009.
8. Experiência Clínica.
9. Sweetman SC. Martidale - The Complete Drug Reference. 36th ed. Pharmaceutical Press; 2009.
10. Takemoto CK, Hodding JH, Kraus DM. Pediatric & Neonatal Dosage Handbook. American Pharmacists Association. 19. ed. United States: Lexicomp; 2012. 2222p.11. Taketomo CK. Pediatric Dosage Handbook 2012-2013. Hudson: Lexi-Comp,U.S.; 2012.

*Referente ao Alproxy®

Adicionar 1 ampola (500 µg) de alprostadil para	Concentração aproximada da solução resultante (µg/mL)	Taxa de infusão (mL/kg de peso corporal/min)
100 mL	5	0,03
100 mL	5	0,6
250 mL	2	1,5

*Referente ao Mytedon®

Via de administração	Dose	PCA
IV	20 mg/dia	Dose inicial: 2,5-10 mg Demanda: 0,5-2 mg (10-20 minutos)

Referente ao Ferinject®

Concentração/ diluição	Tempo de infusão
100 a 200 mg/50 mL	100 mg/min
200 a 500 mg/100 mL	6 minutos
500 a 1.000 mg/250 mL	15 minutos

*Referente ao Noripurum®

Concentração/ diluição	Tempo de infusão
100 mg/ 100 mL	1 h
200 mg/ 200 mL	1 h
300 mg/ 300 mL	1,5 h
400 mg/ 400 mL	2,5 h
500 mg/ 500 mL	3,5 h

*Referente ao fosfato de clindamicina

Concentração/ diluição	Tempo de infusão
300 mg/50 mL	10 min
600 mg/50 mL	20 min
900 mg/50-100 mL	30 min
1.200 mg/100 mL	40 min

*Referente ao Solu-Medrol®

Dose	Diluição	Tempo de infusão
40 mg	50 mL	30 min
250 mg	100 mL	60 min
500 mg	250 mL	120 min
1.000 mg	500 mL	120 a 240 min

*Referente ao Tractocile®

Fases	Dose	Tempo de infusão
1ª Fase	6,75 mg = 0,9 mL	Bolus lento (< 1 min)
2ª Fase	Diluir 2 ampolas de 7,5 mg/mL (5 mL) em 90 mL de diluente (SF ou SG 5%)	Infundir a 24 mL/h por 3 h
3ª Fase		Após 3 h diminuir a velocidade de infusão para 8 mL/h por até 45 h (conforme avaliação médica)

** Referência Nepresol®

Gupta VD. Chemical stability of hydralazine hydrochloride after reconstitution in 0.9% sodium chloride injection or 5% dextrose injection for infusion. Int J Pharm Compound.2005;9(5):399-401.Disponivel em: <http://www.stabilis.org/ Bibliographie.php?IdBiblio = 2367>.

Via de administração	Concentração	Tempo	Temperatura
IV SF	0,2 mg/mL	12 h	25°C

*** Referência Nitropus®

(1 mL = 17 gotas = 50 microgotas)

50 mg de Nitroprus dissolvido em:	Quantidade de substância ativa contida na solução		
	1 mL	1 gota	1 microgota
1.000 mL de glicose a 5%	50 µg	3 µg	1 µg
500 mL de glicose a 5%	100 µg	6 µg	2 µg
250 mL de glicose a 5%	200 µg	12 µg	4 µg

Tabela de diluição e administração de Tridil

Cada mL de Tridil = 5 mg de nitroglicerina

	Diluição		
	5 mL de Tridil em 250 mL ou 10 mL de Tridil em 500 mL	10 mL de Tridil em 250 mL ou 20 mL de Tridil em 500 mL	20 mL de Tridil em 250 mL ou 40 mL de Tridil em 500 mL
	A ser administrado		
	100 µg/mL	200 µg/mL	400 µg/mL
Índice do fluxo da diluição em microgotas/ minuto = mL/h	Índice de Tridil administrado em µg/minuto		
3	5	10	20
6	10	20	40
12	20	40	80
24	40	80	160
48	80	160	320
72	120	240	480
96	160	320	640

Legenda	
ACM	
AD	Água destilada
ap	Ampola
fap	Frasco-ampola
Fr	Frasco
g	Gramas
h	Hora
IM	Intramuscular
IV	Intravenoso
kg	Quilograma
máx.	Máxima
min	Minutos
μg	Micrograma
mg	Miligramas
mL	Mililitro
PCA	
s	Segundo
SF	Soro fisiológico
SG 5%	Soro glicosado a 5%
Sga	Seringa
TA	Temperatura ambiente
ref	Refrigeração
UI	Unidade internacional
■ ■	Existem relatos de flebite

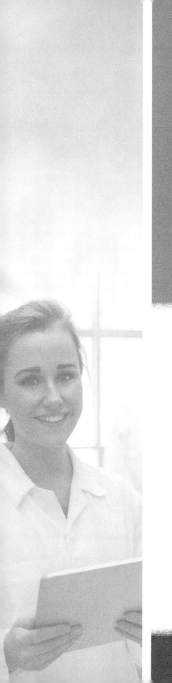

26

Tabela de diluição de medicamentos injetáveis para pediatria

Tabela de diluição para pacientes pediátricos

Princípio Ativo	Apr. Comercial	Volume Reconstituição	Estab. Reconstituído	Solução para Infusão	Estabilidade após Diluição	Conc. Usual Diluição	Conc. Máxima diluição	Velocidade Administração	pH	Observações
Acetilcisteína	Flucistein® 10% AP 3 mL (100 mg/mL)	-	-	SG 5%	24 h TA	250 mL*	100 mL*	Infusão: 1 h	6-7,5	-
Aciclovir	Zovirax® 250 mg fap	10 mL AD	12 h TA	SF, SG 5%	12 h TA	4 mg/mL	7 mg/mL	Infusão: 60 min	10,5-11,6	Para casos de restrição hídrica severa e presença de acesso venoso central a concentração de 10 mg/mL pode ser usada. Esta droga possui alto risco de flebite quando usada na concentração de 10,5 mL
Ac. clavulânico + amoxicilina	Clavulin® 500 mg fap	10 mL AD	4 h TA	SF	4 h TA ou 8 h ref	10 mg/mL	50 mg/mL	IV direto: 3-4 min Infusão: 30-40 min	8-10	O volume final após reconstituição é 10,5 mL

GUIA PRÁTICO DO FARMACÊUTICO HOSPITALAR

Princípio Ativo	Apr. Comercial	Volume Reconstituição	Estab. Reconstituído	Solução para Infusão	Estabilidade após Diluição	Conc. Usual Diluição	Conc. Máxima diluição	Velocidade Administração	pH	Observações
Ácido folínico / folinato cálcio/ folinato de cálcio	Fauldleuco® 10 mg/mL fap 5 mL (ref)	-	-	SF, SG 5%	24 h ref	0,5 mg/ mL**	1 mg/mL**	30 min**	6,5-8,5	Não administrar via intratecal ou via intraventricular
Ácido tranexâmico	Transamin® 250 mg ap 5 mL	-	-	SF, SG 5%	Uso imediato	50 mL**	10 mL**	IV direto: 100 mg/ minInfusão: > 15 min	6,5-8	-
Adenosina	Adenocard® 3 mg/mL ap 2 mL	-	-	SF	-	-	150	Bolus rápido (1-2 s)	4,5-7,5	Fazer flush com SF 5-10 mL após adinnistração
Albumina	Albumina humana 20% solução frasco 50 mL	-	-	SF, SG 5%, SG 10%	4 h	1 : 4	-	Hipovolemia: 30-60 min (porém administrações mais rápidas podem ser necessárias). Velocidade máxima para adminsitração após a reposição de volume inicial: 1 mL/min	6,4-7,4	A albumina deve ser utilizada em até 4 h após a abertura do frasco

GUIA PRÁTICO DO FARMACÊUTICO HOSPITALAR

Princípio Ativo	Apr. Comercial	Volume Reconstituição	Estab. Reconstituído	Solução para Infusão	Estabilidade após Diluição	Conc. Usual Diluição	Conc. Máxima diluição	Velocidade Administração	pH	Observações
Alprostadil	Prostin® 500 µg ap 1 mL	-	-	SF, SG 5%	24 h TA	-	20 µg/mL	Conforme prescrição médica	-	-
Amicacina	Sulfato de amicacina 500 mg ap 2 mL	-	-	SF, SG 5%, SG 10%	Uso imediato	5 mg/mL	10 mg/mL (vide observações)	60-120 min	3,5-5,5	Para pacientes com restrição hídrica severa, função renal normal e acesso venoso central a concentração de 10 mg/mL pode ser utilizada. Cefalosporinas e penicilinas devem ser administrados 1 h antes ou 1 h depois da administração de amicacina
Aminofilina	Aminofilina 24 mg/mL ap 10 mL	-	-	SF, SG 5%, SG 10%	-	1 mg/mL	25 mg/mL	Infusão: 1 h	8,6-9	-
Amiodarona	Atlansil® 150 mg ap 3 mL	-	-	SG 5%	5 dias TA	< 2,5 mg/mL	6 mg/mL (acesso venoso central)	IV direto: 3 min Infusão > 60 min	4	Compatível em frasco soro Ecoflac Plus (polietileno de baixa densidade)

Princípio Ativo	Apr. Comercial	Volume Reconstituição	Estab. Reconstituído	Solução para Infusão	Estabilidade após Diluição	Conc. Usual Diluição	Conc. Máxima diluição	Velocidade Administração	pH	Observações
Anfotericina B	Anforicin B® 50 mg fap	10 mL AD	24 h TA ou 1 sem ref	SG 5%	Uso imediato	0,1 mg/mL	0,5 mg/mL (acesso venoso central)	2-6 h	7,2-8,0	A concentração de 0,5 mg/mL deve ser utilizada somente em casos de restrição hídrica severa. Soluções de cloreto de sódio ou conservantes não devem ser usadas porque causam precipitação do produto
Anfotericina B lipossomal	Ambisome® 50 mg fap	12 mL AD (Atenção: usar filtro de linha, 5 μm para aspirar a dose prescrita do frasco reconstituído)	24 h ref	SG 5%	6 h	0,2 mg/mL (acesso venoso periférico) 1 mg/mL (acesso venoso central)	0,5 mg/mL (acesso venoso periférico) 2 mg/mL(acesso venoso central)	2-3 h	5-6	Incompatível com SF e eletrólitos

Princípio Ativo	Apr. Comercial	Volume Reconstituição	Estab. Reconstituído	Solução para Infusão	Estabilidade após Diluição	Conc. Usual Diluição	Conc. Máxima diluição	Velocidade Administração	pH	Observações
Ampicilina	Amplacilina® 500 mg fap	2 mL AD3 mL AD	1 h TA	SF	8 h TA	10 mg/mL	30 mg/mL	IV direto: 3-5 min Infusão: 15-30 min	8,0-10,0	-
Ampicilina/sulbactam	Sulbactam + ampicilina 1,5 g fap (Eurofarma)	0,8 mL a 6,4 mL AD	8 h TA ou 48 h ref	SF, SG 5%	SF: 8 h TA ou 48 h ref SG 5%: 2 h TA ou 4 h ref	15 mg/mL (10 mg de ampicilina + 5 mg de sulbactam)	45 mg/mL (30 mg ampicilina + 15 mg sulbactam)	15-30 min	8,0-10,0	Administração de outros antibióticos deve ser feita 1 h antes ou 1 h depois do sulbactam + ampicilina. Incompatível com aminoglicosídeo
Bicarbonato de sódio 8,4%	Bicarbonato de sódio 8,4% ap 10 mL (1 mEq/mL)	-	-	SF, SG 5%	-	0,5 mEq/mL	0,5 mEq/mL até 2 anos de idade; 1 mEq/mL acima de 2 anos de idade	30-120 min (velocidade máxima: 1 mEq/kg/h)	7-8,5	Realizar flush na via de administração antes e depois da infusão de bicarboanto de sódio
N-butilescopolamina	Buscopan® 20 mg/mL ap 1 mL	-	-	SF, SG 5%	-	1 mg/mL**	2 mg/mL**	IV direto: 2-5 min Infusão: 10-30 min**	3,5-6,5	-
Bromoprida	Digesan® ap 10 mg 2 mL	-	-	SF, SG 5%	-	1 mg/mL**	5 mg/mL**	IV direto: < 1 min Infusão: 15 min**	4-7	-

GUIA PRÁTICO DO FARMACÊUTICO HOSPITALAR

Princípio Ativo	Apr. Comercial	Volume Reconstituição	Estab. Reconstituído	Solução para Infusão	Estabilidade após Diluição	Conc. Usual Diluição	Conc. Máxima diluição	Velocidade Administração	pH	Observações
Caspofungina	Cancidas® 50	10,5 mL AD	24 h TA	SF	24 h TA	0,2 mg/mL	0,5 mg/mL	1-2 h	5-7	Para restrição hídrica infusões com volume de 100 mL podem ser utilizadas somente para as doses diárias de 50 mg ou 35 mg
Cefazolina	Kefazol® 1 g fap	10 mL AD	12 h TA 24 h ref	SF, SG 5%	12 h TA ou 24 h ref	20 mg/mL	138 mg/mL	IV direto: 100 mg/mL de 3-5 min Infusão 10-60 min	4,5-6	-
Cefepima	Maxcef® 1 g fap	10 mL AD (vide observações)	24 h TA 7 dias ref	SF, SG 5%	24 h TA	10 mg/mL	40 mg/mL	IV direto: (100 mg/mL) 3-5 min Infusão:30 min	4-6	Medicamento sofre expansão. Após reconstituição o volume final é de 11,11 mL (90 mg/mL)
Cefotaxima	Claforan® 1 g fap	4 mL AD	12 h TA 24 h ref	SF, SG 5%	6 h TA	20 mg/mL	60 mg/mL	IV direto: (100 mg/mL) 3-5 min Infusão: 15-30 min	4,5-6,5	IV direto < 1 min pode causar arritmias
Cefoxitina	Kefox® 1 g IV fap	10 mL AD	6 h TA 48 h ref	SF, SG 5%	18 h TA ou 48 h ref	10 mg/mL	40 mg/mL	IV direto (200 mg/mL): 3-5 min Infusão: 10-60 min	4,3-7,0	-

GUIA PRÁTICO DO FARMACÊUTICO HOSPITALAR

Princípio Ativo	Apr. Comercial	Volume Reconstituição	Estab. Reconstituído	Solução para Infusão	Estabilidade após Diluição	Conc. Usual Diluição	Conc. Máxima diluição	Velocidade Administração	pH	Observações
Ceftazidima	Fortaz® 1 g fap	10 mL AD	18 h TA 7 dias ref	SF, SG 5%	18 h TA ou 7 dias ref	10 mg/mL	40 mg/mL	IV direto: (180 mg/mL) 3-5 min Infusão: 15-30 min	5-8	-
Ceftriaxona	Keftron® 1 g fap	10 mL AD	6 h TA 24 h ref	SF, SG 5%	6 h TA ou 24 h ref	10 mg/mL	40 mg/mL	IV direto: (40 mg/mL) 2-4 min Infusão: 15-30 min	6-8	
Cefuroxima	Zinacef® 750 mg fap	6 mL AD	5 h TA 48 h ref	SF, SG 5%	24 h TA ou 72 h ref	7,5 mg/mL	30 mg/mL	IV direto: (100 mg/mL) 3-5 min Infusão: 15-30 min	6-8,5	Em pacientes com restrição hídrica severa a concentração de 137 ng/mL pode ser utilizada
Cetamina	Ketamin-S® 50 mg/mL fap 10 mL	-	-	SF, SG 5%		1 mg/mL	2 mg/mL	IV direto: (50 mg/mL) > 1 min	3,5-5,5	-
Cetoprofeno	Profenid® 100 mg fap	5 mL AD	2 dias protegido da luz	SF, SG 5%	8 h TA	0,66 mg/mL	1 mg/mL	20-60 min**	6,5-7,5	-
Cetorolaco de trometamina	Toradol® 30 mg ap 1 mL	-	-	SF, SG 5%		0,6 mg/L	-	IV direto: > 1 min Infusão: 15-30 min	7,4-7,9	-

Princípio Ativo	Apr. Comercial	Volume Reconstituição	Estab. Reconstituído	Solução para Infusão	Estabilidade após Diluição	Conc. Usual Diluição	Conc. Máxima diluição	Velocidade Administração	pH	Observações
Ciclosporina	Sandimmun® 50 mg ap 1 mL	-	-	SF, SG 5%	24 h TA	0,5 mg/mL	2,5 mg/mL	2-6 h	6,5-8	Pode ser feito IV contínuo
Ciprofloxacina	Cipro® 200 mg FR. 100 mL	-	-	-	-	-	-	60 min	3,9-4,5	Solução pronta para uso
Cisatracúrio	Nimbium® 2 mg/mL ap 5 mL	-	-	SF, SG 5%	-	Infusão contínua: 0,1 mg/mL	Infusão continua: 0,4 mg/mL	IV direto: (rápido) 5-10 s	3-3,8	-
Claritromicina	Klaricid® 500 mg fap	10 mL AD	24 h TA 48 h a 5°C	SF, SG 5%	6 h TA ou 48 h a 5°C	2 mg/mL	5 mg/mL	60-120 min	4,8-6,0	Utilizar a concentração máxima somente em casos de restrição severa. Droga relacionada a dor e flebite
Cloranfenicol	Vixmicina® 1 g fap	5 mL AD	-	SF, SG 5%	-	10 mg/mL	20 mg/mL	IV direto: 5 min (100 mg/mL) Infusão: 30-60 min	6,4-7	-

Princípio Ativo	Apr. Comercial	Volume Reconstituição	Estab. Reconstituído	Solução para Infusão	Estabilidade após Diluição	Conc. Usual Diluição	Conc. Máxima diluição	Velocidade Administração	pH	Observações
Cloreto de potássio	Cloreto de potássio 19,1%® ap (2,56 mEq/mL)	-	-	SF, SG 5%		Conforme prescrição médica. Acesso venoso periférico: 0,08 mEq/mL Acesso central: 0,15 mEq/mL	Conforme prescrição médica (somente acesso venoso central: 0,2 mEq/mL)	0,3-0,5 mEq/kg/h (dose máxima: 1 mEq/kg/h) conforme prescrição médica	4-8	MEDICAMENTO DE ALTA VIGILÂNCIA: deve ser diluído antes da administração
Cloreto de sódio	Cloreto de sódio 20%® ap 10 mL (200 mg/mL)	-	-	SF, SG 5%		Conforme prescrição médica	Conforme prescrição médica	1 mEq/kg/h conforme prescrição médica	5,0	**MEDICAMENTO DE ALTA VIGILÂNCIA: deve ser diluído antes da administração**
Daptomicina	Cubicin® 500 mg fap	10 mL SF	12 h TA ou 48 h ref	SF	12 h TA ou 48 h ref	10 mg/mL	20 mg/mL	30 min	4,0-5,0	Não é compatível com diluentes que contenham glicose

Princípio Ativo	Apr. Comercial	Volume Reconstituição	Estab. Reconstituído	Solução para Infusão	Estabilidade após Diluição	Conc. Usual Diluição	Conc. Máxima diluição	Velocidade Administração	pH	Observações
Dexametasona	Decadron® 2 mg/mL ap 1 mL; Decadron® 4 mg/mL fap 2,5 mL	-	-	SF, SG 5%		50 mL*	20 mL*	IV direto: 1-4 min (doses de até 10 mg) Infusão: 15-30 min	7-8,5	-
Dexmetomidina	Precedex® 100 µg ap 2 mL	-	-	SF	24 h TA	-	4 µg/mL	Conforme prescrição médica	4,5-7	Infusões rápidas estão associadas a efeitos colaterais severos
Diazepam	Valium® 10 mg ap 2 mL	-	-	-		-	-	IV direto: 1-2 mg/min	6,2-6,9	Incompatível com AD, SFe
Difenidramina	Difenidrin® 50 mg/mL ap 1 mL	-	-	SF, SG 5%	24 h TA	1 mg/mL**	25 mg/mL	IV direto: 25 mg/min Infusão: 10-15 min	4-6,5	-
Dipiridamol	Persantin® 10 mg ap 2 mL	-	-	SF, SG 5%	24 h TA	0,5 mg/mL	1,7 mg/mL	< 0,2 mg/min	2,5-3	A infusão do medicamento sem diluição pode causar irritação local
Dipirona	Novalgina® 500 mg/mL ap 2 mL	-	-	SF, SG 5%		25 mg/mL**	50 mg/mL**	IV direto: < 1 mL/min Infusão: 10-20 min**	6-8	Administrar separadamente de outros medicamentos

GUIA PRÁTICO DO FARMACÊUTICO HOSPITALAR

Princípio Ativo	Apr. Comercial	Volume Reconstituição	Estab. Reconstituído	Solução para Infusão	Estabilidade após Diluição	Conc. Usual Diluição	Conc. Máxima diluição	Velocidade Administração	pH	Observações
Dopamina	Revivan® 50 mg ap 10 mL	-	-	SF, SG 5%	24 h TA	-	3,2 mg/mL	Conforme prescrição médica	3,3	Concentração de 6 mg/mL pode ser utilizada em casos de restrição hídrica externa
Dobutamina	Dobutrex® 250 mg ap 20 mL	-	-	SF, SG 5%	24 h TA	-	5 mg/mL	Conforme prescrição médica	2,5-5,5 (SG 5%)	-
Droperidol	Droperdal® 2,5 mg/mL ap 1 mL	-	-	SF, SG 5%	7 dias TA	-	2,5 mg/mL	IV direto: (lento) 2-5 min	3-3,8	-
Epinefrina	Adrenalina® 1 mg ap 1 mL	-	-	SF, SG 5%	-	Conforme prescrição médica	Conforme prescrição médica	IV direto: concentração máxima 0,1 mg/mL	2,2-5,0	-
Eritromicina	Tromaxil® 1 g fap	20 mL AD	8 h ref	SF, SG 5%	-	1 a 2,5 mg/mL	5 mg/mL	20-60 min	6,5-7,5	Administrar preferencialmente em 1 h ou mais para diminuir os efeitos cardiotóxicos da eritromicina
Esomeprazol	Nexium® 40 mg EV fap	5 mL SF	12 h TA	SF	-	0,4 mg/mL	0,8 mg/mL	Infusão: 10-30 min	10-11	Não administrar IV direto em crianças

GUIA PRÁTICO DO FARMACÊUTICO HOSPITALAR

Princípio Ativo	Apr. Comercial	Volume Reconstituição	Estab. Reconstituído	Solução para Infusão	Estabilidade após Diluição	Conc. Usual Diluição	Conc. Máxima diluição	Velocidade Administração	pH	Observações
Fenitoína	Hidantal® 50 mg/mL ap 5 mL	-	-	SF		1 mg/mL	10 mg/mL	IV direto: 50 mg/min Infusão: 15-60 min** (1-3 mg/kg/min)	12-13	Devido à sua baixa solubilidade a diluição de Hidantal pode causar precipitação. USAR FILTRO DE LINHA PARA ADMINISTRAÇÃO. A administração rápida pode causar hipotensão severa e colapso cardiovascular
Fenobarbital	Fenobarbital sódico® 10 mg/mL ap 5 mL	-	-	SF, SG 5%		1 mg/mL	5 mg/mL**	IV direto: 1 mg/kg/min, não exceder 30 mg/min Infusão: 30 min**	9,2-10,2	-
Fentanila	Fentanil® s/cons. 50 µg/mL ap 5 mL	-	-	SF, SG 5%	-	-	-	IV direto: 3-5 min (doses < 5 µg/kg)	4,5-7,5	A injeção rápida do medicamento pode causar apneia

351

Princípio Ativo	Apr. Comercial	Volume Reconstituição	Estab. Reconstituído	Solução para Infusão	Estabilidade após Diluição	Conc. Usual Diluição	Conc. Máxima diluição	Velocidade Administração	pH	Observações
Ferro (hidróxido de ferro III)	Noripurum® 100 mg ap 5 mL	-	-	SF	12 h TA	1 mg/mL	-	Infusão: 1 h para doses de até 100 mg e 3,5 h para doses acima de 100 mg	10,5-11	Diluição somente sm SF; não devem ser usadas outras soluções de diluição intravenosa ou medicamentos, uma vez que há potencial para precipitação e/ou interação
Fibrinogênio humano	Haemocomplettan® ap 1 g fap	50 mL AD	Uso imediato	-	-	-	-	Conforme rescrição médica (máx.: 5 mL/min)	6,5-7,5	Não agitar o frasco durante a reconsituição, o pó poderá ser completamente recosntituído após 5 a 10 min
Flumazenil	Lanexat® 0,5 mg ap 5 mL	-	-	SF, SG 5%	-	-	-	IV direto: 15-30 s, não exceder 0,2 mg/min	4	A administração em acesso central minimiza a ocorrência de dor e flebite

Princípio Ativo	Apr. Comercial	Volume Reconstituição	Estab. Reconstituído	Solução para Infusão	Estabilidade após Diluição	Conc. Usual Diluição	Conc. Máxima diluição	Velocidade Administração	pH	Observações
Filgrastima	Granulokine® SGA 300 µg/ mL	-	-	SG 5%	< 24 h ref	15 µg/ mL	-	15-60 min	4	Não diluir em volume inferior a 15 mg/mL. Incompatível com SF. Pode ser administrado IV contínuo
Fitomenadiona (vitamina K)	Kanakion® 10 mg ap 1 mL	-	-	-		-	-	IV direto: acima de 30 s	3,5-7,0	Medicamento não possui conservante na formulação, não acrescentar nenhum tipo de diluente. A administração em infusão não é recomendada
Fosfato de potássio	Fosfato de potássio 2 mEq/mL® ap 10 mL	-	-	SF, SG 5%	24 h TA	-	Conforme prescrição médica Acesso periférico: 0,05 mmol/ mL Acesso central: 0,12 mmol/ mL	Conforme prescrição médica 0,06 mmol/ kg/h (velocidade máxima)	7-7,8	MEDICAMENTO DE ALTA VIGILÂNCIA: deve ser diluído antes da administração

Princípio Ativo	Apr. Comercial	Volume Reconstituição	Estab. Reconstituído	Solução para Infusão	Estabilidade após Diluição	Conc. Usual Diluição	Conc. Máxima diluição	Velocidade Administração	pH	Observações
Fosfato de sódio	Glycophos® ap 20 mL	-	-	SF, SG 5%	24 h TA	-	100 mL	4-8 h	-	MEDICAMENTO DE ALTA VIGILÂNCIA: **deve ser diluído antes da administração**
Furosemida	Lasix® 20 mg ap 2 mL	-	-	SF	24 h TA protegido da luz	1 mg/mL	2 mg/mL	IV direto: 0,5 mg/kg/min Infusão: 10-15 min	8,0-8,3	-
Ganciclovir	Cymevene® 500 mg fap 10 mL	10 mL AD	12 h TA	SF, SG 5%	24 h ref	5 mg/mL	10 mg/mL	1-2 h	11	Medicamento deve ser reconstituído e diluído na Farmácia da Quimioterapia
Gentamicina	Garamicina® 40 mg ap 1 mL Garamicina® 80 mg ap 2 mL	-	-	SF, SG 5%	-	5 mg/mL	10 mg/mL	30-120 min	3-5,5	Administração de outros antibióticos, tais como cefalosporinas e penicilinas, deve ser feita 1 h antes ou depois da gentamicina
Gluconato de cálcio	Gluconato de cálcio 10% ap 10 mL (100 mg/mL)	-	-	SF, SG 5%	24 h TA	-	Conforme prescrição médica	Conforme prescrição médica	6-8,2	-

Princípio Ativo	Apr. Comercial	Volume Reconstituição	Estab. Reconstituído	Solução para Infusão	Estabilidade após Diluição	Conc. Usual Diluição	Conc. Máxima diluição	Velocidade Administração	pH	Observações
Granisetrona	Kytril® 1 mg/mL ap 1 mL	-	-	SF, SG 5%	24 h TA protegido da luz	50 mL	20 mL	30-60 min	4,7-7,3	Pode ser feito IV direto acima de 30 s
Haloperidol	Haldol® 5 mg ap 1 mL	-	-	SF, SG 5%		SF: 0,5 mg/mL	SF: 1 mg/mL SG 5%: 3 mg/mL	Infusão: 30 min**	3-3,8	-
Hidralazina	Nepresol® 20 mg ap 1 mL	-	-	SF	10 h TA protegida da luz	-	20 mg/mL	IV direto: 0,2 mg/kg/min	3,4-4	SG 5% causa decomposição com alteração da cor para amarelo. Reage com metais
Imunoglobulina humana	Endobulin Kiovig® 10% fap (ref)	-	-	SG 5%	24 h TA	-	-	Aumentar a cada 30 min*: 0,3 mL/kg/h 0,5 mL/kg/h 0,75 mL/kg/h 1,0 mL/kg/h 1,5 mL/kg/h 2,0 mL/kg/h	4,6-5,1	Não utilizar SF como diluente. 5 g = 50 mL

Princípio Ativo	Apr. Comercial	Volume Reconstituição	Estab. Reconstituído	Solução para Infusão	Estabilidade após Diluição	Conc. Usual Diluição	Conc. Máxima diluição	Velocidade Administração	pH	Observações
Imunoglobulina humana	Sandoglobulina Privigen 10%	-		SF, SG 5%	24 h TA	-	-	Aumentar a cada 30 min* 0,3 mL/kg/h 0,5 mL/kg/h 0,75 mL/kg/h 1,0 mL/kg/h 1,5 mL/kg/h 2,0 mL/kg/h	6,4-6,8	-
Imunoglobulina humana	Flebogamma® 5 g fap apresentação 5%	Cada 1 g em 20 mL de diluente próprio	-	SF 0,9%, SG 5%	24 h TA	-	-	Aumentar a cada 30 min*: 0,3 mL/kg/h 0,6 mL/kg/h 1,0 mL/kg/h 1,5 mL/kg/h 2,4 mL/kg/h	5-6	O medicamento possui estabilidade de 24 h em TA após diluição
Infliximab	Remicade® 100 mg fap	10 mL AD	-	SF	3 h TA 24 h ref	0,4 mg/mL	4 mg/mL	2-3 h	6,9-7,5	Após diluição possui estabilidade de 3 h em TA ou 24 h ref. Não infundir em Y com outros medicamentos. Utilizar equipo com filtro
Levofloxacina	Levaquin® 500 mg FR 100 mL	-	-	-	-	-	-	60-90 min	4,3-5,4	Solução pronta para uso em SG 5%

Princípio Ativo	Apr. Comercial	Volume Reconstituição	Estab. Reconstituído	Solução para Infusão	Estabilidade após Diluição	Conc. Usual Diluição	Conc. Máxima diluição	Velocidade Administração	pH	Observações
Linezolida	Zyvox® 600 mg Bolsa 300 mL	-	-	-		-	-	30-120 min	3-9	Solução pronta para uso
Meropenem	Meronem® IV 1 g fap	20 mL AD	8 h TA/48 h 4°C	SF 0,9%, SG 5%		1 mg/mL	50 mg/mL	IV direto: 3-5 min (máx 50 mg/mL). Infusão: 15-30 min	7,3-8,3	-
Mesna	Mitexan® 400 mg ap 4 mL	-	-	SF 0,9%, SG 5%		1 mg/mL	20 mg/mL	15-30 min	6,5-8,5	Também pode ser administrado em infusão contínua por 24 h
Metadona	Mytedon® 10 mg ap 1 mL	-	-	SF 0,9%, SG 5%	28 dias TA	0,5 mg/mL**	5 mg/mL**	15-30 min**	-	-
Metilprednisolona (succinato sódico)	Solu-Medrol® 125 mg fap Solu-Medrol® 500 mg fap	125 mg-2 mL AD 500 mg-8 mL AD	48 h TA	SF 0,9%, SG 5%	48 h TA	1 mg/mL	1 mg/mL	20-60 min	7,0-8,0	Doses acima de 15 mg/kg ou acima de 1 g devem ser administradas em no mínimo 60 min

Princípio Ativo	Apr. Comercial	Volume Reconstituição	Estab. Reconstituído	Solução para Infusão	Estabilidade após Diluição	Conc. Usual Diluição	Conc. Máxima diluição	Velocidade Administração	pH	Observações
Metoclopramida	Plasil® 10 mg ap 2 mL	-	-	SF 0,9%, SG 5%	24 h TA	0,5 mg/mL**	1 mg/mL**	15-30 min	3,0-6,5	A administração IV direto não é recomendada para crianças. Em adultos 10 mg podem ser administrados de 1-2 min
Metronidazol	Metroniflex® 500 mg bolsa 100 mL	-	-	-	-	-	-	30-60 min	5-7	-
Milrinone	Primacor® IV 1 mg/mL fap 20 mL	-	-	SF, SG 5%	-	< 200 μg/mL ou conforme prescrição médica	500 μg/mL (acesso venoso central) ou conforme prescrição médica	Conforme prescrição médica	3,2-4	Dose de ataque pode ser administrada IV direto em 15 min para pacientes pediátricos
Morfina	Dimorf® 10 mg/mL ap 1 mL	-	-	SF, SG 5%	-	0,5 mg/mL	5 mg/mL	15-30 min	2,5 6,0	A administração rápida pode causar hipotensão e aumento dos efeitos adversos
Multivitamina	Cerne® 12 fap 5 mL AD	-	-	SF 0,9%	-	50 mL	-	30 min	-	-
Nalbufina	Nubain® 10 mg ap 1 mL	-	-	SF	-	0,5 mg/mL**	1 mg/mL**	15 min	3,5-3,7	Doses de até 10 mg podem ser feitas IV

Princípio Ativo	Apr. Comercial	Volume Reconstituição	Estab. Reconstituído	Solução para Infusão	Estabilidade após Diluição	Conc. Usual Diluição	Conc. Máxima diluição	Velocidade Administração	pH	Observações
Naloxona	Narcan® 0,4 mg ap 1 mL	-	-	SF, SG 5%		-	-	IV Direto: acima de 30 s	3-4	Pode ser administrado em infusão contínua com a concentração máxima de 4 $\mu g/mL$
Nitroglicerina	Tridil® 5 mg/mL fap 10 mL	-	-	SF, SG 5%		Conforme prescrição médica (infusão contínua: 50-100 $\mu g/mL$)	Conforme prescrição médica (infusão contínua: 400 $\mu g/mL$)	Conforme prescrição médica	3-6,5	Utilizar frasco Ecoflac Plus® para diluição e administração
Norepinefrina	Levophed® 1 mg/mL ap 4 mL	-	-	SG 5%		Conforme prescrição médica (4 $\mu g;/mL$)	Conforme prescrição médica (16 $\mu g/mL$ somente em pacientes com extrema restrição hídrica)	Conforme prescrição médica	3-4,5	Não é recomendada a diluição com SF

Princípio Ativo	Apr. Comercial	Volume Reconstituição	Estab. Reconstituído	Solução para Infusão	Estabilidade após Diluição	Conc. Usual Diluição	Conc. Máxima diluição	Velocidade Administração	pH	Observações
Octreotida	Sandostatin® 0,1 mg/mL ap 1 mL	-	-	SF, SG 5%	24 h TA	200 mL	50 mL	15-30 min	3,9-4,5	Em casos de EMERGÊNCIA pode ser administrado IV direto em 3 min. Pode ser administrado, quando prescrito, em infusão contínua por 24 h. Por afetar a homeostase da glicose, deve-se preferir a diluição em SF
Omeprazol	Victrix®/ Losar® 40 mg fap	10 mL – diluente próprio	4 h TA	-	-	-	-	IV direto: 3 min	10,1-11,1	Não diluir após reconstituição. A administração por infusão não é recomendada
Ondansentrona	Ansentron® 2 mg/mL ap 2 mL	-	-	SF, SG 5%	7 h TA ou ref	50 mL	1 mg/mL	30 min	3,3-4,0	

Princípio Ativo	Apr. Comercial	Volume Reconstituição	Estab. Reconstituído	Solução para Infusão	Estabilidade após Diluição	Conc. Usual Diluição	Conc. Máxima diluição	Velocidade Administração	pH	Observações
Oxacilina sódica	StaficilinN® 500 mg fap	5 mL AD ou SF	3 dias TA 1 semana em ref	SF, SG 5%	6 h TA	10 mg/mL	40 mg/mL. Somente em acesso venoso central	IV direto: 10 min (máx. 100 mg/mL) Infusão: 15-30 min	6-8,5	Após diluição o medicamento possui estabilidade de 6 h em TA. Caso haja dor ou ardor durante a administração utilizar a concentração de 5 mg/mL e aumentar o tempo de infusão para 1 h
Pantoprazol	Pantozol® 40 mg fap	10 mL SF	12 h TA	SF, SG 5%	24 h TA	0,4 mg/mL	0,8 mg/mL	15 min	9,0-10,0	IV direto: acima de 2 min (máx. 4 mg/mL)
Benzilpenicilina potássica	Cristalpen® 5.000.000 UI fap	8 mL AD (vide observações)	24 h TA 7 dias ref	SF, SG 5%	-	50.000 UI/mL (neonatos a 1 ano), 100.000 UI/mL (acima de 1 ano)	500.000 UI/mL (acima de 1 ano)	15-60 min	6,0-8,5	Atenção: Medicamento sofre expansão portanto após a reconstituição o volume final é de 10 mL

Princípio Ativo	Apr. Comercial	Volume Reconstituição	Estab. Reconstituído	Solução para Infusão	Estabilidade após Diluição	Conc. Usual Diluição	Conc. Máxima diluição	Velocidade Administração	pH	Observações
Pentoxifilina	Pentox® 100 mg ap 5 mL	-	-	SF, SG 5%	24 h TA	0,2 mg/mL	0,4 mg/mL	90-180 min	5-7	Pode ser utilizado em infusão contínua por 24 h. Para infusão contínua não exceder 1.200 mg
Meperidina	Dolantina® 50 mg/mL ap 2 mL	-	-	SF	Uso imediato	1 mg/mL	10 mg/mL	15-30 min	3,5-6,0	Para evitar precipitação em cateteres heparinizados, realizar *flush* de SF antes e após a administração. Soluções decimais devem ser administradas acima de 5 min
Piperacilina sódica /tazobactam	Tazocin® 4,5 g fap	20 mL AD, SF ou SG 5% (vide observações)	24 h TA 48 h ref	SF, SG 5%		20 mg/mL	200 mg/mL	30 min	5,5-7,5	Atenção: Medicamento sofre expansão portanto após reconstituição o volume final é de 23 mL (195 mg/mL). Caso haja prescrição de aminoglicosídeos, administrar Tazocin® com um intervalo de 30-60 min

Princípio Ativo	Apr. Comercial	Volume Reconstituição	Estab. Reconstituído	Solução para Infusão	Estabilidade após Diluição	Conc. Usual Diluição	Conc. Máxima diluição	Velocidade Administração	pH	Observações
Polimixina B sulfato	Bedfordpoly B® 500.000 UI fap	10 mL SF	72 h ref	SG 5%		SG 5%	1.667 UI/ mL	60-90 min	5-7,5	Também pode ser administrado, quando prescrito, em infusão contínua por 24 h
Propofol	Diprivan® ap 20 mL	-	-	SG 5%	6 h TA	Conforme prescrição médica	Conforme prescrição médica	Conforme prescrição médica	7-8,5	Pode ser administrado IV direto de 20-30 s. O medicamento não contém conservantes por isso deve ser utilizado imediatamente após a abertura do frasco. Quando diluído com SG 5% a solução possui estabilidade de 6 h em TA ou 12 h sem diluição em TA
Prometazina	Fenergan® 50 mg ap 2 mL	-	-	SF, SG 5%		10-20 mL ou 2,5 mg/ mL	25 mg/mL	30 min**	4-5,5	Evitar administração rápida, pode potencializar efeitos adversos

Princípio Ativo	Apr. Comercial	Volume Reconstituição	Estab. Reconstituído	Solução para Infusão	Estabilidade após Diluição	Conc. Usual Diluição	Conc. Máxima diluição	Velocidade Administração	pH	Observações
Ranitidina	Antak® 50 mg ap 2 mL	-	-	SF, SG 5%	24 h	0,5 mg/mL	2,5 mg/mL	15-30 min	6,7-7,3	Evitar administração IV direto, a adminsitração rápida pode causar bradicardia
Rocurônio	Esmeron® 50 mg fap 5 mL	-	-	SF, SG 5%	24 h TA	Infusão contínua: 0,5 mg/mL	Infusão contínua: 1 mg/mL	IV direto: (rápido) 5-10 s	4	As soluções para infusão contínua após diluição possuem estabilidade de 24 h em TA
Sulfametoxazol (400 mg) + trimetoprima (80 mg)	Bactrim® IV ap 5 mL	-	-	SF, SG 5%	2 h (para restrição de líquidos ou 6 h)	30 mL* de diluente para cada mL do medicamento	15 mL* de diluente para cada mL do medicamento	60-90 min	10	A diluição com concentração máxima está relacionada ao risco de flebite e tromboflebite

GUIA PRÁTICO DO FARMACÊUTICO HOSPITALAR

Princípio Ativo	Apr. Comercial	Volume Reconstituição	Estab. Reconstituído	Solução para Infusão	Estabilidade após Diluição	Conc. Usual Diluição	Conc. Máxima diluição	Velocidade Administração	pH	Observações
Sulfato de magnésio	Sulfato de magnésio® 10% ap 10 mL (100 mg/mL)	-	-	SF, SG 5%	-	Conforme prescrição médica (60 mg/mL)	Conforme prescrição médica (200 mg/mL)	Conforme prescrição médica (2-4 h)	5,5-7	-
Sulfato de magnésio	Sulfato de magnésio® 50% ap 10 mL (500 mg/mL)	-	-	SF, SG 5%		Conforme prescrição médica (250 mL*)	Conforme prescrição médica	Conforme prescrição médica 930-60 min)	5,5-7	Nota importante: o sulfato de magnésio 50% deve ser diluído antes da administração
Tacrolimus	Prograf 5 mg ap	-	-	SF, SG 5%	24 h TA	0,004 mg/mL	0,02 mg/mL	Não há dados para tempo de infusão em administração intermitente	-	Conforme instruções do fabricante o medicamento deve ser administrado em infusão contínua. Devido à incompatibilidade do medicamento com materiais contendo PVC deve-se utilizar para administração frascos Ecoflac Plus® e Equipo Macro SEM PVC

Princípio Ativo	Apr. Comercial	Volume Reconstituição	Estab. Reconstituído	Solução para Infusão	Estabilidade após Diluição	Conc. Usual Diluição	Conc. Máxima diluição	Velocidade Administração	pH	Observações
Teicoplamina	Targocid® 200 mg fap	3 mL AD	48 h TA 21 dias a 5°C	SF, SG 5%	48 h TA ou ref	4 mg/mL	10 mg/mL	30 min	7.2-7.8	-
Tenoxicam	Teflan® 20 mg fap Tilatil® 20 mg fap	2 mL AD	Uso imediato	-	-	-	-	IV direto: 3-5 min	8.5-9.5	Não diluir após reconstituição. A administração por infusão não é recomendada
Terbutalina	Terbutil® 0,5 mg ap 1 mL	-	-	SG 5%	12 h TA	Conforme prescrição médica (infusão contínua: 1 mg/mL)	Conforme prescrição médica	Conforme prescrição médica	3-5	Após diluição o medicamento possui estabilidade de 12 h em TA. Pode ser administrado IV direto de 5-10 min. A diluição com SF pode aumentar o risco de edema pulmonar
Tigeciclina	Tygacil® 50 mg fap	5,3 mL SF ou SG 5%	-	5,3 mL SF ou SG 5%	6 h TA	0,5 mg/mL*	1 mg/mL	30-60 min	4,5-5,5	A solução deve ter cor amarelo-alaranjada

Princípio Ativo	Apr. Comercial	Volume Reconstituição	Estab. Reconstituído	Solução para Infusão	Estabilidade após Diluição	Conc. Usual Diluição	Conc. Máxima diluição	Velocidade Administração	pH	Observações
Tobramicina	Tobramina® 75 mg ap 1,5 mL	-	-	SF, SG 5%	24 h TA ou 96 h ref	0,75 mg/mL	1,5 mg/mL	30-60 min	5-6,5	Para pacientes com restrição hídrica severa, função renal normal e acesso venoso central a concentração de 10 mg/mL pode ser utilizada. Administrar penicilinas e cefalosporinas com intervalo de 1 h antes ou depois da tobramicina
Tramadol	Tramal® 100 mg ap 1 mL	-	-	SF, SG 5%	Uso imediato	-	1 mg/mL	15-60 min**	5,5-6,5	Pode ser feito IV Direto: 0,5 mL/min**. Não armazenar após diluição, Uso imediato

GUIA PRÁTICO DO FARMACÊUTICO HOSPITALAR

Princípio Ativo	Apr. Comercial	Volume Reconstituição	Estab. Reconstituído	Solução para Infusão	Estabilidade após Diluição	Conc. Usual Diluição	Conc. Máxima diluição	Velocidade Administração	pH	Observações
Valproato de sódio	Depacon® 100 mg/mL fap	-	-	SF, SG 5%	24 h TA	50 mL	-	60 min, máx.:20 mg/min	7,0-9,0	Infusões rápidas estão associadas com aumento dos efeitos adversos, infusão de doses < 15 mg/kg em 5-10 min (1,5-3 mg/kg/min) são toleradas
Verapamil	Dilacoron® 5 mg ap 2 mL	-	-	SG 5%	24 h	Conforme prescrição médica (infusão contínua: 0,5 mg/mL)	Conforme prescrição médica (infusão contínua: 2,5 mg/mL)	IV direto: 2-3 min	4,1-6,0	-

GUIA PRÁTICO DO FARMACÊUTICO HOSPITALAR

Princípio Ativo	Apr. Comercial	Volume Reconstituição	Estab. Reconstituído	Solução para Infusão	Estabilidade após Diluição	Conc. Usual Diluição	Conc. Máxima diluição	Velocidade Administração	pH	Observações
Vancomicina	Vancocin® 500 mg fap	10 mL AD	14 dias ref	SF, SG 5%		2,5 mg/mL	5 mg/mL	60 min	2,5-4,5	Para pacientes com restrição hídrica severa, função renal normal e acesso venoso central a concentração de 10 mg/mL pode ser utilizada. Caso haja reação cutânea aumentar o volume de diluição e o tempo de infusão para 90 ou 120 min
Voriconazol	Vfend® 200 mg fap	19 mL AD	24 h ref	SF, SG 5%	24 h ref	0,5 mg/mL	5 mg/mL	1-2 h ou (3 mg/kg/h)	1-2 h ou (3 mg/kg/h)	Medicamento sofre expansão, após reconstituição o volume final é 20 mL (10 mg/mL). Não administrar IV direto em crianças

Abreviações: AD: água destilada; Conc.: concentração; fap: frasco-ampola; Fr: frasco; IV: intravenoso; µg: micrograma; mg: miligrama; min: minuto; mL: mililitro; q.s.p.: quantidade suficiente para; Ref: refrigerado; S: segundo; SF: soro fisiológico – NaClO,9%; SG 10%: soro glicosado a 10% – glicose 10%; SG 5%: soro glicosado a 5% – glicose 5%; sga: seringa; TA: temperatura ambiente; UI: unidade internacional.

Bibliografia consultada

1. Bulas dos medicamentos
   - Aclasta: Ácido zoledrônico [bula de remédio]. Responsável técnico Flavia Regina Pegorer. São Paulo: Novartis Biociências S/A; 2014.
   - Actemra®: Tolicizumabe [bula de remédio]. Responsável técnico Tatiana Tsiomis Díaz. Rio de Janeiro: Produtos Roche Químicos e Farmacêuticos S/A; 2017.
   - Actilyse®: Alteplase [bula de remédio]. Responsável técnico Dímitra Apostolopoulou. São Paulo: Boehringer Ingelheim do Brasil Quím. e Farm. Ltda; 2013.
   - Adenocard: Adenosina [bula de remédio]. Responsável técnico Cintia Delphino de Andrade. São Paulo: Libbs Farmacêutica Ltda; 2013.
   - Albumina humana: Albumina humana [bula de remédio]. Responsável técnico Luiz C. de Almeida. Pinhais-PR: Grifols Brasil Ltda; 2010.
   - Alproxy: Alprostadil [bula de remédio]. Responsável técnico Raisa Ogawa Cavalcanti. São Paulo: Opem Representação Importadora Exportadora e Distribuidora Ltda; 2015.
   - Ambisome®: Anfotericina B lipossomal [bula de remédio]. Responsável técnico Ademir Tesser. São Paulo: Importado por United Medical Ltda; 2015.
   - Amicacina: Amicacina sulfato [bula de remédio]. Responsável técnico Andreia Cavalcante Silva. Anápolis-Goiás: Laboratório Teuto Brasileiro S/A;Anforicin®: Anfotericina B [bula de remédio]. Responsável técnico Dr. José Carlos Módolo. Itapira-SP: Cristália Produtos Químicos Farmacêuticos Ltda; 2014.
   - Ansentron®: Cloridrato de ondansetrona di-hidratado [bula de remédio]. Responsável técnico Alberto Jorge Garcia Guimarães. São Paulo: Biossintética Farmacêutica Ltda; 2015.
   - Antak®: Ranitidina [bula de remédio]. Responsável técnico Edinilson da Silva Oliveira. Rio de Janeiro: GlaxoSmithKline Brasil Ltda;
   - Aramin®: Metaraminol [bula de remédio]. Responsável técnico Dr. José Carlos Módolo. Itapira-SP: Cristália Produtos Químicos Farmacêuticos Ltda; 2017.
   - Aricilina®: Benzilpenicilina potássica [bula de remédio]. Responsável técnico Eliza Yukie Saito. São Paulo: Blau Farmacêutica S/A; 2016.
   - Arifenicol®: cloranfenicol [bula de remédio]. Responsável técnico Satoro Tabuchi. São Paulo: Blau Farmacêutica S/A;
   - Atlansil®: Amiodarona [bula de remédio]. Responsável técnico Silvia Regina Brollo. São Paulo: Sanofi-Aventis Farmacêutica Ltda; 2015.

- Avalox®: Moxifloxacino [bula de remédio]. Responsável técnico Dirce Eiko Mimura. São Paulo: Bayer S/A; 2015.
- Bac-Sulfitrin®: Sulfametoxazol/ trimetoprima [bula de remédio]. Responsável técnico Marco Aurélio Limirio G. Filho. Anápolis-GO: Brainfarma Ind. Quím. e Farm. S/A; 2014.
- Benlysta®: Belimumabe [bula de remédio]. Responsável técnico Edinilson da Silva Oliveira. Rio de Janeiro: GlaxoSmithKline Brasil Ltda; 2013.
- Beriplex® PN: Concentrado de complexo protrombínico [bula de remédio]. Responsável técnico Cristina J. Nakai. São Paulo: CSL Behring Comércio de Produtos Farmacêuticos Ltda; 2017.
- Buscopan®: Escopolamina [bula de remédio]. Responsável técnico Dímitra Apostolopoulou. São Paulo: Boehringer Ingelheim do Brasil Quím. e Farm. Ltda; 2013.
- Cancidas®: Caspofungina [bula de remédio]. Responsável técnico Fernando C. Lemos. Campinas-SP: Merck Sharp & Dohme Farmacêutica Ltda; 2016.
- Cefotaxima sódica:Cefotaxima [bula de remédio]. Responsável técnico Paulo Fernando Bertachini. Goiás: Aurobindo Pharma Indústria Farmacêutica Ltda; 2014.
- Cerne-12®: Polivitamínico [bula de remédio]. Responsável técnico Jônia Gurgel Moraes. São Paulo: Baxter Hospitalar Ltda; 2014.
- Cilinon®: Ampicilina [bula de remédio]. Responsável técnico Eliza Yukie Saito. São Paulo: Blau Farmacêutica S/A; 2016.
- Cipro®: Ciprofloxacino [bula de remédio]. Responsável técnico Dirce Eiko Mimura. São Paulo: Bayer S/A; 2014.
- Clavulin®: Amoxicilina [bula de remédio]. Responsável técnico Edinilson da Silva Oliveira. Rio de Janeiro: GlaxoSmithKline Brasil Ltda; 2017.
- Cloridrato de cefepima: Cefepima [bula de remédio]. Responsável técnico Sidnei Bianchini Junior. Sumaré-SP: Antibióticos do Brasil Ltda; 2016.
- Cloridrato de Vancomicina: Cloridrato de Vancomicina [bula de remédio]. Responsável técnico Maria Benedita Pereira. São Paulo: Eurofarma Laboratórios S/A; 2014.
- Compaz®: Diazepam [bula de remédio]. Responsável técnico Dr. José Carlos Módolo. Itapira-SP: Cristália Produtos Químicos Farmacêuticos Ltda; 2016.
- Cortisonal®: Hidrocortisona [bula de remédio]. Responsável técnico Florentino de Jesus Krencas. Pouso Alegre-MG: União Química Farmacêutica Nacional S/A; 2017.
- Cubicin®: Daptomicina [bula de remédio]. Responsável técnico Flavia Regina Pegorer. São Paulo: Novartis Biociências S/A; 2017.

- Cymevene®: Ganciclovir [bula de remédio]. Responsável técnico Tatiana Tsiomis Díaz. Rio de Janeiro: Produtos Roche Químicos e Farmacêuticos S/A; 2017.
- Dalacin®: Clindamicina [bula de remédio]. Responsável técnico José Cláudio Bumerad. São Paulo: Laboratórios Pfizer Ltda;
- Dantrolen®: Dantrolene [bula de remédio]. Responsável técnico Dr. José Carlos Módolo. Itapira-SP:. Cristália Produtos Químicos Farmacêuticos Ltda; 2014.
- DDAVP®: Desmopressina [bula de remédio]. Responsável técnico Helena Satie Komatsu. São Paulo: Laboratórios Ferring Ltda; 2003.
- Decadron®: Dexametasona [bula de remédio]. Responsável técnico Gabriela Mallmann. Guarulhos-SP: Aché Laboratórios Farmacêuticos S/A; 2017.
- Decadron®: Dexametasona [bula de remédio]. Responsável técnico Gabriela Mallmann. Guarulhos-SP: Aché Laboratórios Farmacêuticos S/A; 2017.
- Desanol®: Deslanosídeo [bula de remédio]. Responsável técnico Florentino de Jesus Krencas. São Paulo: União Química Farmacêutica Nacional S/A; 2015.
- Desferal®: Deferroxamina [bula de remédio]. Responsável técnico Flavia Regina Pegorer. São Paulo: Novartis Biociências S/A; 2016.
- Difenidrin®: Difenidramina [bula de remédio]. Responsável técnico Dr. José Carlos Módolo. Itapira-SP: Cristália Produtos Químicos Farmacêuticos Ltda; 2016.
- Digesan®: Bromoprida [bula de remédio]. Responsável técnico Silvia Regina Brollo. São Paulo: Sanofi-Aventis Farmacêutica Ltda; 2015.
- Dimorf®: Morfina [bula de remédio]. Responsável técnico Dr. José Carlos Módolo. Itapira-SP: Cristália Produtos Químicos Farmacêuticos Ltda; 2017.
- Dobutrex®: Dobutamina [bula de remédio]. Responsável técnico Sidnei Bianchini Junior. Sumaré-SP: Antibióticos do Brasil Ltda; 2015.
- Dormonid®: Midazolam [bula de remédio]. Responsável técnico Tatiana Tsiomis Díaz. Rio de Janeiro: Produtos Roche Químicos e Farmacêuticos S/A; 2017.
- Dramin B6DL®: Dimenidrinato/piridoxina/glicose/frutose [bula de remédio]. Responsável técnico Wagner Moi. São Paulo: Nycomed Pharma Ltda; 2016.
- Droperdal®: Droperidol [bula de remédio]. Responsável técnico Dr. José Carlos Módolo. Itapira-SP: Cristália Produtos Químicos Farmacêuticos Ltda; 2017.

- Ecalta®: Anidulafungina [bula de remédio]. Responsável técnico José Cláudio Bumerad. São Paulo: Laboratórios Pfizer Ltda; 2014.
- Endobulin Kiovig®: Imunoglobulina G. [bula de remédio]. Responsável técnico: Jônia Gurgel. São Paulo: Baxter Brasil; 2016.
- Eprex: Alfaepoetina Humana [bula de remédio]. Responsável técnico Marcos R. Pereira. São Paulo: Janssen-Cilag Farmacêutica Ltda; 2014.
- Ergometrin®: Metilergometrina [bula de remédio]. Responsável técnico Florentino de Jesus Krencas. Pouso Alegre-MG: União Química Farmacêutica Nacional S/A; 2015.
- Esmeron®: Rocurônio [bula de remédio]. Responsável técnico Cristina Matushima. Rio de Janeiro: Schering-Plough Indústria Farmacêutica Ltda; 2015.
- Fenergan®: Prometazina [bula de remédio]. Responsável técnico Silvia Regina Brollo. São Paulo: Sanofi-Aventis Farmacêutica Ltda; 2015.
- Fenocris®: Fenobarbital [bula de remédio]. Responsável técnico Dr. José Carlos Módolo. Itapira-SP. Cristália Produtos Químicos Farmacêuticos Ltda; 2016.
- Fentanil®: Fentanila [bula de remédio]. Responsável técnico Marcos R. Pereira. São Paulo: Janssen-Cilag Farmacêutica Ltda; 2014.
- Ferrinject®: Carboximaltose férrica [bula de remédio]. Responsável técnico Carla A. Inpossinato. Jaguariuna-SP: Takeda Pharma Ltda; 2017.
- Filgrastim®: Filgrastim [bula de remédio]. Responsável técnico Alberto Jorge Garcia Guimarães. São Paulo: Biossintética Farmacêutica Ltda;
- Flebogamma® DIF: Imunoglobulina Humana Normal. [bula de remédio]. Responsável Técnico: Luiz C. de Almeida. Paraná: Grifols Brasil Ltda; 2012.
- Fluimucil: Acetilcisteína [bula de remédio]. Responsável técnico Erica Maluf. São Paulo: Zambon Laboratórios Farmacêuticos Ltda; .2014.
- Fortaz®: Ceftazidima [bula de remédio]. Responsável técnico Edinilson da Silva Oliveira. Rio de Janeiro: GlaxoSmithKline Brasil Ltda;
- Gentamicin®: Gentamicina [bula de remédio]. Responsável técnico Walter F. da Silva Junior. Anápolis GO: Novafarma Indústria Farmacêutica; 2015.
- Glypressin®: Terlipressina. [bula de remédio]. Responsável técnico Helena Satie Komatsu. São Paulo: Laboratórios Ferring Ltda;
- Granulokine®: Filgrastim [bula de remédio]. Responsável técnico Monica Carolina Dantas Pedrazzi. São Paulo: Amgen Biotecnologia do Brasil Ltda; 2016.
- Haemocomplettan P®: Fibrinogênio [bula de remédio]. Responsável técnico Cristina J. Nakai. São Paulo: CSL Behring Comércio de Produtos Farmacêuticos Ltda; 2016.

GUIA PRÁTICO DO FARMACÊUTICO HOSPITALAR

- Hepa-Merz®: Ornitina [bula de remédio]. Responsável técnico Dante Alario Junior. São Paulo: Biolab Sanus Farmacêutica Ltda; 2015.
- Hidantal®: Fenitoína [bula de remédio]. Responsável técnico Silvia Regina Brollo. São Paulo: Sanofi-Aventis Farmacêutica Ltda; 2017.
- Imunoglobulin®: Imunoglobulina humana. [bula de remédio]. Responsável Técnico: Eliza Yukie Saito. São Paulo: Blau Farmacêutica S/A; 2016.
- Inibina®: Isoxsuprina. [bula de remédio]. Responsável Técnico: Alexandre Tachibana Pinheiro. São Paulo: Apsen Farmacêutica S/A; 2015.
- Invanz®: Ertapenem [bula de remédio]. Responsável técnico Fernando C. Lemos. Campinas-SP: Merck Sharp & Dohme Farmacêutica Ltda; 2015.
- Ipsilon:Ácido aminocaproico [bula de remédio]. Responsável técnico Ana Luisa Coimbra de Almeida. Rio de Janeiro: Zydus Nikkho Farmacêutica Ltda;
- Kanakion®: Fitomenadiona [bula de remédio]. Responsável técnico Tatiana Tsiomis Díaz. Rio de Janeiro: Produtos Roche Químicos e Farmacêuticos S/A; 2016.
- Kefadim®: Ceftazidima [bula de remédio]. Responsável técnico Sidnei Bianchini Junior. Sumaré-SP: Antibióticos do Brasil Ltda; 2016.
- Kefazol®: Cefazolina [bula de remédio]. Responsável técnico Sidnei Bianchini Junior. Sumaré-SP: Antibióticos do Brasil Ltda; 2016.
- Keflin®: Cefalotina [bula de remédio]. Responsável técnico Sidnei Bianchini Junior. Sumaré-SP: Antibióticos do Brasil Ltda; 2016.
- Kefox®: Cefoxitina [bula de remédio]. Responsável técnico Sidnei Bianchini Junior. Sumaré-SP: Antibióticos do Brasil Ltda; 2016.
- Keftron®: Ceftriaxona [bula de remédio]. Responsável técnico Sidnei Bianchini Junior. Sumaré-SP: Antibióticos do Brasil Ltda; 2016.
- Keroxime®: Cefuroxima [bula de remédio]. Responsável técnico Sidnei Bianchini Junior. Sumaré-SP: Antibióticos do Brasil Ltda; 2016.
- Klaricid®: Claritromicina [bula de remédio]. Responsável técnico Ana Paula Antunes Azevedo. São Paulo: Abbott Laboratórios do Brasil Ltda; 2017.
- Kytril®: Granisetrona [bula de remédio]. Responsável técnico Tatiana Tsiomis Díaz. Rio de Janeiro: Produtos Roche Químicos e Farmacêuticos S/A; 2016.
- Lanexat®: Flumazenil [bula de remédio]. Responsável técnico Tatiana Tsiomis Díaz. Rio de Janeiro: Produtos Roche Químicos e Farmacêuticos S/A;
- Lasix®: Furosemida [bula de remédio]. Responsável técnico Silvia Regina Brollo. São Paulo: Sanofi-Aventis Farmacêutica Ltda; 2017.
- Legifol CS®: Folinato de Cálcio [bula de remédio]. Responsável técnico Carolina C. S. Rizoli. São Paulo: Laboratórios Pfizer Ltda; 2016.

374

- Levofloxacino®: Levofloxacino. [bula de remédio]. Responsável Técnico: Kerusa Gurgel Tamiarana. Eusébio-CE: Isofarma Indústria Farmacêutica Ltda; 2015.
- Mabthera®: Rituximabe [bula de remédio]. Responsável técnico Guilherme N. Ferreira. Rio de Janeiro: Produtos Roche Químicos e Farmacêuticos S/A;
- Meronem®: Meropenem [bula de remédio]. Responsável técnico Gisele H. V. C. Teixeira. São Paulo: AstraZeneca do Brasil Ltda; 2015.
- Metalyse®: Tenecteplase [bula de remédio]. Responsável técnico Dímitra Apostolopoulou. São Paulo: Boehringer Ingelheim do Brasil Quím. e Farm. Ltda; 2010.
- Metroniflex®: Metronidazol [bula de remédio]. Responsável técnico Luiz Gustavo Tancsik. São Paulo: Baxter Hospitalar Ltda; 2017.
- Mycamine®: Micafungina [bula de remédio]. Responsável técnico Sandra Winarsk. São Paulo: Astellas Farma Brasil Importação e Distribuição de Medicamentos Ltda; 2014.
- Mytedon®: Metadona [bula de remédio]. Responsável técnico Dr. José Carlos Módolo. Itapira-SP: Cristália Produtos Químicos Farmacêuticos Ltda; 2017.
- Narcan®: Naloxona [bula de remédio]. Responsável técnico Dr. José Carlos Módolo. Itapira-SP: Cristália Produtos Químicos Farmacêuticos Ltda; 2017.
- Nepresol®: Hidralazina [bula de remédio]. Responsável técnico Dr. José Carlos Módolo. Itapira-SP: Cristália Produtos Químicos Farmacêuticos Ltda; 2017.
- Nexium®: Esomeprazol [bula de remédio]. Responsável técnico Gisele H. V. C. Teixeira. São Paulo: AstraZeneca do Brasil Ltda; 2015.
- Nimbium®: Cisatracúrio [bula de remédio]. Responsável técnico Edinilson da Silva Oliveira. Rio de Janeiro: GlaxoSmithKline Brasil Ltda;
- Nitroprus®: Nitroprussiato de sódio [bula de remédio]. Responsável técnico Dr. José Carlos Módolo. Itapira-SP. Cristália Produtos Químicos Farmacêuticos Ltda; 2015.
- Noripurum®: Carboximaltose férrica [bula de remédio]. Responsável técnico Carla A. Inpossinato. Jaguariuna-SP: Takeda Pharma Ltda; 2017.
- Novalgina®: Dipirona [bula de remédio]. Responsável técnico Silvia Regina Brollo. São Paulo: Sanofi-Aventis Farmacêutica Ltda; 2014.
- Novoseven®: Alfaeptacogue ativado [bula de remédio]. Responsável técnico Luciane M. H. Fernandes. São Paulo: Novo Nordisk Farmacêutica do Brasil Ltda; 2017.

- Nubain®: Nalbufina [bula de remédio]. Responsável técnico Dr. José Carlos Módolo. Itapira-SP. Cristália Produtos Químicos Farmacêuticos Ltda; 2017.
- Omeprazol®: Omeprazol sódico [bula de remédio]. Responsável técnico Dr. José Carlos Módolo. Itapira-SP. Cristália Produtos Químicos Farmacêuticos Ltda; 2015.
- Orência®: Abatacept [bula de remédio]. Responsável técnico Elizabeth M. Oliveira. São Paulo: Bristol-Myers Squibb Farmacêutica S/A; 2013.
- Oxanon®: Oxacilina. [bula de remédio]. Responsável Técnico: Eliza Yukie Saito. São Paulo: Blau Farmacêutica S/A; 2016.
- Oxiton®: Ocitocina. [bula de remédio]. Responsável técnico Florentino de Jesus Krencas. Embu-Guaçu-SP: União Química Farmacêutica Nacional Ltda; 2016.
- Pamidron®: Pamidronato [bula de remédio]. Responsável técnico Dr. José Carlos Módolo. Itapira-SP. Cristália Produtos Químicos Farmacêuticos Ltda; 2017.
- Pantozol®: Pantoprazol [bula de remédio]. Responsável técnico Carla A. Inpossinato. Jaguariuna-SP: Takeda Pharma Ltda; 2016.
- Pasmodex®: Atropina [bula de remédio]. Responsável técnico Kerusa Gurgel Tamiarana. Eusébio-CE. Laboratório Isofarma Ind. Farmacêutica Ltda; 2016.
- Persantin®: Dipiridamol [bula de remédio]. Responsável técnico Dímitra Apostolopoulou. São Paulo: Boehringer Ingelheim do Brasil Quím. e Farm. Ltda; 2016.
- Peyona®: Citrato de cafeína [bula de remédio]. Responsável técnico C.M.H. Nakazaki. Santana de Parnaíba-SP: Chiesi Farmacêutica Ltda; 2014.
- Plasil®: Metoclopramida [bula de remédio]. Responsável técnico Silvia Regina Brollo. São Paulo: Sanofi-Aventis Farmacêutica Ltda; 2014.
- Polimixina®: Sulfato de Polimixina B [bula de remédio]. Responsável técnico Maria Benedita Pereira. São Paulo: Eurofarma Laboratórios S/A; 2016.
- Primacor®: Milrinona [bula de remédio]. Responsável técnico Silvia Regina Brollo. São Paulo: Sanofi-Aventis Farmacêutica Ltda; 2016.
- Profenid®: Cetoprofeno [bula de remédio]. Responsável técnico Silvia Regina Brollo. São Paulo: Sanofi-Aventis Farmacêutica Ltda; 2015.
- Rapifen: Alfentanila [bula de remédio]. Responsável técnico Marcos R. Pereira. São Paulo: Janssen-Cilag Farmacêutica Ltda; 2014.
- Reopro: Abciximabe [bula de remédio]. Responsável técnico Márcia A. Preda. São Paulo: Eli Lilly do Brasil Ltda; 2013.

- Rocefin®: Ceftriaxona [bula de remédio]. Responsável técnico Tatiana Tsiomis Díaz. Rio de Janeiro: Produtos Roche Químicos e Farmacêuticos S/A; 2014.
- Sandimmun®: Ciclosporina [bula de remédio]. Responsável técnico Flavia Regina Pegorer. São Paulo: Novartis Biociências S/A; 2014.
- Sandoglobulina® Privigen: Imunoglobulina humana. [bula de remédio]. Responsável Técnico: Cristina J. Nakai. São Paulo: CSL Behring Brasil; 2015.
- Sandoglobulina®: Imunoglobulina humana. [bula de remédio]. Responsável Técnico: Ulisses Soares de Jesus. São Paulo: CSL Behring Brasil; 2014.
- Sandostatin®: Octreotida [bula de remédio]. Responsável técnico Flavia Regina Pegorer. São Paulo: Novartis Biociências S/A; 2016.
- Sandostatin®: Octreotida [bula de remédio]. Responsável técnico Flavia Regina Pegorer. São Paulo: Novartis Biociências S/A; 2016.
- Simdax®: Levosimendan. [bula de remédio]. Responsável Técnico: Carlos E. A. Thomazini. São Paulo: AbbVie Farmacêutica Ltda; 2016.
- Solu-Medrol®: Metilprednisolona [bula de remédio]. Responsável técnico Carolina C. S. Rizoli. São Paulo: Laboratórios Pfizer Ltda; 2017.
- Stilamin®: Somatostatina [bula de remédio]. Responsável técnico Alexandre Canellas de Souza. Rio de Janeiro: Merck S/A; 2017.
- Streptase®: Estreptoquinase [bula de remédio]. Responsável técnico Ulisses Soares de Jesus. São Paulo: CSL Behring Comércio de Produtos Farmacêuticos Ltda; 2015.
- Targocid®: Teicoplanina [bula de remédio]. Responsável técnico Silvia Regina Brollo. Suzano: Sanofi Aventis Farmacêutica Ltda; 2016.
- Tazocin®: Piperacilian/Tazobactam. [bula de remédio]. Responsável técnico Edina S. M. Nakamura. São Paulo: Wyeth Indústria Farmacêutica Ltda; 2017.
- Teflan®: Tenoxicam. [bula de remédio]. Responsável técnico Florentino de Jesus Krencas. Embu-Guaçu-SP: União Química Farmacêutica Nacional Ltda; 2015.
- Terbutil®: Terbutalina. [bula de remédio]. Responsável técnico Florentino de Jesus Krencas. Embu-Guaçu-SP: União Química Farmacêutica Nacional Ltda; 2015.
- Tevagrastim®: Filgrastim [bula de remédio]. Responsável técnico Carolina Mantovani Gomes Forti. São Paulo: Teva Farmacêutica Ltda; 2017.
- Thymoglobulin®: Imunoglobulina antitimócito [bula de remédio]. Responsável técnico Bruna Belga Cathala. São Paulo: Genzyme do Brasil Ltda; 2015.

- Tobramina®: Tobramicina [bula de remédio]. Responsável técnico Sidnei Bianchini Junior. Sumaré-SP: Antibióticos do Brasil Ltda; 2016.
- Tractocile®: Atosibana [bula de remédio]. Responsável técnico Helena Satie Komatsu. São Paulo: Laboratórios Ferring Ltda; 2014.
- Tramal®: Tramadol [bula de remédio]. Responsável técnico Marcelo Mesquita. Rio de Janeiro: Grünenthal do Brasil Farmacêutica Ltda; 2015.
- Transamin:Ácido tranexmico [bula de remédio]. Responsável técnico Ana Luisa Coimbra de Almeida Rio de Janeiro: Zydus Nikkho Farmacêutica Ltda;
- Tridil®: Nitroglicerina [bula de remédio]. Responsável técnico Dr. José Carlos Módolo. Itapira-SP. Cristália Produtos Químicos Farmacêuticos Ltda; 2016.
- Tromaxil®: Eritromicina [bula de remédio]. Responsável técnico Raisa Ogawa Cavalcanti. São Paulo: Opem Representação Importadora Exportadora e Distribuidora Ltda; 2015.
- Tygacil®: Tigeciclina. [bula de remédio]. Responsável técnico Edina S. M. Nakamura. São Paulo: Wyeth Indústria Farmacêutica Ltda; 2016.
- Tysabri®: Natalizumabe [bula de remédio]. Responsável técnico Milton Castro. São Paulo: Biogen Brasil Produtos Farmacêuticos Ltda; 2016.
- Unasyn®: Ampicilina + sulbactam [bula de remédio]. Responsável técnico José Cláudio Bumerad. São Paulo: Laboratórios Pfizer Ltda; 2014.
- Vancocina®: Vancomicina [bula de remédio]. Responsável técnico Sidnei Bianchini Junior. Sumaré-SP: Antibióticos do Brasil Ltda; 2014.
- Vascer®: Pentoxifilina. [bula de remédio]. Responsável técnico Florentino de Jesus Krencas. Embu-Guaçu-SP: União Química Farmacêutica Nacional Ltda;
- Vfend®: Voriconazol [bula de remédio]. Responsável técnico Carolina C. S. Rizoli. São Paulo: Laboratórios Pfizer Ltda; 2016.
- Zencef®: Cefuroxima [bula de remédio]. Responsável técnico Andressa Pessanha Marins. Rio de Janeiro: Agila Especialidades Farmacêuticas Ltda; 2014.
- Zinforo®: Ceftarolina [bula de remédio]. Responsável técnico Gisele H. V. C. Teixeira. São Paulo: AstraZeneca do Brasil Ltda; 2015.
- Zolibbs:Ácido zoledrônico [bula de remédio]. Responsável técnico Cintia Delphino de Andrade. São Paulo: Libbs Farmacêutica Ltda.2014.
- Zoltec®: Fluconazol [bula de remédio]. Responsável técnico Carolina C. S. Rizoli. São Paulo: Laboratórios Pfizer Ltda; 2016.
- Zovirax®: Aciclovir [bula de remédio]. Responsável técnico Edinilson da Silva Oliveira. Rio de Janeiro: GlaxoSmithKline Brasil; 2014.
- Zovirax®: Aciclovir [bula de remédio]. Responsável técnico Edinilson da Silva Oliveira. Rio de Janeiro: GlaxoSmithKline Brasil; 2014.

- Zyvox®: Linezolida [bula de remédio]. Responsável técnico Carolina C. S. Rizoli. São Paulo: Laboratórios Pfizer Ltda; 2016.
2. Trissel L. A Handbook on Injetable Drugs. 10th ed. Bethesda: American Society of Health-System Pharmacists; 1998.
3. Micromedex® 2.0, (electronic version). Truven Health Analytics, Greenwood Village, Colorado, USA. Disponível em: http://www.micromedexsolutions.com/<>. (cited: 20/06/2017).
4. Takemoto CK, Hodding JH, Kraus DM. Pediatric & Neonatal Dosage Handbook. American Pharmacists Association. 19th ed. United States: Lexicomp; 2012.
5. Informação do fabricante
6. Phelps SJ, Hagemann TM, Lee KR, et al. Pediatric Injectable Drugs (Teddy Bear Book). Bethesda: American Society Health-System Pharmacists; 1996.

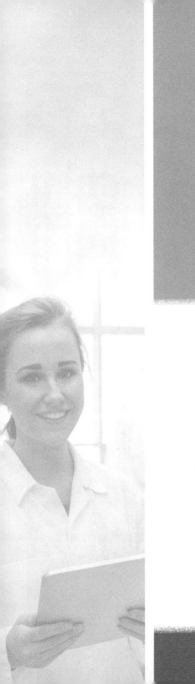

27

Tabela de diluição de medicamentos injetáveis para neonatos

Tabela de Diluição de Drogas – UTI Neonatal

Princípio ativo	Apresentação	Volume reconstituição	Solução para infusão recomendada	Concentração máxima de administração	Velocidade/tempo de infusão	Observações	Flebite
Aciclovir[2,4,7]	Zovirax® 250 mg fap	AD 10 mL	SF, SG 5%	7 mg/mL	≥ 60 min	Concentrações > 10 mg/mL aumentam o risco de flebite. IV direto não recomendado. Para diminuir a nefrotoxicidade – receber hidratação adequada durante a infusão. Em 250 mg de aciclovir = 1,05 mEq de sódio	Sim pH = 10,5-11,6 Vesicante
Albumina[4,6]	Albumina humana® 20% FR 50 mL	—	SF, SG 5%, SG 10%	1 : 4	Hipovolemia 30-60 min Hipoproteinemia 2-4 h	Após abertura do frasco, utilizar em até 4 h. Não diluir com água destilada	pH 6,4-7,4
Alprostadil[1,3]	Alprox® 500 µg ap	—	SF, SG 5%	10 µg/mL (ideal) máx. 20 µg/mL	0,6 mL/kg/h 0,1 µg/kg/min		pH 4,0-4,5 Irritante
Amicacina[2-7]	Amicacina (sulfato de) 500 mg ap 2 mL	—	SF, SG 5%, SG 10%	Infusão: 2,5-10 mg/mL	60-120 min	Administração de outros antibióticos deverá ser feita 1 h antes ou 1 h depois da amicacina. IV direto: não recomendado, mas pode ser feito de 3-5 min. As ampolas podem ser rediluídas com AD para doses mais precisas	pH 3,5-5,5 Irritante

GUIA PRÁTICO DO FARMACÊUTICO HOSPITALAR

Princípio ativo	Apresentação	Volume reconstituição	Solução para infusão recomendada	Concentração máxima de administração infusão	Velocidade/tempo de infusão	Observações	Flebite
Aminofilina[3,4]	Aminofilina 24 mg/mL ap 10 mL	—	SF, SG 5%, SG 10%	Infusão: 1 mg/mL até máx. 25 mg/mL	Infusão: 30-60 min	Não administrar IM	pH 9,4
Amiodarona[1,3,4,7]	Atlansil® 150 mg ap 3 mL	—	SG 5% exclusivo	6 mg/mL-cateter central 2 mg/mL-cateter periférico	IV direto: 3 min / Infusão: 60-120 min	Compatível em frasco de soro Ecoflac Plus (polietileno de baixa densidade). A injeção jamais deverá ser inferior a 3 min. Se possível, administrar em CVC. Acima de 2,5 mg/mL pode causar flebite em infusão periférica	pH 4,1 Irritante
AAmpicilina + sulbactam[1,2,4]	Unasyn® 1,5 g fap (ampicilina 1 g + sulbactam 0,5 g)	AD 10 mL	SF	Infusão: 45 mg/mL (30 mg ampicilina + 15 mg sulbactam)	Infusão: > 15-30 min	Administração de outros antibióticos deverá ser feita 1 h antes ou 1 h depois do Unasyn. Em 1,5 g de Unasyn tem 115 mg de sódio	Sm pH 8,0-10,0
Ampicilina[4,5,7]	Cilinon® 1 g fap	AD 5 mL	SF, SG 5%	Infusão: 30 mg/mL IV direto: não exceder 100 mg/mL	Infusão: > 15-30 min IV direto: até 500 mg: 3-5 min> 500 mg: 10-15 min Não exceder 100 mg/min		pH 8,0 a 10,0 Irritante

Princípio ativo	Apresentação	Volume reconstituição	Solução para infusão recomendada	Concentração máxima de administração	Velocidade/tempo de infusão	Observações	Flebite
Anfotericina B[2-4]	Anforicin® B 50 mg fap	AD 10 mL	SG 5% exclusivo	0,1 mg/mL (cateter venoso periférico) 0,5 mg/mL (cateter venoso central)	De 2-6 h	Não fazer IV direto. Não usar em soluções salinas. Infusões em concentrações > 0,25 mg/mL devem ser limitadas a pacientes com grande necessidade de restrição de volume. Concentrações maiores aumentam o risco de flebite. Fazer *flush* de SG 5% antes e após a infusão	sim pH 7,2-8,5 Vesicante
Anfotericina B lipossomal[4]	Ambisome® 50 mg fap	AD 12 mL para [ ] de 4 mg/mL. Agitar vigorosamente por 30 s	SG 5% (exclusivo)	0,2-0,5 mg/mL	Acima de 2 h	Incompatível fisicamente com SF e eletrólitos. Homogeneizar após 2 h para evitar depósito. Não fazer IV direto. Fazer *flush* de SG 5% antes e após a infusão	pH 5,0-6,0
Atropina[5,6]	Pasmodex® 0,25 mg ap 1 mL	—	SF ou SG 5% (se necessário)	0,1-1 mg/mL	IV direto > 1 min	A administração lenta pode provocar bradicardia paradoxal. Pode ocorrer aumento da temperatura corporal após a administração	pH 3,0-6,5
Bromoprida	Digesan® 10 mg 2 mL	—	SF, SG 5%	IV direto: 5 mg/mL	IV direto: < 1 min	—	pH 3-5

Princípio ativo	Apresentação	Volume reconstituição	Solução para infusão recomendada	Concentração máxima de administração	Velocidade/ tempo de infusão	Observações	Flebite
Cafeína citrato[13,4]	Peyona® 20 mg/mL ap 1 mL	—	SF, SG 5%, SG 10%	10 mg/mL	≥ 30 min	—	pH 4,3
Cefalotina[1]	Keflin® 1 g fap	AD 10 mL	SF, SG 5%	< 100 mg/ mL	Infusão: > 30 min IV direto: 3-5 min	1 g contém 2,8 mEq de sódio	Sim pH 4,5-7,0 Irritante
Cefazolina[2,4,7]	Kefazol® 1 g fap	AD 10 mL e 2,5 mL (IM)	SF, SG 5%, SG 10%	Infusão: 20 mg/mL IV direto: 100 mg/mL	Infusão: > 10-60 min IV direto: 3-5 min	Pacientes com restrição hídrica = 138 mg/mL EV direto 1 g contém 2 mEq de sódio	Sim pH 4,5-6,0 Irritante
Cefepime[1,4,7]	Cefepime 1 g fap	AD 10 mL	SF, SG 5%, SG 10%	Infusão: 40 mg/mL IV direto: 100 mg/mL	Infusão: 20-30 min IV direto: 3-5 min	ATENÇÃO: cada 1 g de cefepime reconstituído com 10 mL de AD expande e obtém-se uma concentração final de 90 mg/mL	Sim pH 4,0-6,0 Irritante
Cefotaxima[2-5]	Claforan® 1 g fap	AD 4 mL	SF, SG 5%, SG 10%	Infusão: 20-60 mg/mLIV direto: 100 mg/mL	Infusão: 15-30 min IV direto: 3-5 min	Paciente c/ restrição hídrica: até 150 mg/mL EV direto. Incompatível com soluções de bicarbonato. EV direto < 1 minuto: pode causar arritmias	pH 5,0-7,5

GUIA PRÁTICO DO FARMACÊUTICO HOSPITALAR

Princípio ativo	Apresentação	Volume reconstituição	Solução para infusão recomendada	Concentração máxima de administração	Velocidade/tempo de infusão	Observações	Flebite
Cefoxitina[1,4]	Kefox® 1 g fap	AD 10 mL	SF, SG 5%, SG 10%	Infusão: 40 mg/mL IV direto: 200 mg/mL	Infusão: > 10-60 min IV direto: 3-5 min	Não deve ser injetado em menos de 3 min. 1 g de cefoxitina contém 53 mg de sódio	pH 4,2-7,0
Ceftazidima[4]	Fortaz® 1 g fap	AD 10 mL	SF, SG 5%, SG 10%	Infusão: < 40 mg/mL IV direto: 180 mg/mL	Infusão: 15-30 min IV direto: 3-5 min	Em 1 g de ceftazidima contém 2,3 mEq de sódio	Sim pH 5,0-8,0 Irritante
Ceftriaxona[2,6]	Rocefin® 500 mg e 1 g fap	AD 5 mL e 10 mL	SF, SG 5%, SG 10%	Infusão: 40 mg/mL IV direto: 40 mg/mL	Infusão: > 60 min IV direto: 2-4 min	Não recomendado o uso em neonatos com hiperbilirrubinemia	pH 6,7-7,3 Irritante
Cefuroxima[2,4]	Zinacef® 750 mg fap	AD 8 mL	SF, SG 5%, SG 10%	Infusão: 30 mg/Ml IV direto: 100 mg/mL (em SF)	Infusão: 15-30 min IV direto: 3-5 min	Pacientes com restrição hídrica = 137 mg/mL EV direto. 750 mg contém 1,8 mEq de sódio	pH 6,0-8,5 Irritante
Cefuroxima[2,5]	Keroxime 750 mg fap	AD 6 mL	SF, SG 5%, SG 10%	Infusão: 30 mg/Ml IV direto: 100 mg/mL (em SF)	Infusão: 15-30 min IV direto: 3-5 min	Pacientes com restrição hídrica = 137 mg/mL EV direto. 750 mg contém 1,8 mEq de sódio	pH 6,0-8,5 Irritante

GUIA PRÁTICO DO FARMACÊUTICO HOSPITALAR

Princípio ativo	Apresentação	Volume reconstituição	Solução para infusão recomendada	Concentração máxima de administração	Velocidade/tempo de infusão	Observações	Flebite
Ciprofloxacina[4]	Cipro® 200 mg FR 100 mL	—	—	2 mg/mL	> 60 min	Solução pronta para uso	Sim pH 3,3-4,6
Claritromicina[1,7]	Klaricid® 500 mg fap	AD 10 mL	SF, SG 5%	2 mg/mL	60-120 min	—	Sim pH 4,8-6,0 Irritante
Clindamicina[4]	Fosfato de clindamicina 150 mg/mL ap 4 mL	—	SF, SG 5%	Infusão: 18 mg/mL	Infusão: 10-60 min. Não exceder 30 mg/min	Eritema local, dor, tromboflebite. Não administrar EV direto. Pode ocorrer hipotensão e parada cardiorrespiratória com infusão rápida	Sim pH 5,5-7,0
Cloranfenicol[4]	Arifenicol® 1 g fap	AD 10 mL. Agitar vigorosamente	SF, SG 5%, SG 10%	Infusão: < 20 mg/mL IV direto: 100 mg/mL	Infusão: 15-30 min IV direto: 5 min	Administração IM não recomendada. 1 g contém 2,25 mEq de sódio	pH 6,4-7,0
Cloreto de potássio[3,5,7]	Cloreto de Potássio 19,1% ap 10 mL	—	SF, SG 5%, SG 10%	Veia periférica: 80 mEq/L veia central: 150 mEq/L ou 15 mEq/100 mL. Para paciente com restrição hídrica: 200 mEq/L	Veia periférica: 10 mEq/h veia central: 40 mEq/h	*Nota importante:* o cloreto de potássio deve ser diluído antes da administração. Medicamento de alta vigilância	pH 4,0-8,0 Vesicante

Princípio ativo	Apresentação	Volume reconstituição	Solução para infusão recomendada	Concentração máxima de administração	Velocidade/tempo de infusão	Observações	Flebite
Cloreto de sódio[7]	Cloreto de sódio 20% ap 10 mL	—	SF, SG 5%, SG 10%	—	1 mEq/kg/h	*Nota importante:* o cloreto de sódio deve ser diluído antes da administração. Medicamento de alta vigilância	Vesicante
Dexametasona[4]	Decadron® 2 mg/mL ap 1 mL Decadron® 2,5 mg/mL fap 4 mL	—	SF, SG 5%	IV direto: 4 mg/mL	IV direto: 1-4 min Infusão de 15-30 min	—	pH 7,0-8,5
Diazepam[4,6]	Valium® 10 mg ap 2 mL/ Compaz® 10 mg ap 2 mL	—	—	5 mg/mL	IV lento em 3 min. Não exceder 1-2 mg/min	Administração rápida pode causar apneia, depressão respiratória e hipotensão. Incompatível com as demais soluções aquosas. Segurança e eficácia não estabelecidas em neonatos	Sim pH 6,2-6,9 Vesicante
Dipirona[1,5]	Novalgina® 500 mg/mL ap 2 mL	—	SF, SG 5%	500 mg/mL	IV direto: < 1 mL/min	A administração deve ser bem lenta. Administrar separadamente a outros medicamentos	pH 6-8

Princípio ativo	Apresentação	Volume reconstituição	Solução para infusão recomendada	Concentração máxima de administração	Velocidade/ tempo de infusão	Observações	Flebite
Eritromicina lactobionato[1,2,4]	Tromaxil® 1 g fap	AD 20 mL	SF, SG 5%	Infusão: 1-2,5 mg/mL	Infusão: 20-60 min	IV direto: não recomendado Não exceder 5 mg/mL São reportadas bradicardia e hipotensão. Prolongamento da infusão para período > 60 min diminui os efeitos cardiotóxicos da eritromicina	pH 6,5-7,5 Irritante
Eritropoetina humana[4]	Eprex® 4.000 UI sga 0,4 mL	—	SF exclusivo	IV direto: 10.000 UI/mL	1-3 min	Flush com SF 0,9% antes e após administração. Não administrar com outras drogas	Sim pH 5,8-6,4
Fenitoína[4,6]	Hidantal® 50 mg/mL ap 5 mL	—	SF exclusivo	1-10 mg/mL	0,5 mg/kg/ min	Administração rápida pode ocasionar hipotensão, colapso cardiovascular e depressão do SNC. Pode causar irritação local e necrose. Correr com filtro de linha 0,22 μm. Após a administração realizar flush com SF 0,9% para reduzir irritação	Sim pH 10,0-12,3 Vesicante
Fenobarbital[4]	Fenocris® 200 mg ap 2 mL	—	SF, SG 5%, SG 10%	10 mg/mL	IV direto: 3-5 min. Não exceder 30 mg/min	A solução pode causar dano tecidual devido à alcalinidade. Administração rápida pode causar dilatação, queda da PA, depressão respiratória e/ou laringoespasmo	Sim pH 9,2-10,2 Irritante

Princípio ativo	Apresentação	Volume reconstituição	Solução para infusão recomendada	Concentração máxima de administração	Velocidade/tempo de infusão	Observações	Flebite
Fentanil[4,1]	Fentanil® s/ conservante 50 µg/mL ap 5 mL	—	SF, SG 5%, SG 10%	Infusão contínua: 1-2 µg/kg/dose IV direto: 50 µg/mL	IV direto: 1-3 min	Ampola contém 78,5 µg de citrato de fentanila que equivale a 50 µg de fentanila base. Injeção rápida pode ocasionar apneia	Sim pH 4,5-7,5
Ferro[1]	Noripurum® 20 mg/mL ap 5 mL	—	SF exclusivo	infusão: < 1 mg/mL	60 min	Reações no local da injeção	pH 12
Filgrastima[4]	Granulokine® 300 µg sga 0,5 mL	—	SG 5% exclusivo	Ideal: 15 µg/mL	Infusão: 60 min	SF 0,9% causa precipitação. Para administração SC, não diluir. Para concentrações maiores que 15 µg/mL e menores que 15 µg/mL é necessário adicionar 2 mg de albumina humana a 20% (0,01 mL) para cada mL da solução. Por exemplo, para um volume de injeção final de 40 mL devem ser adicionados 0,4 mL de uma solução de Albumina Humana a 20%. Não é recomendado que a concentração final da solução seja inferior a 5 µg/mL	pH 4,0

Princípio ativo	Apresentação	Volume reconstituição	Solução para infusão recomendada	Concentração máxima de administração	Velocidade/ tempo de infusão	Observações	Flebite
Fluconazol[4]	Zoltec® 200 mg FR 100 mL	—	—	Infusão: 2 mg/mL	Infusão: 1-2 h	Não exceder 200 mg/h IV direto: não recomendado. Solução pronta para uso	pH 4,0-8,0 Irritante
Fosfato de potássio	Fosfato de Potássio 2 mEq	—	SF, SG 5%	5,4 mL/100 mL	0,9 mL/h a 2,7 mL/h	*Nota importante:* o fosfato de potássio deve ser diluído antes da administração	—
Furosemida[4]	Lasix® 20 mg ap 2 mL	—	SF, SG 5%	10 mg/mL 2 mg/mL contínuo	IV direto: 0,5 mg/kg/ min (para doses menores que 120 mg) IV direto: 1-2 min Infusão: 10-15 min	—	pH 8,0-8,3
Ganciclovir	Cymevene® 500 mg fap	AD 10 mL	SF, SG 5%	≤ 10 mg/mL	> 60 min	Não administrar EV rápido/*bolus* 1 g contém 4 mEq de sódio	pH 11 Irritante
Gentamicina[4]	Garamicina® 40 mg/mL ap 1 mL	—	SF, SG 5%, SG 10%	Infusão: 10 mg/mL	Infusão: 30-60 min	Administração de outros antimicrobianos 1 h antes ou 1 h depois da gentamicina	pH 3,0-5,5 Irritante

Princípio ativo	Apresentação	Volume reconstituição	Solução para infusão recomendada	Concentração máxima de administração	Velocidade/tempo de infusão	Observações	Flebite
Hidrocortisona[4]	Cortisonal® 100 mg fap	AD 5 mL	SF, SG 5%, SG 10%	IV direto: 50 mg/mL Infusão: 5 mg/mL (até 1 mg/mL)	IV direto: 1 min Infusão de 20-30 min		pH 6,5-7,5 Irritante
Imipenem/cilastatina[2,4]	Tienam® 500 mg fap	SF 10 mL	SF, SG 5%, SG 10%	5 mg/mL	Dose ≤ 500 mg: 15-30 min Dose > 500 mg: 40-60 min	IV direto: não recomendado. Pacientes com restrição hídrica: 7 mg/mL contém 3,2 mEq de sódio	pH 6,5 - 7,5
Indometacina[4]	Indomethacin® 1 mg fap	1-2 mL AD ou SF 0,9% (sem conservantes)	AD, SF	Infusão: 0,5-1,0 mg/mL	Infusão: 20-30 min	Não administrar no cateter umbilical perto da artéria mesentérica superior (pode comprometer o fluxo de sangue dos intestinos). Não administrar intra-arterialmente	pH 6-7,5 Vesicante
Linezolida[3,4]	Zyvox® 600 mg FR 300 mL	—	—	2 mg/mL	30-120 min	Atenção: a solução contém açúcar. Não misturar com outras medicações. Solução pronta para uso. Lavar com SF 0,9% antes e depois da infusão	pH 3,0-9,0 Irritante
Meropenem[4]	Meronem® 1 g fap	AD 20 mL	SF, SG 5%, SG 10%	EV direto: 50 mg/mL Infusão: 1-20 mg/mL	IV direto: 3-5 min Infusão: 15-30 min	1 g contém 3,92 mEq de sódio	pH 7,3-8,3

Princípio ativo	Apresentação	Volume reconstituição	Solução para infusão recomendada	Concentração máxima de administração	Velocidade/tempo de infusão	Observações	Flebite
Metadona	Mytedon® 10 mg ap 1 mL	—	SF, SG 5%	—	30 min	—	pH 3-6,5 Irritante
Metronidazol[2,4,5]	Metroniflex® 500 mg FR 100 mL	—	—	Infusão: 5-8 mg/mL	Infusão: 30-60 min	Solução pronta para uso	pH 4,5-7,0 Vesicante
Midazolam[4]	Dormonid® 15 mg ap 3 mL	—	SF, SG 5%	IV direto ou infusão: 1-5 mg/mL-máx.: 5 mg/mL	IV direto: 2–5 min infusão contínua: 10-60 μg/kg/h 0,4-8,3 μg/kg/min	—	Sim pH 2,9-3,7 Vesicante
Milrinona	Primacor® IV fap 20 mL	—	SF, SG 5%	≤ 200 μg/mL	Dose inicial: 75 μg/kg-60 min Dose manutenção: 0,5-0,75 μg/kg/min	Incompatível com furosemida. Não administrar na mesma via (nem em Y)	pH 3,2-4,0 Vesicante
Morfina[4]	Dimorf® 2 mg ap 1 mL Dimorf® 10 mg ap 1 mL	—	SF, SG 5%, SG 10%	0,5-5 mg/mL	IV direto: 3-5 min	Administração rápida pode causar rigidez torácica	pH 2,5-5,0 Irritante

Princípio ativo	Apresentação	Volume reconsti-tuição	Solução para infusão recomendada	Concentração máxima de administração	Velocidade/ tempo de infusão	Observações	Flebite
Octreotida[4]	Sandostatin® 0,1 mg ap 1 mL	—	SF, SG 5%	0,1 mg/mL	IV direto: 10-20 min Infusão: 2-4 h (25-50 μg/h)	Pode causar cálculos biliares. Uso SC e EV. Em situações de emergência pode ser administrado IV direto, sem diluir, em 3 min	pH 3,9-4,5 Irritante
Omeprazol[1]	Omeprazol® 40 mg fap	10 mL de diluente próprio	—	0,4 mg/mL	IV direto: 2,5-4 mL/ min	OBS: Esta apresentação não pode ser feita por infusão. Uso não recomendado em neonato	pH 10,1-11,1
Oxacilina[1-4]	Oxanon® 500 mg fap	AD 5 mL	SF, SG 5%, SG 10%	Infusão: ≤ 40 mg/mL IV direto: 100 mg/mL	Infusão: 15-30 minIV direto: 10 min	Administração muito rápida pode causar crises convulsivas. 1 g contém 2,5 mEq de sódio	pH 6-8,5 Irritante
Penicilina G potássica[4]	Aricilin® 5.000.000 UI	AD 8 mL	SF, SG 5%	50.000 UI/mL	30-60 min	ATENÇÃO: cada 5.000.000 UI de penicilina reconstituídas em 8 mL de AD fornecem 5.000.000 UI de penicilina em um volume final de 10 mL = 500.000 UI/mL, 1 milhão de UI = 1,7 mEq potássio e 0,3 mEq de sódio	pH 5,5-8,5 Irritante

GUIA PRÁTICO DO FARMACÊUTICO HOSPITALAR

Princípio ativo	Apresentação	Volume reconstituição	Solução para infusão recomendada	Concentração máxima de administração	Velocidade/tempo de infusão	Observações	Flebite
Piperacilina 4 g + tazobactam 0,5 g[4]	Tazocin® 4,5 g	AD 20 mL	SF, SG 5%	Infusão: ≤ 20 mg/mL – ideal (máximo de 200 mg/mL de piperacilina)	Infusão: 30 min	As doses são calculadas sempre em relação à piperacilina. Administração de outros antimicrobianos 1 h antes ou 1 h depois do Tazocin. Após recontituído com 20 mL de AD, o volume final é de 23 mL. 1 g de piperacilina contém 2,79 mEq de sódio	pH 4,5-6,8 Irritante
Ranitidina[4]	Antak® 50 mg ap 2 mL	—	SF, SG 5%, SG 10%	IV direto: 2,5 mg/mL Infusão: 0,5 mg/mL	IV direto: lento em 5 min. Infusão: 15-30 min	Não exceder 10 mg/min	pH 6,7-7,3 Irritante
Sulfametoxazol + trimetoprima[1,4]	Bac-Sulfitrin® IV ap 5 mL (sulfametoxazol 400 mg + trimetoprima 80 mg)	—	SF, SG 5%, SG 10%	Diluição mínima de 1:10 diluição ideal: 1:25	Infusão: 60-90 min	Contraindicado para prematuros e recém-nascidos nas primeiras 6 semanas de vida. A administração deve ser sempre diluída, na proporção mínima de 1:10. Há riscos de precipitação	pH 10
Teicoplanina[1]	Targocid® 200 mg fap	AD 3 mL	SF, SG 5%, SG 10%	10 mg/mL	Infusão: 30 min IV direto: 3-5 min	—	Sim pH 7,2-7,8

GUIA PRÁTICO DO FARMACÊUTICO HOSPITALAR

Princípio ativo	Apresentação	Volume reconstituição	Solução para infusão recomendada	Concentração máxima de administração	Velocidade/ tempo de infusão	Observações	Flebite
Tobramicina[1,4]	Tobramina® 75 mg ap 1.5 mL	—	SF, SG 5%, SG 10%	Infusão: 10 mg/mL	Infusão: 30-60 min	IV direto: não recomendado. Administração de outros antimicrobianos 1 h antes ou 1 h após a tobramicina	pH 3,0-6,5 Vesicante
Tramadol	Tramal® 100 mg ap 2 mL	—	SF, SG 5%	1 mg/mL	IV lento: 0,5 mL/min	Uso imediato	pH 6,2-7
Vancomicina[1,2,4-6]	Vancocina® 500 mg fap	AD 10 mL	SF SG 5%	5 mg/mL (central) 2,5 mg/mL (periférico)	> 60 min (central) > 90 min (periférico)	A infusão rápida pode gerar reações anafilactoides. O extravasamento pode levar a irritação e possível necrose do tecido. O volume de diluição e o tempo de infusão devem ser aumentados para 2 h e em caso de reações	Sim pH 2,5-4,5 Vesicante

Abreviações: AD: água destilada; Conc.: concentração; CVC: cateter venoso central;

fap: frasco-ampola; Fr: frasco; h: hora; IM: intramuscular; IV: intravenoso;

µg: micrograma; mg: miligrama; min: minuto; mL: mililitro;

q.s.p.: quantidade suficiente para; Ref: refrigerado; SF: soro fisiológico – NaCl a 0,9%; SG 10%: soro glicosado a 10% – glicose a 10%; SG 5%: soro glicosado a 5% – glicose a 5%; sga: seringa; TA: temperatura ambiente; UI: unidade internacional.

Referências Bibliográficas

1. Bulas dos medicamentos
   - Aclasta: Ácido zoledrônico [bula de remédio]. Responsável técnico Flavia Regina Pegorer. São Paulo: Novartis Biociências S/A; 2014.
   - Actemra®: Tolicizumabe [bula de remédio]. Responsável técnico Tatiana Tsiomis Díaz. Rio de Janeiro: Produtos Roche Químicos e Farmacêuticos S/A; 2017.
   - Actilyse®: Alteplase [bula de remédio]. Responsável técnico Dímitra Apostolopoulou. São Paulo: Boehringer Ingelheim do Brasil Quím. e Farm. Ltda; 2013.
   - Adenocard: Adenosina [bula de remédio]. Responsável técnico Cintia Delphino de Andrade. São Paulo: Libbs Farmacêutica Ltda; .2013.
   - Albumina humana: Albumina humana [bula de remédio]. Responsável técnico Luiz C. de Almeida. Pinhais-PR: Grifols Brasil Ltda; 2010.
   - Alproxy: Alprostadil [bula de remédio]. Responsável técnico Raisa Ogawa Cavalcanti. São Paulo: Opem Representação Importadora Exportadora e Distribuidora Ltda; 2015.
   - Ambisome®: Anfotericina B lipossomal [bula de remédio]. Responsável técnico Ademir Tesser. São Paulo: Importado por United Medical Ltda; 2015.
   - Amicacina: Amicacina sulfato [bula de remédio]. Responsável técnico Andreia Cavalcante Silva. Anápolis-Goiás: Laboratório Teuto Brasileiro S/A;
   - Anforicin®: Anfotericina B [bula de remédio]. Responsável técnico Dr. José Carlos Módolo. Itapira-SP: Cristália Produtos Químicos Farmacêuticos Ltda; 2014.
   - Ansentron®: Cloridrato de ondansetrona di-hidratado [bula de remédio]. Responsável técnico Alberto Jorge Garcia Guimarães. São Paulo: Biossintética Farmacêutica Ltda; 2015.
   - Antak®: Ranitidina [bula de remédio]. Responsável técnico Edinilson da Silva Oliveira. Rio de Janeiro. GlaxoSmithKline Brasil Ltda;
   - Aramin®: Metaraminol [bula de remédio]. Responsável técnico Dr. José Carlos Módolo. Itapira-SP: Cristália Produtos Químicos Farmacêuticos Ltda; 2017.
   - Aricilina®: Benzilpenicilina potássica [bula de remédio]. Responsável técnico Eliza Yukie Saito. São Paulo: Blau Farmacêutica S/A; 2016.
   - Arifenicol®: cloranfenicol [bula de remédio]. Responsável técnico Satoro Tabuchi. São Paulo: Blau Farmacêutica S/A;
   - Atlansil®: Amiodarona [bula de remédio]. Responsável técnico Silvia Regina Brollo. São Paulo: Sanofi-Aventis Farmacêutica Ltda; 2015.

GUIA PRÁTICO DO FARMACÊUTICO HOSPITALAR

- Avalox®: Moxifloxacino [bula de remédio]. Responsável técnico Dirce Eiko Mimura. São Paulo: Bayer S/A; 2015.
- Bac-Sulfitrin®: Sulfametoxazol/ trimetoprima [bula de remédio]. Responsável técnico Marco Aurélio Limirio G. Filho. Anápolis-GO: Brainfarma Ind. Quím. e Farm. S/A; 2014.
- Benlysta®: Belimumabe [bula de remédio]. Responsável técnico Edinilson da Silva Oliveira. Rio de Janeiro. GlaxoSmithKline Brasil Ltda; 2013.
- Beriplex® PN: Concentrado de complexo protrombínico [bula de remédio]. Responsável técnico Cristina J. Nakai. São Paulo: CSL Behring Comércio de Produtos Farmacêuticos Ltda; 2017.
- Buscopan®: Escopolamina [bula de remédio]. Responsável técnico Dímitra Apostolopoulou. São Paulo: Boehringer Ingelheim do Brasil Quím. e Farm. Ltda; 2013.
- Cancidas®: Caspofungina [bula de remédio]. Responsável técnico Fernando C. Lemos. Campinas-SP: Merck Sharp & Dohme Farmacêutica Ltda; 2016.
- Cefotaxima sódica: Cefotaxima [bula de remédio]. Responsável técnico Paulo Fernando Bertachini. Goiás: Aurobindo Pharma Indústria Farmacêutica Ltda; 2014.
- Cerne-12®: Polivitamínico [bula de remédio]. Responsável técnico Jônia Gurgel Moraes. São Paulo: Baxter Hospitalar Ltda; 2014.
- Cilinon®: Ampicilina [bula de remédio]. Responsável técnico Eliza Yukie Saito. São Paulo: Blau Farmacêutica S/A; 2016.
- Cipro®: Ciprofloxacino [bula de remédio]. Responsável técnico Dirce Eiko Mimura. São Paulo: Bayer S/A; 2014.
- Clavulin®: Amoxicilina [bula de remédio]. Responsável técnico Edinilson da Silva Oliveira. Rio de Janeiro: GlaxoSmithKline Brasil Ltda; 2017.
- Cloridrato de cefepima:Cefepima [bula de remédio]. Responsável técnico Sidnei Bianchini Junior. Sumaré-SP: Antibióticos do Brasil Ltda; 2016.
- Cloridrato de Vancomicina: Cloridrato de vancomicina [bula de remédio]. Responsável técnico Maria Benedita Pereira. São Paulo: Eurofarma Laboratórios S/A; 2014.
- Compaz®: Diazepam [bula de remédio]. Responsável técnico Dr. José Carlos Módolo. Itapira-SP: Cristália Produtos Químicos Farmacêuticos Ltda; 2016.
- Cortisonal®: Hidrocortisona [bula de remédio]. Responsável técnico Florentino de Jesus Krencas. Pouso Alegre- – MG: União Química Farmacêutica Nacional S/A; 2017.
- Cubicin®: Daptomicina [bula de remédio]. Responsável técnico Flavia Regina Pegorer. São Paulo: Novartis Biociências S/A; 2017.

- Cymevene®: Ganciclovir [bula de remédio]. Responsável técnico Tatiana Tsiomis Díaz. Rio de Janeiro: Produtos Roche Químicos e Farmacêuticos S/A; 2017.
- Dalacin®: Clindamicina [bula de remédio]. Responsável técnico José Cláudio Bumerad. São Paulo: Laboratórios Pfizer Ltda;
- Dantrolen®: Dantrolene [bula de remédio]. Responsável técnico Dr. José Carlos Módolo. Itapira-SP: Cristália Produtos Químicos Farmacêuticos Ltda; 2014.
- DDAVP®: Desmopressina [bula de remédio]. Responsável técnico Helena Satie Komatsu. São Paulo: Laboratórios Ferring Ltda; 2003.
- Decadron®: Dexametasona [bula de remédio]. Responsável técnico Gabriela Mallmann. Guarulhos- SP: Aché Laboratórios Farmacêuticos S/A; 2017.
- Decadron®: Dexametasona [bula de remédio]. Responsável técnico Gabriela Mallmann. Guarulhos- SP: Aché Laboratórios Farmacêuticos S/A; 2017.
- Desanol®: Deslanosídeo [bula de remédio]. Responsável técnico Florentino de Jesus Krencas. São Paulo: União Química Farmacêutica Nacional S/A; 2015.
- Desferal®: Deferroxamina [bula de remédio]. Responsável técnico Flavia Regina Pegorer. São Paulo: Novartis Biociências S/A; 2016.
- Difenidrin®: Difenidramina [bula de remédio]. Responsável técnico Dr. José Carlos Módolo. Itapira-SP: Cristália Produtos Químicos Farmacêuticos Ltda; 2016.
- Digesan®: Bromoprida [bula de remédio]. Responsável técnico Silvia Regina Brollo. São Paulo: Sanofi-Aventis Farmacêutica Ltda; 2015.
- Dimorf®: Morfina [bula de remédio]. Responsável técnico Dr. José Carlos Módolo. Itapira-SP: Cristália Produtos Químicos Farmacêuticos Ltda; 2017.
- Dobutrex®: Dobutamina [bula de remédio]. Responsável técnico Sidnei Bianchini Junior. Sumaré-SP: Antibióticos do Brasil Ltda; 2015.
- Dormonid®: Midazolam [bula de remédio]. Responsável técnico Tatiana Tsiomis Díaz.Rio de Janeiro: Produtos Roche Químicos e Farmacêuticos S/A; 2017.
- Dramin B6DL®: Dimenidrinato/piridoxina/glicose/frutose [bula de remédio]. Responsável técnico Wagner Moi.São Paulo: Nycomed Pharma Ltda; 2016.
- Droperdal®: Droperidol [bula de remédio]. Responsável técnico Dr. José Carlos Módolo. Itapira-SP: Cristália Produtos Químicos Farmacêuticos Ltda; 2017.

- Ecalta®: Anidulafungina [bula de remédio]. Responsável técnico José Cláudio Bumerad. São Paulo: Laboratórios Pfizer Ltda; 2014.
- Endobulin Kiovig®: Imunoglobulina G. [bula de remédio]. Responsável técnico: Jônia Gurgel. São Paulo: Baxter Brasil; 2016.
- Eprex: Alfaepoetina Humana [bula de remédio]. Responsável técnico Marcos R. Pereira. São Paulo: Janssen-Cilag Farmacêutica Ltda; 2014.
- Ergometrin®: Metilergometrina [bula de remédio]. Responsável técnico Florentino de Jesus Krencas. Pouso Alegre – MG: União Química Farmacêutica Nacional S/A; 2015.
- Esmeron®: Rocurônio [bula de remédio]. Responsável técnico Cristina Matushima.Rio deJaneiro: Schering-Plough Indústria Farmacêutica Ltda; 2015.
- Fenergan®: Prometazina [bula de remédio]. Responsável técnico Silvia Regina Brollo. São Paulo: Sanofi-Aventis Farmacêutica Ltda; 2015.
- Fenocris®: Fenobarbital [bula de remédio]. Responsável técnico Dr. José Carlos Módolo. Itapira-SP: Cristália Produtos Químicos Farmacêuticos Ltda; 2016.
- Fentanil®: Fentanila [bula de remédio]. Responsável técnico Marcos R. Pereira. São Paulo: Janssen-Cilag Farmacêutica Ltda; 2014.
- Ferrinject®: Carboximaltose férrica [bula de remédio]. Responsável técnico Carla A. Inpossinato. Jaguariuna-SP: Takeda Pharma Ltda; 2017.
- Filgrastim®: Filgrastim [bula de remédio]. Responsável técnico Alberto Jorge Garcia Guimarães. São Paulo: Biossintética Farmacêutica Ltda;
- Flebogamma® DIF: Imunoglobulina Humana Normal. [bula de remédio]. Responsável Técnico: Luiz C. de Almeida. Paraná: Grifols Brasil Ltda; 2012.
- Fluimucil: Acetilcisteína [bula de remédio]. Responsável técnico Erica Maluf. São Paulo: Zambon Laboratórios Farmacêuticos Ltda; .2014.
- Fortaz®: Ceftazidima [bula de remédio]. Responsável técnico Edinilson da Silva Oliveira. Rio de Janeiro: GlaxoSmithKline Brasil Ltda;
- Gentamicin®: Gentamicina [bula de remédio]. Responsável técnico Walter F. da Silva Junior. Anápolis GO: Novafarma Indústria Farmacêutica; 2015.
- Glypressin®: Terlipressina. [bula de remédio]. Responsável técnico Helena Satie Komatsu. São Paulo: Laboratórios Ferring Ltda;
- Granulokine®: Filgrastim [bula de remédio]. Responsável técnico Monica Carolina Dantas Pedrazzi. São Paulo: Amgen Biotecnologia do Brasil Ltda; 2016.
- Haemocomplettan P®: Fibrinogênio [bula de remédio]. Responsável técnico Cristina J. Nakai. São Paulo: CSL Behring Comércio de Produtos Farmacêuticos Ltda; 2016.

- Hepa-Merz®: Ornitina [bula de remédio]. Responsável técnico Dante Alario Junior. São Paulo: Biolab Sanus Farmacêutica Ltda; 2015.
- Hidantal®: Fenitoína [bula de remédio]. Responsável técnico Silvia Regina Brollo. São Paulo: Sanofi-Aventis Farmacêutica Ltda; 2017.
- Imunoglobulin®: Imunoglobulina humana. [bula de remédio]. Responsável técnico: Eliza Yukie Saito. São Paulo: Blau Farmacêutica S/A; 2016.
- Inibina®: Isoxsuprina. [bula de remédio]. Responsável técnico: Alexandre Tachibana Pinheiro. São Paulo: Apsen Farmacêutica S/A; 2015.
- Invanz®: Ertapenem [bula de remédio]. Responsável técnico Fernando C. Lemos. Campinas-SP: Merck Sharp & Dohme Farmacêutica Ltda; 2015.
- Ipsilon: Ácido aminocaproico [bula de remédio]. Responsável técnico Ana Luisa Coimbra de Almeida. Rio de Janeiro: Zydus Nikkho Farmacêutica Ltda;
- Kanakion®: Fitomenadiona [bula de remédio]. Responsável técnico Tatiana Tsiomis Díaz. Rio de Janeiro: Produtos Roche Químicos e Farmacêuticos S/A; 2016.
- Kefadim®: Ceftazidima [bula de remédio]. Responsável técnico Sidnei Bianchini Junior. Sumaré-SP: Antibióticos do Brasil Ltda; 2016.
- Kefazol®: Cefazolina [bula de remédio]. Responsável técnico Sidnei Bianchini Junior. Sumaré-SP: Antibióticos do Brasil Ltda; 2016.
- Keflin®: Cefalotina [bula de remédio]. Responsável técnico Sidnei Bianchini Junior. Sumaré-SP: Antibióticos do Brasil Ltda; 2016.
- Kefox®: Cefoxitina [bula de remédio]. Responsável técnico Sidnei Bianchini Junior. Sumaré-SP: Antibióticos do Brasil Ltda; 2016.
- Keftron®: Ceftriaxona [bula de remédio]. Responsável técnico Sidnei Bianchini Junior. Sumaré-SP: Antibióticos do Brasil Ltda; 2016.
- Keroxime®: Cefuroxima [bula de remédio]. Responsável técnico Sidnei Bianchini Junior. Sumaré-SP: Antibióticos do Brasil Ltda; 2016.
- Klaricid®: Claritromicina [bula de remédio]. Responsável técnico Ana Paula Antunes Azevedo. São Paulo: Abbott Laboratórios do Brasil Ltda; 2017.
- Kytril®: Granisetrona [bula de remédio]. Responsável técnico Tatiana Tsiomis Díaz. Rio de Janeiro: Produtos Roche Químicos e Farmacêuticos S/A; 2016.
- Lanexat®: Flumazenil [bula de remédio]. Responsável técnico Tatiana Tsiomis Díaz. Rio de Janeiro: Produtos Roche Químicos e Farmacêuticos S/A;
- Lasix®: Furosemida [bula de remédio]. Responsável técnico Silvia Regina Brollo. São Paulo: Sanofi-Aventis Farmacêutica Ltda; 2017.
- Legifol CS®: Folinato de Cálcio [bula de remédio]. Responsável técnico Carolina C. S. Rizoli. São Paulo: Laboratórios Pfizer Ltda; 2016.

- Levofloxacino®: Levofloxacino. [bula de remédio]. Responsável Técnico: Kerusa Gurgel Tamiarana. Eusébio-CE: Isofarma Indústria Farmacêutica Ltda; 2015.
- Mabthera®: Rituximabe [bula de remédio]. Responsável técnico Guilherme N. Ferreira. Rio de Janeiro: Produtos Roche Químicos e Farmacêuticos S/A;
- Meronem®: Meropenem [bula de remédio]. Responsável técnico Gisele H. V. C. Teixeira. São Paulo: AstraZeneca do Brasil Ltda; 2015.
- Metalyse®: Tenecteplase [bula de remédio]. Responsável técnico.Dímitra Apostolopoulou. São Paulo: Boehringer Ingelheim do Brasil Quím. e Farm. Ltda; 2010.
- Metroniflex®: Metronidazol [bula de remédio]. Responsável técnico Luiz Gustavo Tancsik. São Paulo: Baxter Hospitalar Ltda; 2017.
- Mycamine®: Micafungina [bula de remédio]. Responsável técnico Sandra Winarsk. São Paulo: Astellas Farma Brasil Importação e Distribuição de Medicamentos Ltda; 2014.
- Mytedon®: Metadona [bula de remédio]. Responsável técnico Dr. José Carlos Módolo. Itapira-SP: Cristália Produtos Químicos Farmacêuticos Ltda; 2017.
- Narcan®: Naloxona [bula de remédio]. Responsável técnico Dr. José Carlos Módolo. Itapira-SP: Cristália Produtos Químicos Farmacêuticos Ltda; 2017.
- Nepresol®: Hidralazina [bula de remédio]. Responsável técnico Dr. José Carlos Módolo. Itapira-SP: Cristália Produtos Químicos Farmacêuticos Ltda; 2017.
- Nexium®: Esomeprazol [bula de remédio]. Responsável técnico Gisele H. V. C. Teixeira. São Paulo: AstraZeneca do Brasil Ltda; 2015.
- Nimbium®: Cisatracúrio [bula de remédio]. Responsável técnico Edinilson da Silva Oliveira. Rio de Janeiro: GlaxoSmithKline Brasil Ltda;
- Nitroprus®: Nitroprusseto de sódio [bula de remédio]. Responsável técnico Dr. José Carlos Módolo. Itapira-SP: Cristália Produtos Químicos Farmacêuticos Ltda; 2015.
- Noripurum®: Carboximaltose férrica [bula de remédio]. Responsável técnico Carla A. Inpossinato. Jaguariuna-SP: Takeda Pharma Ltda; 2017.
- Novalgina®: Dipirona [bula de remédio]. Responsável técnico Silvia Regina Brollo. São Paulo: Sanofi-Aventis Farmacêutica Ltda; 2014.
- Novoseven®: Alfaeptacogue ativado [bula de remédio]. Responsável técnico Luciane M. H. Fernandes. São Paulo: Novo Nordisk Farmacêutica do Brasil Ltda; 2017.

- Nubain®: Nalbufina [bula de remédio]. Responsável técnico Dr. José Carlos Módolo. Itapira-SP: Cristália Produtos Químicos Farmacêuticos Ltda; 2017.
- Omeprazol®: Omeprazol sódico [bula de remédio]. Responsável técnico Dr. José Carlos Módolo. Itapira-SP. Cristália Produtos Químicos Farmacêuticos Ltda; 2015.
- Orência®: Abatacept [bula de remédio].Responsável técnico Elizabeth M. Oliveira. São Paulo: Bristol-Myers Squibb Farmacêutica S/A; 2013.
- Oxanon®: Oxacilina. [bula de remédio]. Responsável Técnico: Eliza Yukie Saito. São Paulo: Blau Farmacêutica S/A; 2016.
- Oxiton®: Ocitocina. [bula de remédio]. Responsável técnico Florentino de Jesus Krencas. Embu-Guaçu-SP: União Química Farmacêutica Nacional Ltda; 2016.
- Pamidron®: Pamidronato [bula de remédio]. Responsável técnico Dr. José Carlos Módolo. Itapira-SP. Cristália Produtos Químicos Farmacêuticos Ltda; 2017.
- Pantozol®: Pantoprazol [bula de remédio]. Responsável técnico Carla A. Inpossinato. Jaguariuna-SP: Takeda Pharma Ltda; 2016.
- Pasmodex®: Atropina [bula de remédio]. Responsável técnico Kerusa Gurgel Tamiarana. Eusébio-CE: Laboratório Isofarma Ind. Farmacêutica Ltda; 2016.
- Persantin®: Dipiridamol [bula de remédio]. Responsável técnico. São Paulo: Dímitra Apostolopoulou. Boehringer Ingelheim do Brasil Quím. e Farm. Ltda; 2016.
- Peyona®: Citrato de cafeína [bula de remédio]. Responsável técnico C.M.H.Nakazaki. Santana de Parnaíba-SP: Chiesi Farmacêutica Ltda; 2014.
- Plasil®: Metoclopramida [bula de remédio]. Responsável técnico Silvia Regina Brollo. São Paulo: Sanofi-Aventis Farmacêutica Ltda; 2014.
- Polimixina®: Sulfato de PolimixinaB [bula de remédio]. Responsável técnico Maria Benedita Pereira. São Paulo: Eurofarma Laboratórios S/A; 2016.
- Primacor®: Milrinona [bula de remédio]. Responsável técnico Silvia Regina Brollo. São Paulo: Sanofi-Aventis Farmacêutica Ltda; 2016.
- Profenid®: Cetoprofeno [bula de remédio]. Responsável técnico Silvia Regina Brollo. São Paulo: Sanofi-Aventis Farmacêutica Ltda; 2015.
- Rapifen: Alfentanila [bula de remédio]. Responsável técnico Marcos R. Pereira. São Paulo: Janssen-Cilag Farmacêutica Ltda; 2014.
- Reopro: Abciximabe [bula de remédio]. Responsável técnico Márcia A. Preda. São Paulo: Eli Lilly do Brasil Ltda; 2013.

- Rocefin®: Ceftriaxona [bula de remédio]. Responsável técnico Tatiana Tsiomis Díaz. Rio de Janeiro: Produtos Roche Químicos e Farmacêuticos S/A; 2014.
- Sandimmun®: Ciclosporina [bula de remédio]. Responsável técnico Flavia Regina Pegorer. São Paulo: Novartis Biociências S/A; 2014.
- Sandoglobulina® Privigen: Imunoglobulina humana. [bula de remédio]. Responsável Técnico: Cristina J. Nakai. São Paulo: CSL Behring Brasil; 2015.
- Sandoglobulina®: Imunoglobulina humana. [bula de remédio]. Responsável Técnico: Ulisses Soares de Jesus. São Paulo: CSL Behring Brasil; 2014.
- Sandostatin®: Octreotida [bula de remédio]. Responsável técnico Flavia Regina Pegorer. São Paulo: Novartis Biociências S/A; 2016.
- Sandostatin®: Octreotida [bula de remédio]. Responsável técnico Flavia Regina Pegorer. São Paulo: Novartis Biociências S/A; 2016.
- Simdax®: Levosimendan. [bula de remédio]. Responsável Técnico: Carlos E. A. Thomazini. São Paulo: AbbVie Farmacêutica Ltda; 2016.
- Solu-Medrol®: Metilprednisolona [bula de remédio]. Responsável técnico Carolina C. S. Rizoli. São Paulo: Laboratórios Pfizer Ltda; 2017.
- Stilamin®: Somatostatina [bula de remédio]. Responsável técnico Alexandre Canellas de Souza.Rio de Janeiro: Merck S/A; 2017.
- Streptase®: Estreptoquinase [bula de remédio]. Responsável técnico Ulisses Soares de Jesus. São Paulo: CSL Behring Comércio de Produtos Farmacêuticos Ltda; 2015.
- Targocid®: Teicoplanina [bula de remédio]. Responsável técnico Silvia Regina Brollo. Suzano: Sanofi Aventis Farmacêutica Ltda; 2016.
- Tazocin®: Piperacilian/Tazobactam. [bula de remédio]. Responsável técnico Edina S. M. Nakamura. São Paulo: Wyeth Indústria Farmacêutica Ltda; 2017.
- Teflan®: Tenoxicam. [bula de remédio]. Responsável técnico Florentino de Jesus Krencas. Embu-Guaçu-SP: União Química Farmacêutica Nacional Ltda; 2015.
- Terbutil®: Terbutalina. [bula de remédio]. Responsável técnico Florentino de Jesus Krencas. Embu-Guaçu-SP: União Química Farmacêutica Nacional Ltda; 2015.
- Tevagrastim®: Filgrastim [bula de remédio]. Responsável técnico Carolina Mantovani Gomes Forti. São Paulo: Teva Farmacêutica Ltda; 2017.
- Thymoglobulin®: Imunoglobulina antitimócito [bula de remédio]. Responsável técnico Bruna Belga Cathala. São Paulo: Genzyme do Brasil Ltda; 2015.

- Tobramina®: Tobramicina [bula de remédio]. Responsável técnico Sidnei Bianchini Junior. Sumaré-SP: Antibióticos do Brasil Ltda; 2016.
- Tractocile®: Atosibana [bula de remédio]. Responsável técnico Helena Satie Komatsu. São Paulo: Laboratórios Ferring Ltda; 2014.
- Tramal®: Tramadol [bula de remédio]. Responsável técnico Marcelo Mesquita. Rio de Janeiro: Grünenthal do Brasil Farmacêutica Ltda; 2015.
- Transamin:Ácido tranexmico [bula de remédio]. Responsável técnico Ana Luisa Coimbra de Almeida Rio de Janeiro: Zydus Nikkho Farmacêutica Ltda;
- Tridil®: Nitroglicerina [bula de remédio]. Responsável técnico Dr. José Carlos Módolo. Itapira-SP. Cristália Produtos Químicos Farmacêuticos Ltda; 2016.
- Tromaxil®: Eritromicina [bula de remédio]. Responsável técnico Raisa Ogawa Cavalcanti. São Paulo: Opem Representação Importadora Exportadora e Distribuidora Ltda; 2015.
- Tygacil®: Tigeciclina. [bula de remédio]. Responsável técnico Edina S. M. Nakamura. São Paulo: Wyeth Indústria Farmacêutica Ltda; 2016.
- Tysabri®: Natalizumabe [bula de remédio]. Responsável técnico Milton Castro. São Paulo: Biogen Brasil Produtos Farmacêuticos Ltda; 2016.
- Unasyn®: Ampicilina + sulbactam [bula de remédio]. Responsável técnico José Cláudio Bumerad. São Paulo: Laboratórios Pfizer Ltda; 2014
- Vancocina®: Vancomicina [bula de remédio]. Responsável técnico Sidnei Bianchini Junior. Sumaré-SP: Antibióticos do Brasil Ltda; 2014.
- Vascer®: Pentoxifilina. [bula de remédio]. Responsável técnico Florentino de Jesus Krencas. Embu-Guaçu – SP: União Química Farmacêutica Nacional Ltda;
- Vfend®: Voriconazol [bula de remédio]. Responsável técnico Carolina C. S. Rizoli. São Paulo: Laboratórios Pfizer Ltda; 2016.
- Zencef®: Cefuroxima [bula de remédio]. Responsável técnico Andressa Pessanha Marins. Rio de Janeiro: Agila Especialidades Farmacêuticas Ltda; 2014.
- Zinforo®: Ceftarolina [bula de remédio]. Responsável técnico Gisele H. V. C. Teixeira. São Paulo: AstraZeneca do Brasil Ltda; 2015.
- Zolibbs: Ácido zoledrônico [bula de remédio]. Responsável técnico Cintia Delphino de Andrade. São Paulo: Libbs Farmacêutica Ltda; 2014.
- Zoltec®: Fluconazol [bula de remédio]. Responsável técnico Carolina C. S. Rizoli. São Paulo: Laboratórios Pfizer Ltda; 2016.
- Zovirax®: Aciclovir [bula de remédio]. Responsável técnico Edinilson da Silva Oliveira. Rio de Janeiro: GlaxoSmithKline Brasil; 2014.
- Zovirax®: Aciclovir [bula de remédio]. Responsável técnico Edinilson da Silva Oliveira. Rio de Janeiro: GlaxoSmithKline Brasil; 2014.

- Zyvox®: Linezolida [bula de remédio]. Responsável técnico Carolina C. S. Rizoli. São Paulo: Laboratórios Pfizer Ltda; 2016.
2. Phelps SJ, Hak EB, American Society of Hospital Pharmacists Special Projects Division. Guidelines for Administration of Intravenous Medications to Pediatric Patients. 5th ed. Bethesda: American Society of Health System; 1996.
3. Young T, Magnum B. Neofax. 18th ed. Montvale, NJ: Thomson Reuters; 2017.
4. Takemoto CK, Hodding JH, Kraus DM. Pediatric & Neonatal Dosage Handbook. American Pharmacists Association. 19th ed. United States: Lexicomp; 2012.
5. Trissel LA. Guia de Bolso para Fármacos Injetáveis. 14ª ed. Porto Alegre: Artmed; 2008.
6. Guia de Remédios 2008/2009. 9ª ed. Atualizada e Ampliada.
7. Protocolo de Flebite. Hospital Albert Einstein.